主编
Kaye D. Westmark
Dong H. Kim
Roy F. Riascos

梁宗辉　朱　珍·译

神经影像偶然发现与对策
放射科、神经外科和神经内科医生指南

INCIDENTAL FINDINGS IN
NEUROIMAGING
AND THEIR MANAGEMENT

A GUIDE FOR RADIOLOGISTS,
NEUROSURGEONS, AND NEUROLOGISTS

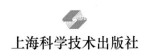
上海科学技术出版社

图书在版编目（CIP）数据

神经影像偶然发现与对策 : 放射科、神经外科和神
经内科医生指南 / （美）凯伊·D.韦斯特马克，（美）东
·H·金，（美）罗伊·F.里亚斯科斯主编；梁宗辉，朱
珍译. -- 上海 : 上海科学技术出版社，2023.6
书名原文: Incidental Findings in Neuroimaging
and Their Management
ISBN 978-7-5478-6072-4

Ⅰ. ①神… Ⅱ. ①凯… ②东… ③罗… ④梁… ⑤朱
… Ⅲ. ①神经系统疾病－影像诊断 Ⅳ. ①R741.04

中国国家版本馆CIP数据核字（2023）第020874号

Copyright © 2020 of the original English language edition by Thieme Medical Publishers,
Inc., New York, USA
Original title:
Incidental Findings in Neuroimaging and Their Management
By Kaye D. Westmark/Dong H. Kim/Roy F. Riascos
上海市版权局著作权合同登记号（图字：09-2021-0167号）

重要提示

神经影像偶然发现与对策——放射科、神经外科和神经内科医生指南

Kaye D. Westmark　　Dong H. Kim　　Roy F. Riascos　主编
梁宗辉　朱　珍　译

上海世纪出版(集团)有限公司
上海 科 学 技 术 出 版 社　出版、发行
（上海市闵行区号景路159弄A座9F-10F）
邮政编码201101　www.sstp.cn
上海盛通时代印刷有限公司印刷
开本 787×1092 1/16 印张 22
字数 490千字
2023年6月第1版　2023年6月第1次印刷
ISBN 978-7-5478-6072-4 / R · 2703
定价：188.00元

内容提要

　　本书主要介绍临床实践中与检查目的无关的神经系统偶然发现，这些偶然发现有可能是真正的疾病，也有可能是正常解剖结构的变异，甚至有可能是各种原因造成的伪影。

　　本书通过病例介绍、影像表现、影像诊断、鉴别诊断、诊断要点、相关病例、临床问答等来介绍神经系统常见的偶然发现，包括正常变异、颅内偶然发现、头颈相关偶然发现、脊柱偶然发现、椎管外偶然发现、可能掩盖病变与疑似疾病实体的伪影等六部分内容，重点介绍了 44 个（类）偶然发现的疾病，而相关病例中展示了更多类似病例。同时，针对此类偶然发现是否需要进行临床处理做出说明，指明进一步明确诊断和治疗的方向。本书提供重要的参考文献或推荐阅读，以便读者深入了解。全书配图 683 幅，针对不同的疾病选取最具特征性的典型图片进行展示，并对影像学表现及其原理进行详细阐述，有助于放射科医生、神经外科医生、神经内科医生提高临床诊断和鉴别诊断水平。

主编简介

Kaye D. Westmark, MD

得克萨斯大学休斯敦分校健康科学中心

诊断与介入影像科

神经放射学临床助理教授

Dong H. Kim, MD

得克萨斯大学休斯敦分校健康科学中心

Vivian L. Smith 神经外科

教授、主席

赫尔曼纪念–得克萨斯医疗中心

米歇尔神经科学研究所主任

Roy F. Riascos, MD

得克萨斯大学休斯敦分校健康科学中心

麦戈文医学院

诊断与介入影像科

神经放射学教授兼主任

赫尔曼纪念–得克萨斯医疗中心

高级成像处理中心主任

译者简介

梁宗辉

上海市静安区中心医院（复旦大学附属华山医院静安分院）放射科主任，博士生导师，主任医师，教授，上海市静安区影像医学中心主任，上海市静安区医学会放射学科组组长和放射诊断质量控制组组长。上海市静安区卫生系统医学学科建设特色专科项目带头人，静安区卫生系统"十百千"人才建设工程学科带头人，获"静安工匠"荣誉称号。

朱　珍

上海市普陀区人民医院放射科副主任（主持工作），博士，主任医师，上海市第三批普陀区卫生系统学科带头人。主要从事影像诊断及影像新技术的临床应用，尤其擅长儿童和成人神经系统影像诊断，主要研究成人神经退变性疾病的MRI成像、腰骶丛MRI成像等。

编者名单

Behrang Amini, MD, PhD
Associate Professor
Department of Musculoskeletal Imaging
The University of Texas MD Anderson Cancer
  Center
Houston, Texas

Octavio Arevalo, MD
Neuroradiology Fellow
Department of Diagnostic and Interventional
  Imaging
McGovern Medical School
The University of Texas Health Science Center at
  Houston
Houston, Texas

Spiros L. Blackburn, MD
Associate Professor
Vivian L. Smith Department of Neurosurgery
The University of Texas Health Science Center at
  Houston
Houston, Texas

Susana Calle, MD
Assistant Professor
Division of Diagnostic Imaging
Department of Neuroradiology
The University of Texas MD Anderson Cancer
  Center
Houston, Texas

Jeanie M. Choi, MD
Associate Professor of Radiology, Neuroradiology
Department of Diagnostic and Interventional
  Imaging
The University of Texas Health Science Center at
  Houston
Houston, Texas

Phillip A. Choi, MD
Neurosurgical Resident
Vivian L. Smith Department of Neurosurgery
The University of Texas Health Science Center at
  Houston
Houston, Texas

Steven S. Chua, MD, PhD
Assistant Professor
Department of Diagnostic and Interventional
  Imaging
The University of Texas Health Science Center at
  Houston
Houston, Texas

Christopher R. Conner, MD, PhD
Neurosurgical Resident
Vivian L. Smith Department of Neurosurgery
The University of Texas Health Science Center at
  Houston
Houston, Texas

Mark Dannenbaum, MD
Assistant Professor
Vivian L Smith Department of Neurosurgery
The University of Texas Health Science Center at Houston
Houston, Texas

Arthur L. Day, MD
Professor, Co-Chair, and Program Director and Director of Cerebrovascular Surgery
Vivian L. Smith Department of Neurosurgery
University of Texas Health Science Center at Houston
Houston, Texas

Mohamed Elgendy, MD
Neuroradiology Department Observership
Department of Diagnostic and Interventional Imaging
The University of Texas Health Science Center at Houston
Houston, Texas

Yoshua Esquenazi, MD
Assistant Professor and Director of Surgical Neuro-Oncology
Vivian L. Smith Department of Neurosurgery
The University of Texas Health Science Center at Houston
Houston, Texas

Anneliese Gonzalez, MD
Associate Professor and Division Director
Division of Oncology
Department of Internal Medicine
McGovern Medical School
The University of Texas Health Science Center at Houston
Houston, Texas

Katie B. Guttenberg, MD
Assistant Professor
Division of Endocrinology, Diabetes and Metabolism
Department of Internal Medicine
McGovern Medical School
The University of Texas Health Science Center at Houston
Houston, Texas

Leo Hochhauser, MD
Clinical Associate Professor of Radiology, Neuroradiology
Department of Diagnostic and Interventional Imaging
The University of Texas Health Science Center at Houston
Houston, Texas

Wesley H. Jones, MD
Assistant Professor
Vivian L. Smith Department of Neurosurgery
The University of Texas Health Science Center at Houston
Houston, Texas

Ron J. Karni, MD
Chief
Division of Head and Neck Surgical Oncology;
Associate Professor
Division of Medical Oncology
Department of Otorhinolaryngology-Head and Neck Surgery
The University of Texas Health Science Center at Houston
Houston, Texas

Keith Kerr, MD
Neurosurgical Resident
Vivian L. Smith Department of Neurosurgery
The University of Texas Health Science Center at Houston
Houston, Texas

Shekhar D. Khanpara, MD
Neuroradiology Fellow
Department of Diagnostic and Interventional Imaging
The University of Texas Health Science Center at Houston
Houston, Texas

Daniel H. Kim, MD
Professor and Director, Reconstructive Spinal and Peripheral Nerve Surgery
Vivian L. Smith Department of Neurosurgery
University of Texas Health Science Center at Houston
Houston, Texas

Dong H. Kim, MD
Professor and Chair
Vivian L. Smith Department of Neurosurgery
The University of Texas Health Science Center at
　Houston;
Director
Mischer Neuroscience Institute
Memorial Hermann-Texas Medical Center
Houston, Texas

Cole T. Lewis, MD
Neurosurgical Resident
Vivian L. Smith Department of Neurosurgery
The University of Texas Health Science Center at
　Houston
Houston, Texas

John A. Lincoln, MD
Associate Professor of Neurology
Bartels Family Professorship in Neurology;
Director, MRI Analysis Center
Multiple Sclerosis Research Group
McGovern Medical School
The University of Texas Health Science Center at
　Houston
Houston, Texas

Eduardo J. Matta, MD, CMQ
Associate Professor
Department of Diagnostic and Interventional Imaging
The University of Texas Health Science Center at
　Houston
Houston, Texas

Daniel R. Monsivais, MD
Neurosurgical Resident
Vivian L. Smith Department of Neurosurgery
The University of Texas Health Science Center at
　Houston
Houston, Texas

Saint-Aaron L. Morris, MD
Neurosurgical Resident
Vivian L. Smith Department of Neurosurgery
The University of Texas Health Science Center at
　Houston
Houston, Texas

Laura Ocasio, MD
Coordinator of the Center for Advanced Imaging
　Processing
Memorial Hermann Health System
Houston, Texas

Rajan P. Patel, MD
Associate Professor of Radiology, Neuroradiology
Department of Diagnostic and Interventional
　Imaging
The University of Texas Health Science Center at
　Houston
Houston, Texas

Krina Patel, MD, MSc
Assistant Professor and Center Medical Director
Department of Lymphoma/Myeloma
The University of Texas MD Anderson Cancer
　Center
Houston, Texas

Maria O. Patino, MD
Assistant Professor of Radiology, Neuroradiology
Department of Diagnostic and Interventional
　Imaging
The University of Texas Health Science Center at
　Houston
Houston, Texas

Carlos A. Pérez, MD
Neuroimmunology Fellow
Department of Neurology
McGovern Medical School
The University of Texas Health Science Center at
　Houston
Houston, Texas

Pejman Rabiei, MD
Radiology Resident
Department of Diagnostic and Interventional
　Imaging
The University of Texas Health Science Center at
　Houston
Houston, Texas

Roy F. Riascos, MD
Professor and Chief of Neuroradiology
Department of Diagnostic and Interventional Imaging
McGovern Medical School
The University of Texas Health Science Center at
  Houston;
Director
Center for Advanced Imaging Processing
Memorial Hermann-Texas Medical Center
Houston, Texas

Seferino Romo, ARRT/MR
MR Lead Educator
Memorial Hermann-Texas Medical Center
Houston, Texas

David I. Sandberg, MD, FAANS, FACS, FAAP
Professor and Director of Pediatric Neurosurgery;
Dr. Marnie Rose Professorship in Pediatric
  Neurosurgery
Departments of Pediatric Surgery and
  Neurosurgery
McGovern Medical School
The University of Texas Health Science Center at
  Houston
Houston, Texas

Karl Schmitt, MD
Assistant Professor
Vivian L. Smith Department of Neurosurgery
The University of Texas Health Science Center at
  Houston
Houston, Texas

Kaustubh G. Shiralkar, MD
Assistant Professor
Department of Diagnostic and Interventional Imaging
The University of Texas Health Science Center at
  Houston
Houston, Texas

Alexander B. Simonetta, MD
Assistant Professor of Radiology, Neuroradiology
Department of Diagnostic and Interventional Imaging
The University of Texas Health Science Center at
  Houston
Houston, Texas

Clark W. Sitton, MD
Associate Professor of Radiology, Neuroradiology,
  and Neuroradiology Fellowship Program
  Director
Department of Diagnostic and Interventional Imaging
The University of Texas Health Science Center at
  Houston
Houston, Texas

Emilio P. Supsupin, Jr., MD
Assistant Professor of Radiology, Neuroradiology
Department of Diagnostic and Interventional Imaging
The University of Texas Health Science Center at
  Houston
Houston, Texas

Mumtaz B. Syed, MD, PhD
Neuroradiology Fellow
Department of Diagnostic and Interventional
  Imaging
The University of Texas Health Science Center at
  Houston
Houston, Texas

Nitin Tandon, MD, FAANS
Professor and Vice Chair
Department of Neurosurgery;
Co-Director
Texas Institute of Restorative Neurotechnology;
Director
Epilepsy Surgery Program
Mischer Neuroscience Institute-Memorial
  Hermann Hospital
McGovern Medical School
The University of Texas Health Science Center at
  Houston;
Adjunct Professor
Electrical and Computer Engineering
Rice University
Houston, Texas

Chakradhar R. Thupili, MD
Assistant Professor
Department of Diagnostic & Interventional Imaging
The University of Texas Health Science Center at
  Houston
Houston, Texas

Raul F. Valenzuela, MD
Assistant Professor
Division of Diagnostic Imaging
Department of Muculoskeletal Imaging
The University of Texas MD Anderson Cancer
    Center
Houston, Texas

Kaye D. Westmark, MD
Clinical Assistant Professor of Radiology,
    Neuroradiology
Department of Diagnostic and Interventional Imaging
The University of Texas Health Science Center at
    Houston
Houston, Texas

Richard M. Westmark, MD, FAANS
Assistant Clinical Professor
Department of Neurosurgery
University of Texas Medical School
Houston, Texas

Hussein A. Zeineddine, MD
Neurosurgical Resident
Vivian L. Smith Department of Neurosurgery
McGovern Medical School
The University of Texas Health Science Center at
    Houston
Houston, Texas

译者前言

影像医学成为近年来发展最快的医学学科之一，随着 CT、MRI 等医疗设备的普及，在临床工作中经常遇到与检查目的无关的"偶然发现"，这些偶然发现有可能是正常解剖结构的变异，有可能是更为严重的病变，也有可能是由于各种原因造成的"假象"，如何解读并正确处理这些偶然发现成为新的课题。2017 年，美国放射学会针对这一现状成立偶然发现委员会并发布了相关的白皮书，而国内尚无相关的指南。

《神经影像偶然发现与对策：放射科、神经外科和神经内科医生指南》一书是填补目前空白的专业图书。该书的三位主编为美国从事神经放射学和神经外科学的专家，近 50 位相关专业的医生参与该书的写作。作者将临床工作中搜集的典型偶发病例进行总结，同时对相关病例进行展示。有的重要病例包含一组类似的病例，对诊断和鉴别诊断具有重要参考意义，不但为影像科医生和医学生提供了学习的机会，也为相关学科的临床医生提供了重要的参考资料。

本书具有鲜明的特色：一是按照解剖部位进行分类，符合临床工作的特点，满足影像科医生的需求。临床工作中，影像诊断时首先看到的是位于某一部位的病变，而本书将同一部位的病变进行汇总，有助于影像科医生进行全面分析；二是对疾病的影像学表现、诊断要点和鉴别诊断进行简要汇总，有助于读者快速掌握不同疾病的特征；三是相关病例的展示及临床相关问题及其解答，有助于读者多角度、多维度掌握疾病的诊断与管理；四是采用大量的图像来说明不同疾病的影像学特征，有助于读者理解和掌握。对于影像医学图书而言，好的图像远比文字更容易让读者理解和接受，而本书针对不同疾病选取最具特征性的图像来进行说明，便于读者记忆，对未来的工作非常有益。

我在复旦大学附属华山医院工作 20 年，对神经影像学具有浓厚的兴趣，在从事影像学诊断近 30 年的经历中，对临床工作中的"偶然发现"也积累了一定的经验，一直希望有一本能够系统总结偶然发现并指导临床实践的图书。上海科学技术出版社引进本书并邀请我翻译，让我倍感荣幸，我也在本书的翻译过程中学到了很多知识。本书的翻译也算是完成了我的一个心愿。

　　译者在努力做到原汁原味展现本书特色的同时，尽可能使译文信达雅。限于译者的水平，本书可能存在不足之处，恳请读者不吝指正。

梁宗辉

2022 年 12 月于上海

前 言

偶然发现是指预先未料到的影像学发现，即通常与检查目的无关，可能是伪影、正常解剖结构的变异，也可能是真正的病变，可能是可控的，也可能是不可控的。

偶然发现的患病率

已报道 MRI 检查发现"偶发瘤"的患病率 2.7%～43%，其随所包括的发现类型、MRI 分辨率、患者平均年龄以及是否经有资质的神经放射科医生解释过有关检查等的不同而有所差异 [1～5]。无论是针对人口老龄化还是年轻志愿者的影像学研究，相同的是，尽管偶然发现很普遍，但预计只有一小部分需要进一步的临床或影像学检查 [4～6]。

偶然发现的影响

从 2000～2007 年，医疗保健支出（health care expenditures, HCE）猛增，以每年 6.6% 的速度增长。在随后的 3 年内（2008～2011 年），HCE 增长率明显下降，每年只有 3.3%。经济因素是造成增速放缓的主要因素 [7]。随着经济的改善，HCE 增长率再次上升，并连续 3 年超过经济增长 [8]。影像学检查的利用率也扭转了先前的下降趋势，2014～2015 年，MRI 和 CT 的增长率分别为 3.3% 和 4.7%[9]。

2017 年，美国进行了 3 600 万次 MRI 扫描 [10]，发现"断面成像利用率的提高将导致与检查主要目的无关的发现数量显著增加"，美国放射学会（American College of Radiology, ACR）偶然发现委员会负责制定了基于证据的策略以指导管理决策。迄今为止，该委员会已针对以下主题发布了一系列白皮书 [11]：

· 偶发肝脏病变（2017）

· 偶发肾上腺瘤（2017）

· 偶发胰腺囊肿（2017）

· 偶发肾脏肿块（2018）

· 胸部偶然发现（2018）

· 垂体偶然发现（2018）

迄今为止，除垂体"偶发瘤"外，ACR 尚未发布有关神经影像学偶然发现的管理指南。

本书的形式与目标

第一篇介绍了正常解剖结构的常见变异，这些变异对于避免不必要的进一步检查及对患者造成不必要的心理压力非常重要。第六篇对特别危险的 CT 和 MRI 伪影进行了总结，因为伪影可能与疾病类似，也会降低成像质量并掩盖真实发现。

第三篇和第五篇的颅外和脊柱外偶然发现，为众多其他影像问题提供参考，这些问题部分是出于医学法律的考虑，部分是需要对不能确定的病灶行进一步评估。幸运的是，ACR 偶然发现委员会的白皮书和诊断流程图已解释了其中许多发现，在本书中由体部成像和头颈放射科医生阐述。

本书的大部分内容是针对颅内和椎管内"偶发瘤"的，分别在第二篇和第四篇中以病例介绍的形式呈现。针对每种情况，都提供了详细的影像学分析、鉴别诊断和诊断要点。本书与以前的神经影像学教科书不同，包含了对每一例病例做出的管理决策。临床问题与回答对每一例病例进行总结，并通过考虑疾病的自然病史及其对管理决策的影响来进行概括性讨论。

Kaye D. Westmark, MD

Dong H. Kim, MD

Roy F. Riascos, MD

· 参考文献 ·

[1] Morris Z, Whiteley WN, Longstreth WT Jr, et al. Incidental findings on brain magnetic resonance imaging: systematic review and meta-analysis. BMJ 2009; 339: b3016

[2] Håberg AK, Hammer TA, Kvistad KA, et al. Incidental intracranial findings and their clinical impact; The HUNT MRI Study in a general population of 1006 participants between 50−66 years. PLoS One 2016; 11(3): e0151080

[3] Vernooij MW, Ikram MA, Tanghe HL, et al. Incidental findings on brain MRI in the general population.N Engl J Med 2007; 357(18):1821−1828

[4] Orme NM, Fletcher JG, Siddiki HA, et al. Incidental findings in imaging research: evaluating incidence, benefit, and burden. Arch Intern Med 2010; 170(17): 1525−1532

[5] Katzman GL, Dagher AP, Patronas NJ. Incidental findings on brain magnetic resonance imaging from1000 asymptomatic volunteers. JAMA 1999; 282(1):36−39

[6] Reneman L, de Win MM, Booij J, et al. Incidental head and neck findings on MRI in young healthy volunteers: prevalence and clinical implications. AJNR Am J Neuroradiol 2012; 33(10):1971−1974

[7] Dranove D, Garthwaite C, Ody C. Health spending slowdown is mostly due to economic factors, not structural change in the health care sector. Health Aff (Millwood) 2014; 33(8):1399−1406

[8] Antos JR, Capretta JC. National health expenditure report shows we have not solved the cost problem. Health Affairs Blog. December 6, 2017. Available at: https://www.healthaffairs.org/do/10.1377/hblog20171205.607294/full/

[9] RSNA 2017, David C. Levin of Thomas Jefferson University

[10] Organization of Economic Cooperation and Development. Available at: www.oedc.org

[11] ACR white papers. Incidental finding committees. Available at: https://www.acr.org/Clinical-Resources/Incidental-Findings

目 录

第二篇 · 颅内偶然发现

第三篇 · 头颈部相关偶然发现

第四篇 · 脊柱偶然发现

第五篇·椎管外偶然发现

第六篇·可能掩盖病变与疑似疾病实体的伪影

第一篇
正常变异

引言

在日常临床影像中经常遇到正常的解剖变异。某些情况下，这些变异可能类似于真正的异常发现，这或将导致不必要的进一步检查和干预。本篇将回顾一些常见的正常变异，并讨论其影像学特征，以有助于与病变相鉴别。

1 永存原始三叉动脉

Kaye D. Westmark, Laura Ocasio, and Roy F. Riascos

1.1 病例介绍

病史与体格检查

45 岁男性，有偏头痛史，近期病情加重。神经系统检查正常。具体来说，脑神经 Ⅱ～Ⅻ 是完整的。脑部 MRI 的 T2WI 横断位图像见 ▶ 图 1.1。

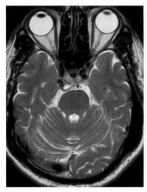 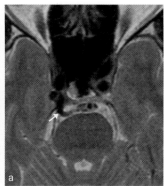 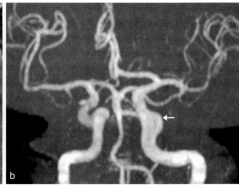

图 1.1   图 1.2 （a）横断位 FSE T2WI 显示有血管样的流空（箭），从右侧海绵窦延伸至脑桥前池。（b）这根异常血管在 Willis 环的 MRA 上得到确认，在基底动脉近端出现小而异常的血管，起自右颈内动脉海绵段（箭），连接到基底动脉远端，并立即汇入小脑上动脉起始部的近端。双侧 P-com 动脉发育不全。这些发现符合永存原始三叉动脉。FSE：快速自旋回波；MRA：磁共振血管造影；P-com：后交通。

1.2 鉴别诊断

- 动静脉畸形伴发的流空
  - 典型表现为数量众多巨大的流空及一个明显的中央瘤巢。
- 硬脑膜动静脉瘘伴发的流空
  - 通常发生于颅后窝，与硬脑膜静脉窦血栓形成和乳突气房混浊有关。

1.3 诊断要点与难点

- 连接海绵段颈动脉（前循环）和基底动脉（后循环）的永存胎儿吻合支，其典型部位具有诊断价值（▶ 图 1.2）。
- 在做 Wada 试验之前确认此异常循环是非常重要的，因为前循环直接供给脑干。
- 鞍旁矢状位图像上，该动脉的特征表现为希腊字母 "tau（T）" 的形状（▶ 图 1.3a、b）。

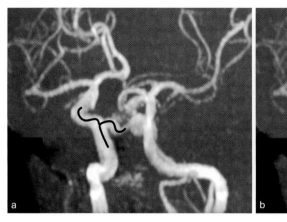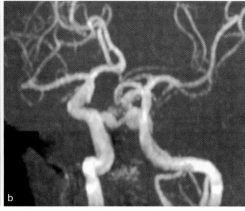

图1.3 （a、b）

- 一旦发现三叉动脉，应仔细检查 MRA 是否存在动脉瘤。据报道，由于血流动力学改变，动脉瘤的发病率增加，且通常发生于前循环。

1.4 关于永存原始三叉动脉的重要信息

- 后交通（P-com）动脉属于正常发现，是成人最常见的前、后循环吻合支。
- 在宫内，三叉动脉在 P-com 动脉和椎动脉形成之前供应基底动脉。
- 胎儿期的吻合失败导致其没有消失，被视为偶然发现，或在更罕见的情况下引起症状（例如，三叉神经痛可能与永存三叉动脉有关）。
  - 四种类型（从下到上）：
    - 寰前：颈段颈内动脉（ICA）到椎动脉（VA）。
    - 舌下：远端或岩段 ICA 至 VA。穿过舌下神经管。
    - 耳：岩段 ICA 至基底动脉。穿过内耳道。
    - 三叉动脉：
      最常见和最大的永存胎儿吻合支。
      可经蝶鞍或出海绵窦，并伴随三叉神经。
- 血管造影类型
  - Saltzman Ⅰ：P-com 发育不全，永存三叉动脉供应远端后循环。
  - Saltzman Ⅱ：P-com 供应大脑后动脉，永存三叉动脉供应小脑上动脉区域。远端基底动脉血管造影显示较差。
  - Saltzman Ⅲ：永存三叉神经动脉终止于小脑上动脉且不汇入基底动脉。

· 推荐读物 ·

[1] Alcalá-Cerra G, Tubbs RS, Niño-Hernández LM. Anatomical features and clinical relevance of a persistent trigeminal artery. Surg Neurol Int. 2012; 3: 111

[2] de Bondt BJ, Stokroos R, Casselman J. Persistent trigeminal artery associated with trigeminal neuralgia: hypothesis of neurovascular compression. Neuroradiology. 2007; 49(1): 23−26

[3] Goyal M. The tau sign. Radiology. 2001; 220(3): 618−619

[4] Tyagi G, Sadashiva N, Konar S, et al. Persistent trigeminal artery: neuroanatomic and clinical relevance.World Neurosurg 2020; 134: e214−e223

2　蛛网膜颗粒

Susana Calle, Pejman Rabiei, Shekhar D. Khanpara, and Roy F. Riascos

2.1　病例介绍

病史与体格检查

17 岁女性，自 14 岁起有偏头痛病史，表现为严重头痛。神经系统检查：脑神经 Ⅱ ～ Ⅻ完好无损。眼底镜检查未见乳头水肿。

影像学表现与印象

脑部 MRI 显示椭圆形病变（白色箭； ▶ 图 2.1a、b）位于左侧横窦远端，T2WI 和 FLAIR 显示与皮质等信号（ ▶ 图 2.1c），T1WI 上呈低信号；增强 T1WI 显示病变为充盈缺损（ ▶ 图 2.1d）；SWI（ ▶ 图 2.1e）未显示磁敏感性，提示为静脉血栓。病变内静脉（黑色箭）引流该区域。所有这些特征都与蛛网膜颗粒表现相同。

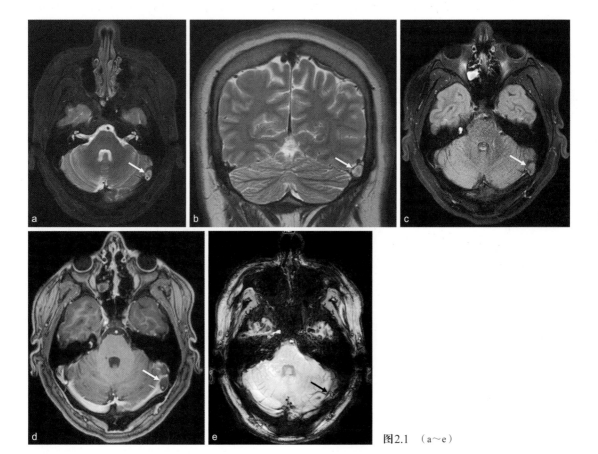

图2.1　（a～e）

2.2 鉴别诊断

- 蛛网膜颗粒
  - 代表增大的蛛网膜绒毛，可见静脉窦内非增强性充盈缺损，较大时引起内板扇形改变。
  - 常见皮质浅静脉流入蛛网膜颗粒。
  - 梯度回波（GRE）图像上没有磁敏感性。
- 静脉血栓形成
  - 通常涉及一个或多个静脉窦的整段。
  - 可能与乳突炎有关。
  - 可延伸至皮质静脉，可累及远端乙状窦和颈静脉，不伴随蛛网膜颗粒出现。
  - 与蛛网膜颗粒不同，急性血栓在脑部 CT 上呈高密度，在 T1WI 上呈高信号，在 FLAIR 序列上呈低信号，在 GRE、SWI 上显示磁敏感伪影。
- 静脉窦内肿瘤
  - 增强扫描有强化。

2.3 诊断要点与难点

- CT
  - 无强化，与脑组织相比呈低密度至等密度，静脉窦内分叶状充盈缺损[1]。
  - 密度测量值约 20 Hu。
  - 如果过大，会导致颅骨内板出现扇形改变，可能源于脑脊液（cerebrospinal fluid, CSF）搏动。
- MRI
  - 与脑组织相比，T2WI 显示高信号，T1WI 显示低信号。FLAIR 序列上信号部分或全部没有抑制。
  - 在增强图像上没有强化。
  - 可见皮质浅静脉流入是蛛网膜颗粒的特征性表现。
- 蛛网膜颗粒突入硬脑膜静脉窦，可能与静脉血栓或硬脑膜肿瘤相似。仔细分析 CT 密度、MRI 信号特征，以及病灶内流空信号的发现，对鉴别非常重要。
- 在慢性期，静脉窦血栓可有强化。

2.4 关于蛛网膜颗粒的重要信息

- 蛛网膜颗粒代表增大的蛛网膜绒毛及充满液体的蛛网膜延伸到硬脑膜静脉窦[2]，其功能是排泄 CSF。
- 蛛网膜颗粒出现在所有浅表静脉窦内，而横窦最常见，其次是上矢状窦。
- 如果很大，则可能阻塞静脉血流，导致静脉高压，且易发生静脉血栓。
- > 1 cm 时称为巨粒。

2.5 相关病例

病史与体格检查

56 岁女性，出现右侧上肢乏力史。患者意识清醒，对时间、地点和人都能确认。与对侧相比，右上肢的力量有减弱。CT 平扫脑（▶ 图 2.2a）和骨窗（▶ 图 2.2b）显示显而易见的矢状窦伴有颅骨内板扇形改变（＊）。

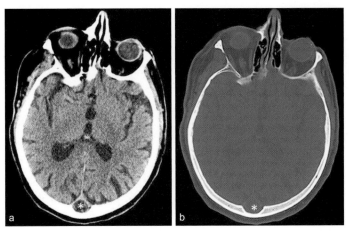

图2.2 （a、b）

脑部 MRI，包括 T2WI（▶ 图 2.3a）、平扫横断位 T1WI（▶ 图 2.3b）、横断位 FLAIR（▶ 图 2.3c），显示上矢状窦后部圆形充盈缺损（白色箭），内有流空信号。与皮质相比 T2WI 呈中央高信号，T1WI 及 FLAIR 呈低信号，DWI 成像（▶ 图 2.3d）信号不受限。横断位 T1WI 增强（▶ 图 2.3e）仅显示血管强化。所有表现都与显而易见的蛛网膜颗粒诊断相一致。

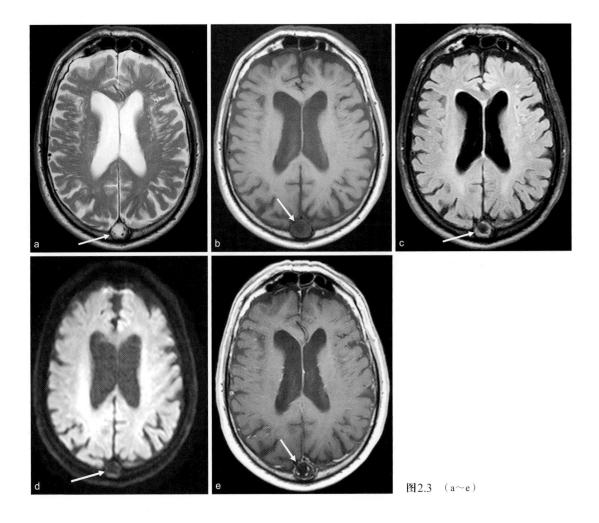

图2.3 （a～e）

　　在双侧基底节区可偶见少许继发于小血管缺血伴血管周围间隙（V-R 间隙）的脑室周围白质改变。

· 参考文献 ·

[1] De Keyzer B, Bamps S, Van Calenbergh F, Demaerel P, Wilms G. Giant arachnoid granulations mimicking pathology. A report of three cases. Neuroradiol J. 2014; 27(3): 316-321

[2] Brunori A, Vagnozzi R, Giuffrè R. Antonio Pacchioni (1665-1726): early studies of the dura mater. J Neurosurg. 1993; 78(3): 515-518

3 侧脑室不对称

Susana Calle, Pejman Rabiei, Shekhar D. Khanpara, and Roy F. Riascos

3.1 病例介绍

病史与体格检查

59 岁男性，主诉头痛。神经学检查无明显异常。

影像学表现与印象

矢状位（▶图 3.1a）和冠状位（▶图 3.1b）脑部 CT 平扫显示侧脑室额角（白色箭）不对称。颞角未见扩张（未显示）。

矢状位 T2WI（▶图 3.2a）和 FLAIR（▶图 3.2b）显示右侧侧脑室相对于对侧的不对称突起（黑色箭）。颞角大小正常，没有脑脊液（CSF）经室管膜外流以提示脑积水的证据（▶图 3.2c）。

3.2 鉴别诊断

- 侧脑室不对称
  - 轻微的侧脑室不对称，累及额角，没有经室管膜外流或肿物累及孟氏孔的迹象。
- 单侧梗阻性脑积水
  - 不对称程度通常较严重。
  - 伴有脑室周围水肿或脑脊液经室管膜外流。
  - 脑室内或脑室周围病变可能导致一侧孟氏孔梗阻。
  - 可能原因如下：
    - 感染性脑室炎或出血后的粘连、黏膜炎。
    - 先天性闭锁。

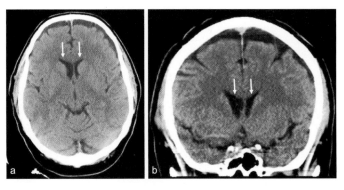

图3.1 （a、b）

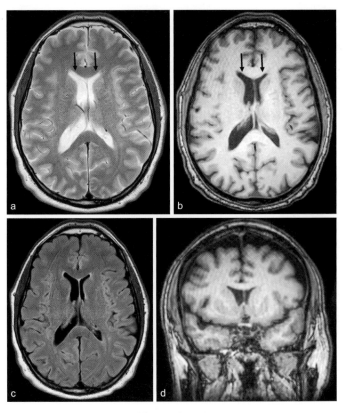

图3.2 （a～d）

　　　○ 脉络丛病变。

　　　○ 囊肿：胶质囊肿、神经囊虫病、室管膜囊肿等。

　　　○ 肿瘤：室管膜下巨细胞星形细胞瘤（subependymal giant cell astrocytoma, SEGA）。

　　　○ 血管畸形。

　　－ 高分辨率、多平面 3D 序列和重 T2WI 不受脑脊液流动伪影的影响而具有更好的特异性，因为能够直接显示孟氏孔及是否有肿块引起梗阻。

　　－ 当问题仍然存在时，可以进行脑脊液流动研究，以确定是否有正常流动通过孟氏孔的证据，从而支持正常变异、侧脑室不对称的诊断。

• 脑软化引起的同侧萎缩（Dyke-Davidoff-Masson 综合征）

　　－ 同侧脑室扩张继发于大脑萎缩。

　　－ 同侧颅骨和鼻窦的相关性肥大。

• 同侧半巨脑畸形

　　－ 先天性畸形伴有细胞的组织迁移、缺陷。

　　－ 脑室扩张的同侧存在多小脑回、无脑回、巨脑回。

　　－ 同侧颅骨增厚。

• 对侧外部占位效应。

• 脑疝综合征导致孟氏孔受压，向后分流。

3.3　诊断要点

• 侧脑室不对称

　　－ 轻微的侧脑室不对称。

　　－ 无占位效应或脑室周围间质水肿（脑脊液经室管膜外流）。

　　－ 大脑半球对称。

• 程度严重的不对称、弥漫性非局灶性脑室扩大和经室管膜脑脊液迁移的证据提示要寻找可能的梗阻。

3.4　侧脑室不对称的重要信息

• 侧脑室额角不对称是一种相当常见的现象 [1]。Shapiro 等人检查了 300 名患者，其中 10.3% 的患者有额角不对称 [2]。

• 透明隔弯曲、偏离或移位超过中线。

• 这可能是正常发现，但应对孟氏孔进行仔细评估。

3.5　相关病例

病史与体格检查

44 岁男性，主诉共济失调。神经系统检查正常。

影像学表现与印象

　　横断位（▶ 图 3.3a）和冠状位（▶ 图 3.3b）脑部 CT 平扫显示右侧侧脑室（白色星号）相对于对侧脑室的不对称突起。孟氏孔内可见 5 mm 高密度胶样囊肿（白色箭头），可能导致右侧侧脑室单侧梗阻。横断位和冠状位 FLAIR 图像（▶ 图 3.3c、d）证实 FLAIR 高信号胶样囊肿及右侧侧脑室单侧突出的表现。在这个病例中，患者有新发病史，头痛逐渐恶化，因此，选择性地接受了胶质囊肿切除术。切除后，侧脑室是对称的。

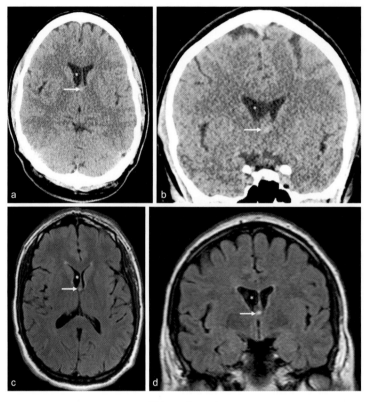

图3.3 （a~d）

参考文献

[1] Grosman H, Stein M, Perrin RC, Gray R, St Louis EL. Computed tomography and lateral ventricular asymmetry: clinical and brain structural correlates. Can Assoc Radiol J. 1990; 41(6): 342–346

[2] Shapiro R, Galloway SJ, Shapiro MD. Minimal asymmetry of the brain: a normal variant. AJR Am J Roentgenol. 1986; 147(4): 753–756

4 基底节/齿状核钙化

Susana Calle, Pejman Rabiei, Shekhar D. Khanpara, and Roy F. Riascos

4.1 病例介绍

病史与体格检查

62 岁女性，既往有 2 型糖尿病（diabetes mellitus, DM）病史，出现右下肢水肿、疼痛、发热、意识模糊。患者因右下肢蜂窝织炎和精神状态改变而被送入急诊室。患者尚在发热。脑神经Ⅱ～Ⅻ完好无损，没有局灶性神经功能缺损。

影像学表现与印象

横断位脑部 CT 平扫（▶ 图 4.1a、b）显示累及双侧基底节区和双侧齿状核（黑色箭）的高密度灶（110 Hu）。横断位梯度回波图像（▶ 图 4.1c、d）在与钙化一致的相应区域显示磁敏感伪影（白色箭）。钙化对称，无水肿或占位效应。

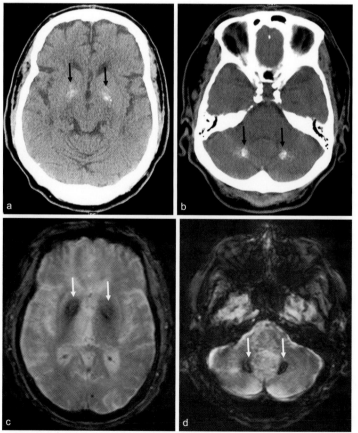

图4.1 （a～d）

4.2 鉴别诊断[1]

- 基底节钙化
  - 累及双侧基底节的钙化，以苍白球为主，CT 表现为高密度，梯度回波图像显示磁敏感效应。
- Fahr 综合征
  - 罕见的遗传性血管钙沉积异常。
  - 表现为双侧苍白球、尾状核、豆状核、丘脑和齿状核的对称性钙化。
  - MR 图像可能正常或 T1WI 呈高信号。
  - PET 扫描可显示氟代脱氧葡萄糖（FDG）的摄取程度。
  - 应通过测定血清钙、磷和碱性磷酸酶水平来鉴别潜在的代谢性因素，如甲状旁腺功能亢进和甲状旁腺功能减退。
- 矿化性微血管病
  - 通常见于接受化疗或放疗的儿童。
  - 典型受累区域为灰白质交界、豆状核和小脑齿状核。
- 线粒体脑肌病伴高乳酸血症和卒中样发作（MELAS）
  - MELAS 是一种由母系遗传的线粒体疾病。
  - 表现为年轻成人不同发展阶段的多发性卒中，不局限于特定血管区域。
  - 可见对称性基底节钙化[2, 3]。
- 中枢神经系统结核
  - 多发点状钙化和非钙化病变累及双侧大脑半球，包括基底节区。
  - 由于非钙化病变为活动性肉芽肿，在钆增强时往往有强化。
- 科凯恩综合征
  - 罕见的遗传性髓鞘异常。患者为患有神经发育迟缓、听力和皮肤问题的儿童。
  - 脑部 MR 图像显示小脑、胼胝体、脑干和幕上白质的萎缩。
- TORCH［弓形体，其他（梅毒螺旋体、水痘–带状疱疹病毒、细小病毒 B19）、风疹病毒、巨细胞病毒、疱疹病毒］感染。
- 先天性 HIV 感染和 HIV 脑病可有基底节钙化，在病毒感染发生于晚年时是没有的。

4.3 诊断要点

- 正常的生理性钙化在老年患者中更常见，应被视为偶然发现，但在儿童和年轻人中出现时应被认为是病理性的。
- 正常基底节钙化倾向于累及苍白球。
- CT 平扫：轻微或线圈状高密度。有时很难与出血鉴别，但双侧性、对称性、完全没有占位效应及周围水肿提示基底节钙化。
- MRI：在 T2WI 上呈现低信号，在 T1WI 上呈现高信号，累及双侧基底节，在 T2*WI 上伴有磁敏感伪影。

4.4 基底节钙化的重要信息

- 常见于老年人，代表基底节和齿状核内的矿物质沉积。
- 在一般人群中相当常见，发病率约为 1%。

4.5　相关病例

病史与体格检查

42岁男性，主诉间歇性头痛。神经系统检查正常。

影像学表现与印象

横断位脑部CT（▶ 图 4.2a）可见双侧尾状核和豆状核钙化（箭），双侧额叶皮质下白质内可见轻微的曲线状钙化（箭头）。相应的横断位 T1WI（▶ 图 4.2b）显示双侧尾状核和豆状核高信号（箭）。实验室检查发现潜在的亚临床甲状旁腺功能低下。诊断为 Fahr 综合征。

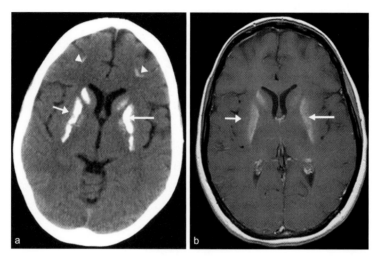

图4.2 （a、b）

·参考文献·

[1] Hegde AN, Mohan S, Lath N, Lim CCT. Differential diagnosis for bilateral abnormalities of the basal ganglia and thalamus. Radiographics. 2011; 31(1): 5–30

[2] Pauli W, Zarzycki A, Krzyształowski A, Walecka A. CT and MRI imaging of the brain in MELAS syndrome. Pol J Radiol. 2013; 78(3): 61–65

[3] Sue CM, Crimmins DS, Soo YS, et al. Neuroradiological features of six kindreds with MELAS tRNA (Leu) A2343G point mutation: implications for pathogenesis. J Neurol Neurosurg Psychiatry. 1998; 65(2): 233–240

5 透明隔腔

Susana Calle, Pejman Rabiei, Shekhar D. Khanpara, and Roy F. Riascos

5.1 病例介绍

病史与体格检查

18岁男性，既往无特殊病史，出现癫痫样活动的发作。体格检查时，患者清醒有应答，无局灶性神经功能缺损。

影像学表现与印象

脑部冠状位 CT 平扫（▶ 图 5.1a）和脑部 MR 平扫的横断位 T2WI（▶ 图 5.1b）、T1WI（▶ 图 5.1c）以及 FLAIR（▶ 图 5.1d）图像显示透明隔小叶之间存在充满液体的空腔（白色箭头），向后延伸至孟氏孔，与透明隔腔表现一致。沿胼胝体压部偶见一曲线状胼周脂肪瘤（白色箭头）。

5.2 鉴别诊断

- 透明隔腔（cavum septum pellucidum, CSP）
  - 透明隔小叶内充满液体的空腔，位于穹窿柱前，在所有序列上随脑脊液（CSF）信号强度

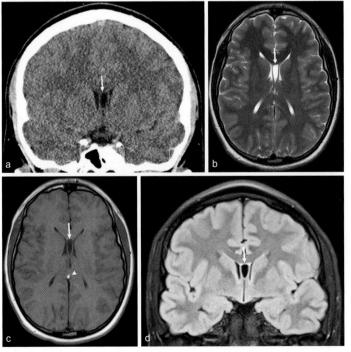

图5.1　（a～d）

变化。

- 穹窿腔（cavum septum vergae, CSV）
  - CSP 向后延伸超过穹窿柱和孟氏孔。
  - CSV 位于 CSP 的后部和穹窿柱的后上部[1]。
  - 脑部 CT 扫描显示脑脊液样低密度，无强化。在脑部 MR 图像上随脑脊液信号强度变化，并在 FLAIR 序列上被抑制。
  - 虽然 CSP 和 CSV 被认为是解剖变异，但研究表明在创伤性脑损伤患者中 CSP 和 CSV 的患病率更高[2, 3]。
  - 精神分裂症患者中，大的 CSP 也可能与更严重的症状有关[4]。
- 中间帆腔（cavum velum interpositum, CVI）
  - 这是中间帆内折叠层之间扩大的潜在空间。
  - 解剖上呈三角形，位于大脑内静脉之间。
  - 位于穹窿柱和胼胝体压部下方，孟氏孔后方。
  - 在脑部 CT 扫描上为脑脊液样密度，呈三角形指向前方，未向前延伸至孟氏孔[5]。
  - 所有 MR 序列上与脑脊液等信号，周围膜呈低信号。

5.3　诊断要点
- 透明隔小叶内充满液体的腔，位于穹窿柱前。
- 所有序列上随脑脊液信号强度变化。

5.4　透明隔腔的重要信息
- 透明隔腔是位于侧脑室额角之间充满液体的腔。
- 是由于胎儿时期在透明隔小叶之间有液体滞留造成的。
- 常见于约 85% 的 3～6 个月婴儿。然而，随着年龄的增长，发病率呈下降趋势。
- 与脑室侧的室管膜相连[6]。
- 四周都有边界：前面是胼胝体膝部，上面是胼胝体体部，后面是穹窿柱和前肢，下面是前连合和胼胝体喙部，外侧是透明隔小叶[1]。
- 不与蛛网膜下腔连通，可单独发生，也可伴随 CSV 发生。

5.5　相关病例
5.5.1　相关病例1
病史与体格检查

62 岁女性，既往有卒中病史，因严重头痛入院。体格检查没有发现任何神经系统功能缺陷。

影像学表现与印象

横断位脑部 CT 平扫（▶ 图 5.2a，白色箭）和脑部 MRI 平扫横断位 T1WI（▶ 图 5.2b）及冠状位 T2WI（▶ 图 5.2c）图像显示透明隔小叶之间存在充满液体的空腔（星号），向后延伸至孟氏孔之外，与 CSP 和 CSV 一致。

5.5.2　相关病例2
病史与体格检查

19 岁女性，既往右侧开颅病史，表现为严重恶心、呕吐。体格检查显示脑神经 Ⅱ～Ⅻ大体

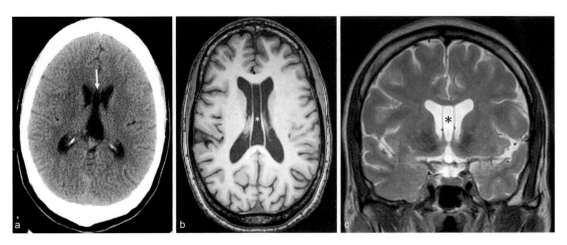

图5.2 （a～c）

完整，无任何神经功能缺损。

影像学表现与印象

横断位脑部 CT（▶ 图 5.3a）显示在胼胝体压部前方侧脑室内有一个三角形充满液体的空腔。脑部 MRI（▶ 图 5.3b、c）在同一患者中再次显示透明隔小叶之间三角形充液腔（白色箭；

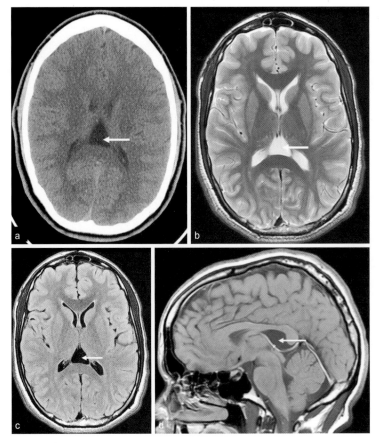

图5.3 （a～d）

所有序列均随脑脊液信号变化），从孟氏孔向前延伸到胼胝体压部、向后延伸与中间帆腔相一致。矢状位 T1WI（ ▶ 图 5.3d ）显示中间帆腔（白色箭）位于胼胝体压部之下、大脑内静脉上方（白色星号）。

· 参考文献 ·

[1] Tubbs RS, Krishnamurthy S, Verma K, et al. Cavum velum interpositum, cavum septum pellucidum, and cavum vergae: a review. Childs Nerv Syst. 2011; 27(11): 1927−1930

[2] Bonfante E, Riascos R, Arevalo O. Imaging of chronic concussion. Neuroimaging Clin N Am. 2018; 28(1): 127−135

[3] Spillane JD. Five boxers. BMJ. 1962; 2(5314): 1205−1210

[4] Flashman LA, Roth RM, Pixley HS, et al. Cavum septum pellucidum in schizophrenia: clinical and neuropsychological correlates. Psychiatry Res. 2007; 154(2): 147−155

[5] Glastonbury CM, Osborn AG, Salzman KL. Masses and malformations of the third ventricle: normal anatomic relationships and differential diagnoses. Radiographics. 2011; 31(7): 1889−1905

[6] Sarwar M. The septum pellucidum: normal and abnormal. AJNR Am J Neuroradiol. 1989; 10(5): 989−1005

6 脉络膜裂囊肿

Susana Calle, Pejman Rabiei, Shekhar D. Khanpara, and Roy F. Riascos

6.1 病例介绍

病史与体格检查

5 岁女童，偶有轻度枕部头痛病史 1 年，因跌倒面部撕裂伤急诊入院。患者面部有一个小的撕裂伤，而其他方面都很正常，没有神经功能障碍。

影像学表现与印象

横断位（▶ 图 6.1a）和冠状位（▶ 图 6.1b）脑部 CT 平扫显示边界清楚的脑脊液（CSF）密度病变（白色箭），在脉络膜裂内，约为 10 mm × 10 mm。病变有不明显的囊壁，囊内没有实性成分。

然而，MR 检查排除了小囊性病变的可能性。该囊在横断位 T1WI（▶ 图 6.1c 的黑色箭）、FLAIR（▶ 图 6.1d）及冠状位高分辨率快速自旋回波（FSE）T2WI 图像上（▶ 图 6.1e 白色箭）均随 CSF 信号变化。冠状位图像（▶ 图 6.1e）清晰显示 10 mm 的囊位于脉络膜裂内。矢状位 T1WI 最能显示病变呈独特的纺锤形（▶ 图 6.1f 上星号）。病灶在 DWI 和 ADC（表观弥散系数）图像上均不受限制（▶ 图 6.1g、h 上箭）。

6.2 鉴别诊断

- 脉络膜裂囊肿
  - 脉络膜裂囊肿是发生在脉络膜裂内的一种正常变异，所有序列均随脑脊液信号强度变化，无结节样强化。
- 颞叶内侧硬化
  - 极少为偶然发现，而是引起癫痫的常见原因。
  - 海马（单侧或双侧）萎缩，伴有 FLAIR 上的异常信号及 T2WI 上的正常内部结构丧失。
  - 同侧穹窿通常也可见缩小。
  - 这种萎缩可导致同侧颞角和脉络膜裂增宽。
  - 海马的原发性异常及相邻脑脊液间隙的继发性增宽应与脉络膜裂囊肿进行鉴别，后者因占位效应导致相邻大脑移位而在其他方面是正常的 [1]。
- 表皮样囊肿
  - 更常见于桥小脑角（CPA）池。
  - 与脉络膜裂囊肿不同，表皮样囊肿在 FLAIR 图像上并未完全抑制，且在 DWI 上信号更高。
- 寄生囊肿（神经囊尾蚴病）
  - 在热带国家较常见。
  - 通常是实质性的，但可出现在蛛网膜下腔。

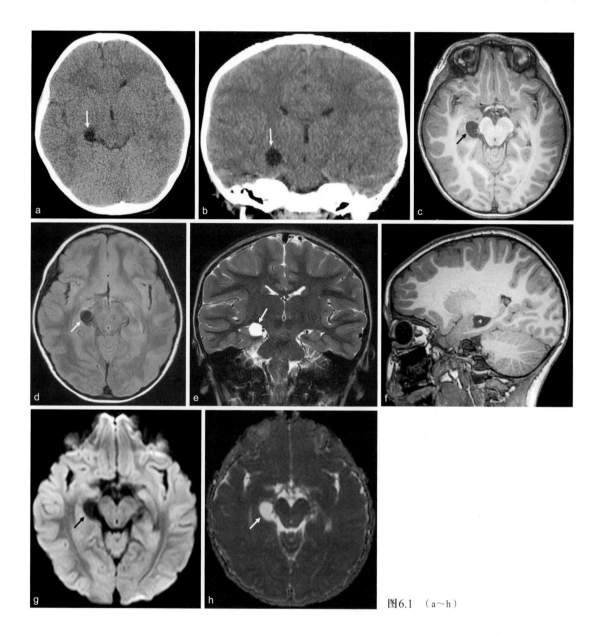

图6.1 （a~h）

- 神经囊尾蚴病（绦虫感染）的囊泡期表现类似，但囊泡通常为多发。
- 囊肿内可见无强化的 T2 低信号、T1 高信号头节。
- 随时间进展为胶状包囊期、颗粒状结节和结节样钙化期。
• 海马沟残余
  - 是海马内部的多发小囊肿，因此可见于侧脑室颞角内侧，但位于齿状回和下托之间。
  - 此为偶然发现，并在所有 MR 序列上随脑脊液信号变化。
• 胚胎发育不良性神经上皮肿瘤（dysembryoplastic neuroepithelial tumors, DNET）
  - 轴内肿块、肿块样异常，而脉络膜裂囊肿可以压迫邻近脑组织，但位于轴外。
  - 常发生于颞叶，呈假性囊状或泡状外观。
  - 在 FLAIR 序列上不抑制，通常有信号较高的边缘，这应该有助于鉴别。

    – 可见钙化和皮质重塑。

    – 强化少见[2]。

6.3　诊断要点

- 发生于典型部位（脉络膜裂）。
- CT：边界清晰，轴外的均匀脑脊液密度囊性病变，囊壁难以察觉。
- MRI：随脑脊液信号变化，FLAIR 序列信号完全抑制，且无可见的囊壁。
- 相邻脑组织无水肿。
- 脉络膜丛或脉络膜血管增强可能导致相关区域线状强化；然而，囊壁不应出现结节样强化。

6.4　关于脉络膜裂囊肿的重要信息

- 脉络膜裂囊肿是一种包含 CSF 的胚胎残余，发生于侧脑室内侧呈 C 形的脉络膜裂内。在发育过程中，脉络膜组织内陷通过脉络膜裂到达侧脑室，任何异常发育都可能导致脉络膜囊肿的形成[3]。
- 通常为偶然发现，临床上常被认为是良性的，尽管也有报道与癫痫、偏头痛、步态障碍、震颤、感觉异常和偏瘫有关。
- 通常很小，直径为 1～2 cm。偶见较大的囊肿。
- 横断位和冠状位通常呈圆形，矢状位呈平行于颞叶长轴和脉络膜裂的典型梭形或椭圆形。极少数情况下，囊肿会扩大并引起颞叶占位效应或引起囊内出血[4]。

· 参考文献 ·

[1] Karatas A, Gelal F, Gurkan G, Feran H. Growing hemorrhagic choroidal fissure cyst. J Korean Neurosurg Soc. 2016; 59(2): 168–171

[2] Osborn AG. Osborn's Brain, Imaging, Pathology, and Anatomy. 2nd ed. Philadelphia, PA: Elsevier; 2017

[3] de Jong L, Thewissen L, van Loon J, Van Calenbergh F. Choroidal fissure cerebrospinal fluid-containing cysts: case series, anatomical consideration, and review of the literature. World Neurosurg. 2011; 75(5–6): 704–708

[4] Morioka T, Nishio S, Suzuki S, Fukui M, Nishiyama T. Choroidal fissure cyst in the temporal horn associated with complex partial seizure. Clin Neurol Neurosurg. 1994; 96(2): 164–167

7 空蝶鞍结构

Susana Calle, Pejman Rabiei, Shekhar D. Khanpara, and Roy F. Riascos

7.1 病例介绍

病史与体格检查

70 岁男性，既往有高血压病病史，主诉左上肢无力、刺痛发作。进行 MRI 检查以排除卒中的可能性。神经系统检查正常。

影像学表现与印象

矢状位（白色箭，▶ 图 7.1a）和横断位脑部 CT 平扫（▶ 图 7.1b，星号）显示空蝶鞍结构充满脑脊液（CSF），未显示垂体。脑部 MR 平扫图像，包括横断位 T2WI（▶ 图 7.2a）、矢状T1WI（▶ 图 7.2b）和 FLAIR（▶ 图 7.2c）显示空蝶鞍（白色箭），充满 CSF 且未显示垂体。但可见垂体柄（箭头所指）。

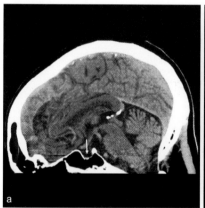
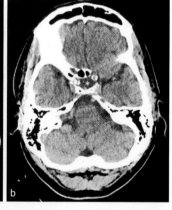

图 7.1 （a、b）

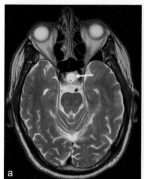
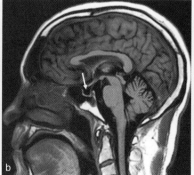
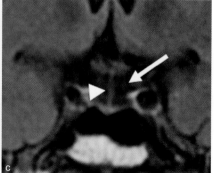

图 7.2 （a~c）

7.2 鉴别诊断

- 空蝶鞍结构
  - 源于鞍内垂体的部分或完全缺失。
  - 鞍区外观正常，充满脑脊液，漏斗状垂体柄穿过其中，无占位效应或鞍区重塑。
- Rathke 裂囊肿
  - 通常不随 MR 图像上的脑脊液信号强度变化，因为 50% 在 T1WI 上为高信号。
  - T2WI 上可见小的低信号囊内结节且被认为几乎可以确诊是 Rathke 裂囊肿。T2 低信号的小囊内结节也可出现。
- 囊性垂体巨腺瘤
  - 通常有实性成分和分隔，MR 图像上不随脑脊液信号强度变化。
- 蛛网膜囊肿
  - 虽然信号强度与空蝶鞍非常相似，但在漏斗部可见占位效应。
  - 此外，在高分辨率 MR 图像上可见囊肿的边缘。
- 表皮样囊肿
  - 此肿瘤多位于 CP（桥小脑）角，但也可见于鞍上区，在 T1W 和 T2W 序列上与囊肿非常相似。
  - 通常累及邻近血管，而不是推移血管。
  - 最重要的是，由于角蛋白的存在，表皮样囊肿在 DWI 上是高信号且表观扩散系数（apparent diffusion coefficient, ADC）上是相对低信号。
  - FLAIR 上显示不完全抑制（"CSF 浑浊"）。
- 颅咽管瘤
  - 此鞍上肿瘤最常见的表现为多房囊性与实性肿块，常发生钙化且不随脑脊液信号强度变化。

7.3 诊断要点

- 空蝶鞍中有部分或全部的垂体组织缺失。
- 没有相关的占位病变。
- 此外，骨性蝶鞍通常表现正常。
- 在 MR 图像上，可见漏斗穿过充满脑脊液的蝶鞍，可以排除囊性病变的存在（"漏斗征"）[1]。

7.4 空蝶鞍的重要信息

- 1951 年，在对尸体进行解剖研究后，Busch 首次将其描述为空蝶鞍[2]。
- 这是脑部影像中比较常见的偶然发现，总发病率为 12%[3]，通常无症状。
- 可以是部分的，其中一些垂体组织仍然可见；或者是完全的，蝶鞍显示完全是空的。
- 垂体窝大小正常或增大。
- 空蝶鞍综合征（empty sella syndrome, ESS）可能是原发性的，也可能是继发性的。
  - 原发性 ESS：
    - 被认为是继发于鞍上蛛网膜和蛛网膜下腔通过鞍膈进入蝶鞍形成的内疝，导致垂体变扁[4, 5]。
  - 继发性 ESS：
    - 发生于垂体既往已有损伤。
    - 可能的原因包括既往手术、产后垂体梗死（Sheehan 综合征）或出血后遗症、腺瘤继发退化或淋巴细胞性垂体炎。

· 参考文献 ·

[1] Haughton VM, Rosenbaum AE, Williams AL, Drayer B. Recognizing the empty sella by CT: the infundibulum sign. AJR Am J Roentgenol 1981; 136 (2): 293−295

[2] Busch W. Die Morphologie der Sella turcica und ihre Beziehungen zur Hypophyse. Virchows Arch Pathol Anat Physiol Klin Med. 1951; 320(5): 437−458

[3] Foresti M, Guidali A, Susanna P. Primary empty sella. Incidence in 500 asymptomatic subjects examined with magnetic resonance. Radiol Med (Torino). 1991; 81(6): 803−807

[4] Sage MR, Blumbergs PC. Primary empty sella turcica: a radiological-anatomical correlation. Australas Radiol. 2000; 44(3): 341−348

[5] Saindane AM, Lim PP, Aiken A, Chen Z, Hudgins PA. Factors determining the clinical significance of an "empty" sella turcica. AJR Am J Roentgenol. 2013; 200(5): 1125−1131

8 高位颈静脉球

Susana Calle, Pejman Rabiei, Shekhar D. Khanpara, and Roy F. Riascos

8.1 病例介绍

病史与体格检查

26 岁女性，颈部穿透性创伤来做 CT。在耳镜检查中，右侧外耳道发现一"肿块"。神经系统检查正常。

影像学表现与印象

头颈部增强 CT 横断位和冠状位图像（▶ 图 8.1a、b）显示颈静脉球（白色箭）向上延伸至外耳道底部。MRI 增强横断位（▶ 图 8.1c）再次验证了该发现。左侧颈内静脉和颈静脉球发育不全。

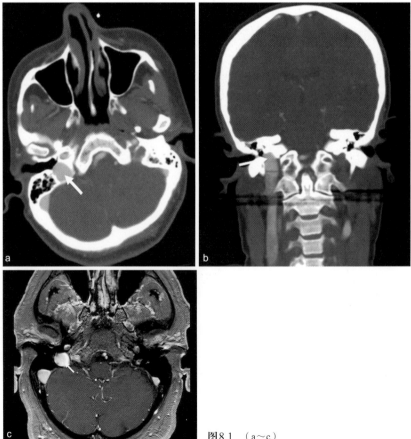

图8.1　（a～c）

本例中，颈静脉球与外耳道之间菲薄的骨性间隔裂开。检查耳朵时要特别小心，避免刺穿颈静脉球。

8.2　鉴别诊断

- 高位颈静脉球
  - 高位颈静脉球的定义是颈静脉球达到中耳腔底部。本例中，通常位于颈静脉球和中耳腔之间的乙状板缺失，因此称为局灶性裂隙。该患者无症状。在其他情况下，如果颈静脉球延伸到中耳腔内，就可能是引起搏动性耳鸣甚至传导性听力损失。
- 不对称巨大颈静脉球
  - 这是一种正常变异，通常无症状。
  - 研究表明，2/3 的人右侧颈静脉球要比左侧更大。
- 颈静脉球瘤
  - 这是局限于颈静脉窝的副神经节瘤，可能起源于颈静脉球、脑神经Ⅸ的鼓室支或脑神经Ⅹ的耳支。
  - 患者通常伴有耳鸣和听力损失，通常表现出某种形式的脑神经麻痹（Vernet 综合征、Horner 综合征、Collet-Sicard 综合征）。
  - 应该在 CT 上进行全面评估，因为通常表现为不规则的虫蚀状骨性边缘及颈椎侵蚀。
  - 增强 MR 图像上有强化，且 T1 低信号，T2 高信号。

8.3　诊断要点

- 颈静脉球向上延伸至中耳腔底时应能够识别。
- 没有伴随的占位效应或对邻近骨的侵蚀。

8.4　难点

- 颈静脉球的 MRI 信号可能会让放射科医生感到困惑，因为球部存在湍流，不应该被误认为是肿瘤。
- 薄层 CT 扫描岩骨来评估颈静脉球可能有助于将其与其他病变进行鉴别。

8.5　关于高位颈静脉球突起的重要信息

- 当巨大不对称的颈静脉球顶部延伸至中耳腔底时要考虑该诊断。
- 中耳腔与颈静脉球之间应该有菲薄的骨板（乙状板）隔开；如果没有，被称为裂隙状颈静脉球。当颈静脉球突入中耳腔，称为颈静脉球憩室。裂隙状颈静脉球和颈静脉球憩室可能是偶然发现，但常与搏动性耳鸣和传导性听力损失有关。
- 乙状板在薄层岩骨 CT 上可见，在 MR 上不可见。
- 大多数高位颈静脉球的病例是没有症状的，而有症状的病例也有报道[1]，因其与梅尼埃病很相似。

8.6　相关病例

病史与体格检查

18 岁女性，主诉右侧耳鸣。神经系统检查正常。听力测量无听力损失。

影像学表现与印象

冠状位颞骨 CT 骨窗（▶ 图 8.2a）显示明显具有楔形突起的高位颈静脉球。增强横断位 T1WI（▶ 图 8.2b）确认存在右侧高位颈静脉球且左侧颈静脉球发育不全。增强冠状位和矢状位 T1WI（▶ 图 8.2c、d）显示右侧颈静脉球上部突出。

诊断：高位颈静脉球伴憩室。

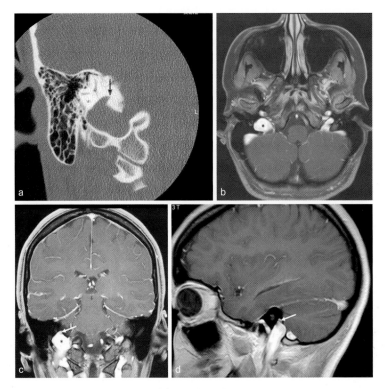

图8.2 （a~d）

参考文献

[1] Wadin K, Thomander L, Wilbrand H. Effects of a high jugular fossa and jugular bulb diverticulum on the inner ear. A clinical and radiologic investigation. Acta Radiol Diagn (Stockh). 1986; 27(6): 629–636

9 额骨内板增生症

Susana Calle, Pejman Rabiei, Shekhar D. Khanpara, and Roy F. Riascos

9.1 病例介绍

病史与体格检查

45 岁女性，头痛、恶心。体格检查正常，无神经功能缺损。

影像学表现与印象

横断位（▶ 图 9.1a）、矢状位（▶ 图 9.1b）和冠状位（▶ 图 9.1c）脑部 CT 平扫显示额骨内板对称性增厚（白色箭）。

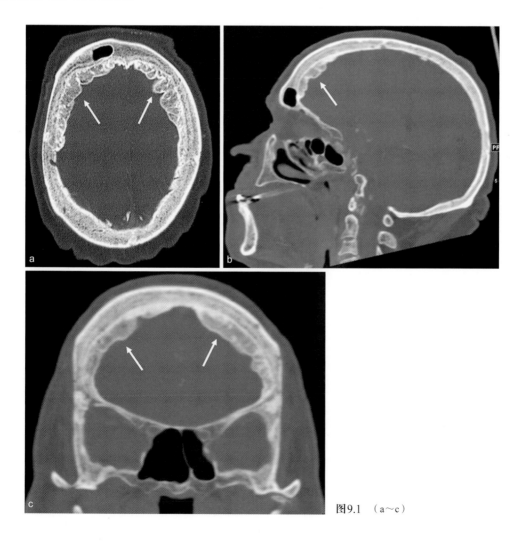

图9.1 （a～c）

9.2 鉴别诊断

- 额骨内板增生症
  - 额骨内板的对称性增厚，无强化。多见于中年女性。
- 肢端肥大症
  - 弥漫性颅骨增厚，并伴有鼻窦和蝶鞍扩大、前额隆起及下颌骨突出。
  - 也可见其他骨骼表现包括脊柱和关节。
- 纤维结构不良
  - 累及骨骼的非肿瘤性疾病，常发生于儿童和年轻人。
  - 正常骨被纤维间质和未成熟的编织骨取代。颅骨为多骨累及形式。
  - 特征性表现为颅骨局灶性或弥漫性磨砂玻璃样增厚。
  - 筛骨是颅底最常见的受累部位。
  - 内板受累更常见。
- Paget 病
  - 慢性骨骼疾病，其特征是过度骨重塑，以增粗骨小梁模式取代正常骨结构。
  - 常累及的部位包括颅骨、脊柱、骨盆和长骨。
  - 在 40 岁以上人群中更为常见，男性稍多。
  - 颅骨受累的特点是内板和外板弥漫性增厚，而纤维结构不良主要影响内板。
  - 脑部其他表现为板障间隙增宽、溶骨性和硬化性混合病变（棉毛样表现）或界限明显的巨大溶骨性病变（骨质疏松）。
  - 活动性疾病中可见病灶的强化。
- 脑膜瘤
  - 一种起源于脑膜蛛网膜帽细胞的轴外肿瘤。
  - 典型表现为基底位于硬脑膜的均匀强化病变，具有特征性的脑膜尾征。
  - 通常与覆盖颅骨的骨质增生有关，这已被证实是由于血管丰富或肿瘤细胞直接浸润所致。
- 骨硬化性转移
  - 可发生于各种原发性恶性肿瘤，包括前列腺癌、乳腺癌、尿路上皮来源的移行细胞癌、髓母细胞瘤、神经母细胞瘤和淋巴瘤等。
  - 与正常颅骨相比，其特征为单个或多个局灶区域的密度增加。
  - 往往有强化。

9.3 诊断要点

- 内板对称性增厚，可延伸累及顶骨[1]。
- 增厚可呈局灶性、扁平或结节状表现。
- 没有强化。

9.4 额骨内板增生症的重要信息

- 其特征是额骨内板增厚[2]。
- 以女性为主，尤其是绝经后的女性。
- 主要被视为偶然发现，与任何症状无关。
- 其确切原因尚不清楚。与多种疾病有关，即癫痫、头痛、肥胖和性功能障碍。被视为遗传性的。

- 也可能与癫痫发作（或抗癫痫药物）、头痛、肥胖、毛发过度生长和性功能障碍有关。

9.5 相关病例

病史与体格检查

60 岁女性，表现为感音神经性听力损失及头痛。除了双侧感音神经性听力损失，神经系统检查正常。

影像学表现与印象

横断位脑部 CT（▶ 图 9.2a、b）显示多发溶解性和硬化性病变，弥漫性累及颅骨，板障间隙增宽，累及颅骨内外板。诊断：Paget 病。

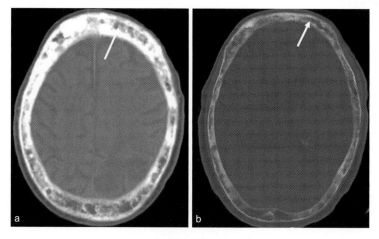

图9.2 （a、b）

· 参考文献 ·

[1] Akashi T. MRI findings of hyperostosis frontalis interna: a case of Morgagni syndrome. No To Shinkei. 1996; 48(7): 667-670

[2] She R, Szakacs J. Hyperostosis frontalis interna: case report and review of literature. Ann Clin Lab Sci. 2004; 34(2): 206-208

10 血管周围间隙扩大

Susana Calle, Pejman Rabiei, Shekhar D. Khanpara, and Roy F. Riascos

10.1　病例介绍

病史与体格检查

40 岁男性，既往无重要病史，主诉轻度头部外伤后头痛。患者清醒有应答，脑神经 Ⅱ ～ Ⅻ 大体完整。

影像学表现与印象

脑部 MR 平扫图像包括横断位 T2WI（▶ 图 10.1a 中白色箭）、T1WI（▶ 图 10.1b 中白色箭）和 FLAIR（▶ 图 10.1c 中黑色箭）均显示左侧丘脑 3 mm × 6 mm 大小充满液体的囊状小病变。在所有序列随脑脊液（CSF）信号强度变化。横断位 DWI（图 ▶ 10.1d）和表观扩散系数（ADC）图（▶ 图 10.1e）上信号不受限。横断位增强 T1WI 显示充满液体的病变无强化（▶ 图 10.1f），符合扩大的血管周围间隙（prominent perivascular space, PVS）。

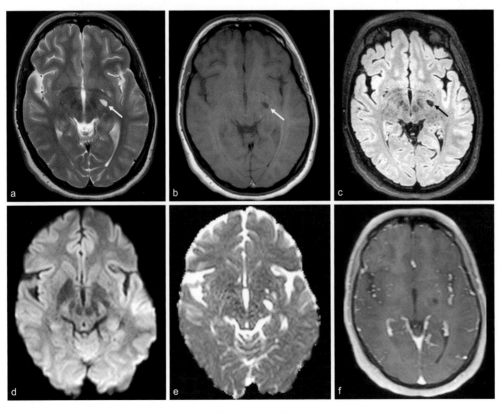

图10.1　（a～f）

10.2 鉴别诊断

- PVS 扩大
  - 代表扩大的 PVS，在所有 MRI 序列上均随脑脊液信号强度变化。
- 神经囊虫病
  - 在初始囊泡期可能类似 PVS。对 PVS 而言，不是典型的流行区及脑内的其他病变有助于诊断。其他钙化病变，代表结节钙化期的神经囊尾蚴病，有助于作出此诊断。
  - 囊肿内可见"点征"，代表寄生虫头节。
- 隐球菌病
  - 沿 PVS 扩散，且因黏液样、凝胶状物质而膨胀。
  - 当为多发病变时，应与 PVS 扩大进行鉴别。
  - 如果患者免疫功能低下，在鉴别诊断时应高度考虑隐球菌。
  - 隐球菌瘤在 T1WI 上表现为低信号，在 T2WI 和 FLAIR 上表现为高信号，在增强图像上表现为不同程度的强化。
- 蛛网膜囊肿
  - 内含 CSF 的囊肿，最常见于颅中窝、鞍旁区和脑凸面的蛛网膜下腔。
  - 在所有序列随脑脊液信号强度变化。
- 腔隙性脑梗死
  - 病灶边缘显示 FLAIR 信号的异常增高，常见于基底节区上 2/3。
  - 急性腔隙性脑梗死弥散受限。
- 囊性肿瘤
  - 具有实质成分，可有强化，通常显示周围水肿。
  - 应评估 DWI 图像和 FLAIR 序列，以更好地鉴别囊性肿瘤和 PVS 扩大。
- 胚胎发育不良性神经上皮肿瘤（dysembryoplastic neuroepithelial tumor, DNET）及多结节和空泡状神经元肿瘤（multinodular and vacuolating neuronal tumor, MVNT）
  - 这是两种表现相似的囊泡状病变，最常发生于颞叶。
  - DNET 为皮质病变，MVNT 位于皮质下。
  - MVNT 是 WHO 2016 分类中最近引入的实体。
  - 囊性成分在 FLAIR 序列上并不完全抑制且通常有高信号的边缘。
  - 没有强化是最常见的。
- 非肿瘤性神经上皮囊肿
  - 球形至椭圆形，大小可达数厘米。
  - 可能涉及与之不相通的侧脑室或第四脑室。
  - MRI 上呈 CSF 样信号，增强图像上没有强化[1]。

10.3 诊断要点

- 在所有序列均随脑脊液信号变化，FLAIR 完全抑制。
- 周围脑实质通常是正常的，典型部位描述为：沿豆纹动脉位于基底节内，沿大脑凸面与穿髓动脉有关，以及围绕中脑与丘动脉和副丘动脉有关。
- DWI 上不受限。
- 无强化。

10.4 难点

- 对于多发性 PVS 扩大的患者，临床医生必须排除潜在的疾病，如黏多糖病（Hunter 综合征、Hurler 综合征、Sanfilippo 综合征），此类疾病可能导致未降解的黏多糖积聚在扩大的 PVS 中 [2]。
- 肿胀型 PVS 可与肿瘤类似，可能因为周围白质的反应性胶质增生而在 FLAIR 上出现周围异常信号。随访影像中无强化、无变化有助于排除肿瘤。

10.5 关于血管周围间隙扩大的重要信息

- PVS 也被称为 V–R 间隙。
- PVS 是内衬有膜的间隙，随穿支动脉和小动脉进入脑实质。
- 不直接与蛛网膜下腔相通 [3]。
- 充满组织液（interstitial fluid, ISF），且为 ISF 与脑代谢物离开大脑的途径。
- 在某些情况下会变大，被称为肿胀型 PVS。
- 最常见于基底节。

10.6 相关病例

影像学表现与印象

脑部 MRI 示左侧颞叶内侧囊性泡状病变（白色箭）。T2 为高信号，T1 为低信号，FLAIR 显示囊肿内容物不完全抑制（▶ 图 10.2a～d）。FLAIR 上病灶周围还可见高信号边缘（▶ 图

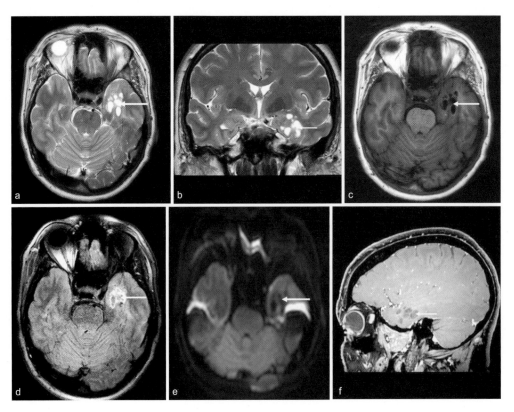

图10.2 （a～f）

10.2d)。病灶在 DWI 上不受限（ ▶ 图 10.2e ），增强后无强化（ ▶ 图 10.2f ）。

诊断：胚胎发育不良性神经上皮肿瘤。

参考文献

[1] Kwee RM, Kwee TC. Virchow-Robin spaces at MR imaging. Radiographics. 2007; 27(4): 1071−1086

[2] Reichert R, Campos LG, Vairo F, et al. Neuroimaging findings in patients with mucopolysaccharidosis: what you really need to know. Radiographics. 2016; 36(5): 1448−1462

[3] Osborn AG. Osborn's Brain, Imaging, Pathology, and Anatomy. 2nd ed. Amsterdam: Elsevier; 2017

11 单纯性松果体囊肿

Susana Calle, Pejman Rabiei, Shekhar D. Khanpara, and Roy F. Riascos

11.1 病例介绍

病史与体格检查

32 岁女性，脑部外伤，急诊就诊。患者清醒有应答。脑神经 Ⅱ ～ Ⅻ 大体完整，无局灶性神经缺损。

影像学检查

脑部横断位 CT 平扫显示松果体区一界限清楚、圆形的囊性病变（白色箭），直径 5 mm×6 mm，伴前壁局灶性钙化（▶ 图 11.1）。

脑部 MRI 平扫及增强扫描显示松果体区有一界限清楚的圆形囊性病变。横断位 T2WI 显示病灶呈高信号（▶ 图 11.2a），T1WI 上呈低信号（▶ 图 11.2b），横断位 FLAIR 图像上不完全抑制（▶ 图 11.2c）。DWI 未显示弥散受限（▶ 图 11.2d）。横断位增强 T1WI（▶ 图 11.2e）显示囊肿壁很小的线样强化，无明确的实质成分。重要的是，没有脑室扩大的证据提示有梗阻。

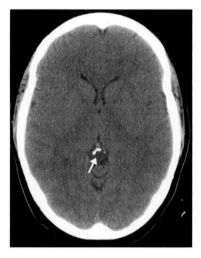

图11.1

11.2 鉴别诊断

- 单纯性松果体囊肿
  - 这是一种累及松果体的良性囊肿，通常直径＜ 1 cm，没有结节、实质成分的强化。通常在所有 MRI 序列上随脑脊液（CSF）信号强度变化，但在 T2W FLAIR 序列上可能不完全抑制。常有累及囊肿壁的同心钙化。
  - 不会导致脑脊液流动的阻塞，也不会导致顶盖板受压可能引起上视麻痹的症状。
- 松果体细胞瘤
  - 松果体细胞瘤是一种常见于女性的良性松果体实质肿瘤。
  - 肿瘤呈圆形或椭圆形，边界清楚，直径＜ 3 cm。
  - CT：起源于松果体的低至中等密度病变，周围有钙化。
  - MRI：T1WI 上低至等信号，T2WI 上与脑实质等信号[1]。
  - 较大的肿瘤内可显示有囊性变。
  - 增强 MRI 上实性成分明显强化。
- 松果体母细胞瘤[2]
  - 松果体母细胞瘤是一种恶性松果体实质肿瘤，通常见于儿童，女性稍多。

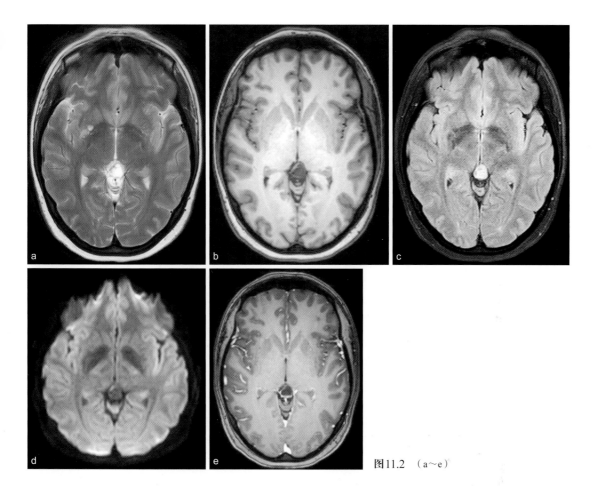

图11.2 （a～e）

- 为界限不清的不均质肿瘤，通常 > 3 cm，具有侵袭性生长方式。
- CT：巨大不均匀、边缘不规则的肿瘤，因细胞丰富而与正常脑实质相比为高密度。肿瘤内通常可见钙化弥漫分布于周边。
- MRI：在 T1WI 和 T2WI 上呈等信号，增强后呈明显不均匀强化。由于该肿瘤细胞密度高，在 ADC 上呈黑色。
- 由于 40%～50% 的肿瘤会发生软脑膜播散，建议对整个神经轴进行影像学检查。
- 生殖细胞瘤
  - 生殖细胞瘤是最常见的颅内生殖细胞肿瘤，常见于儿童和青年，男性发病率更高。
  - CT：高密度，源于细胞密度高。倾向于吞噬位于肿块中央的松果体钙化。
  - MRI：T2WI 上呈等至高信号，T1WI 上呈等信号，使用对比剂增强后显示均匀强化。
  - 可有囊性成分，且在 ADC 上显示更黑。与血液中胎盘碱性磷酸酶和人绒毛膜促性腺激素（β-HCG）水平升高有关。
- 蛛网膜囊肿
  - 蛛网膜囊肿是良性的囊性病变，充满脑脊液，囊壁难以发现，可能来自脑膜的蛛网膜细胞。
  - 是轴外病变，通常发生于蛛网膜下腔。
  - 最常见于前颞极区，但也可见于松果体区。

- CT：边界清楚的囊性病变，囊壁难以发现。
- MRI：囊肿在所有序列上均随脑脊液信号强度变化。
- 表皮样囊肿
  - 表皮样囊肿是良性的囊性病变，起源于神经管闭合时外胚层成分的包入。
  - 是轴外病变，最常发生于桥小脑池。
  - 为无强化、边界清楚、分叶状生长缓慢的肿瘤。
  - CT：表皮样囊肿密度约为 0 Hu，与脑脊液相同。10%～20% 的病例可见钙化。
  - MRI：T2WI、T1WI 与 CSF 等信号，FLAIR 上不完全抑制（浑浊信号）。
    ○ DWI 为高信号而相应 ADC 图为低信号，源于角蛋白。

11.3　诊断要点

- 边界清楚的囊性病变。
- 通常直径＜ 1 cm。
- 在 T2WI 和 T1WI 上与脑脊液呈等信号，而在 FLAIR 图像上则完全或不完全抑制，取决于液体的成分。
- DWI 上不受限制。
- 梯度回波（gradient recalled echo, GRE）图像上可显示沿囊肿壁周边的磁敏感伪影。
- 在增强图像上，可见沿囊壁的菲薄边缘强化。
- 结节样强化应考虑其他诊断的可能，如松果体瘤。
- 仅在影像学上可能无法区分松果体囊肿和囊性松果体细胞瘤。尤其对于更大、更复杂的囊性病变，可能需要神经外科的临床相关性及影像学的随访。

11.4　关于单纯性松果体囊肿的重要信息

- 此为累及松果体的良性囊肿，见于所有年龄组。在年轻人中更常见，在儿科和老年人群中较少发生，提示有"生命周期"。
- 表现为松果体内的单房囊肿，囊壁很薄。
- 应注意因中脑导水管压迫引起的侧脑室和第三脑室扩大，并将结果告知转诊医生，因为这是急诊神经外科评估的指征。
- 囊肿内有类似脑脊液的液体或稍高密度。
- 可见于约 5% 的 MRI 扫描和 20%～40% 的尸检中[4]。
- 大多数＜ 1 cm，无症状。
- 数年内，其体积可能会逐渐增大或减小。
- 伴有内出血的迅速增大，少有报道。

11.5　相关病例

病史与体格检查

5 岁男童，头痛、恶心、行走困难。神经学检查的主要表现为视神经乳头水肿和上视麻痹。

影像学表现与印象

横断位和矢状位（▶ 图 11.3a、b）脑部 CT 平扫显示一 3 cm × 2 cm 的高密度肿块，累及松果体，中央有点状钙化。肿块压迫导水管导致梗阻性脑积水。T2WI、FLAIR 和 GRE 横断位 MR

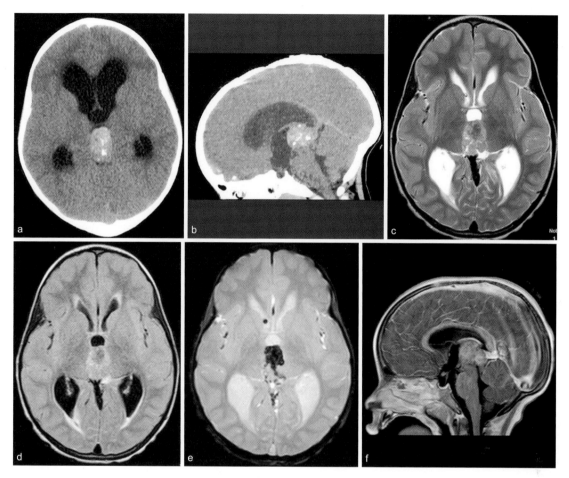

图11.3 （a～f）

图像（▶图 11.3c～e）显示 T2WI 和 FLAIR 高信号肿块，累及松果体区，中央低信号符合代表钙化的磁敏感性升高。矢状位增强 T1WI（▶图 11.3f）显示不均匀强化。诊断：松果体生殖细胞瘤。

◆ 参考文献 ◆

[1] Fakhran S, Escott EJ. Pineocytoma mimicking a pineal cyst on imaging: true diagnostic dilemma or a case of incomplete imaging? AJNR Am J Neuroradiol. 2008; 29(1): 159-163

[2] Fang AS, Meyers SP. Magnetic resonance imaging of pineal region tumours. Insights Imaging. 2013; 4(3): 369-382

[3] Karthik DK, Khardenavis V, Kulkarni S, et al. "Pineal gland apoplexy mimicking as migraine-like headache". Case Reports 2018; 2018: bcr-2018-225187

[4] Pu Y, Mahankali S, Hou J, et al. High prevalence of pineal cysts in healthy adults demonstrated by high-resolution, noncontrast brain MR imaging. AJNR Am J Neuroradiol. 2007; 28(9): 1706-1709

第二篇
颅内偶然发现

12 弥漫性白质高信号

Carlos A. Pérez and John A. Lincoln

12.1 引言

脑部 MRI 上弥漫性白质高信号是一种常见表现，有众多的鉴别诊断。本章描述一个病例，其基于 MRI 白质病变表现被高度怀疑是中枢神经系统脱髓鞘的诊断。放射学孤立综合征（radiologically isolated syndrome, RIS）诊断所需的影像学表现、临床评估和实验室检查均予以描述。此外，通过继发于小血管缺血性疾病的弥漫性白质信号异常相关病例阐述这些疾病在影像学表现和临床表现上的关键差异，讨论弥漫性白质高信号的鉴别诊断和影像学上的"危险信号"，这应提示除中枢神经系统脱髓鞘之外的诊断。

12.2 病例介绍

病史

26 岁女性，因晕厥及虚脱来院就诊。进行了脑部 MR 检查。

▶ 图 12.1 所示的横断位 T2WI（a）和 FLAIR（b）图像。

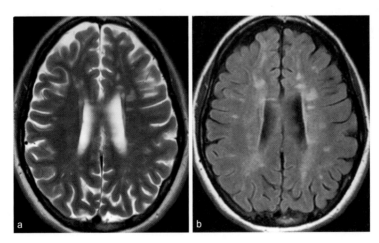

图12.1 （a、b）

12.3 影像学分析

影像学表现与印象

▶ 图 12.2a、b 显示 MRI 的 T2WI 和 FLAIR（箭）显示大而散在的椭圆形高信号病变。这些病变大多直径＞ 6 mm，位于脑室附近，累及深部白质。许多病变的方向垂直于侧脑室（▶ 图 12.2b、d 箭所示）。▶ 图 12.2c 显示幕下病变，在 T2WI 上亦呈高信号（箭表示最大的幕下病变）。

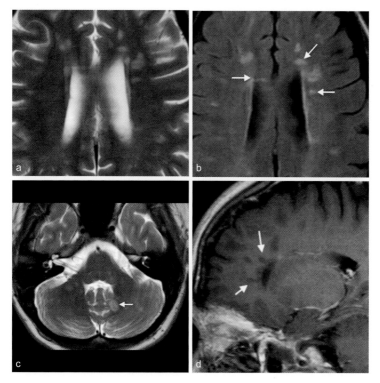

图12.2 （a～d）

▶ 图 12.2d 显示病变在 T1WI 上呈低信号，表现为"Dawson 手指征"（白色箭）。

多灶性脑室周围和颅后窝的白质病变具有脱髓鞘疾病的典型表现（第 12.5 节，"白质病变的鉴别诊断"）。

进一步影像学检查推荐

• 如果最早的脑部 MRI 未使用钆对比剂，则应进行脑部 MRI 增强检查。理想情况下，应在 1.5T 或 3T 获得高质量的 MRI。

• 考虑到脑部 MR 检查结果可疑，推荐进行颈椎 MRI 平扫或增强检查。虽然绝大多数颈髓病变在临床上并非"无症状"，但如果存在，将影响治疗决策，并为多发性硬化症患者提供额外的预后信息。

12.4 临床评估

神经病学病史与体格检查

26 岁女性，右利手，白种人，有 1 型糖尿病史，抑郁和焦虑，她在与家庭成员争论时可能出现"晕厥"发作，之后被送往医院。除了那一次昏厥以外，她否认以前有任何症状。

对患者进行了完整的神经学检查。患者是清醒的，有反应和应答，语言流利，恰当地回答了所有问题。通过斯内伦视力表测验双侧视敏度为 20/20，周边视野完好。脸部双侧对称，面部表情完好无损。面部对轻触、针刺和温度的感觉完好。伸舌居中，双侧上颚抬高一致。上肢和下肢近端与远端的运动检查均正常。四肢轻触、针刺、温度、体位和振动的感觉均完好无损。四肢深腱反射正常，未引出病理反射。步态和站姿正常，有全臂摆动。双侧指-鼻和跟-胫试验也正常。

建议进一步的检查

- 高质量的脑部 MRI 检查，最好是 1.5T 或 3T［见多发性硬化磁共振成像（MAGNIMS）协议］。
- 颈椎 MRI 平扫或增强。
- 外周血 / 血清检查：全血细胞计数（complete blood cell count, CBC）、血沉（erythrocyte sedimentation rate, ESR）、抗核抗体（antinuclear antibody, ANA）、类风湿因子、维生素 B_{12}、同型半胱氨酸、甲基丙二酸、抗磷脂抗体、甲状腺功能测试、血管紧张素转化酶（ACE）、抗心磷脂抗体筛查和莱姆病抗体滴度[1]。
- 应进行常规脑脊液（CSF）分析以排除其他诊断，特别是感染[2]。
- 也可进行视觉诱发电位（VEP）测试以寻找亚临床脱髓鞘的迹象[3]。

2015 MAGNIMS 标准化脑和脊柱MRI[3, 4]

- 脑
  - 必需：
    - 横断位：PD 和（或）T2 FLAIR/T2WI。
    - 矢状位：2D 或 3D T2 FLAIR。
    - 2D 或 3D 增强 T1WI。
  - 可选：
    - 平扫 2D 或高分辨率各向同性 3D T1WI。
    - 2D 和（或）3D 双反转恢复序列。
    - 横断位 DWI。
- 脊髓
  - 必需：
    - 常规双回波（PD 和 T2W）和（或）快速自旋回波（FSE）序列。
    - 短时反转恢复序列（STIR；作为 PDWI 的替代）。
    - 增强 T1WI 自旋回波序列（如果病灶在 T2WI 上呈高信号）。
  - 可选：
    - 相位敏感反转恢复序列（作为颈段 STIR 的替代）。

进一步检查的结果

脑脊液（CSF）检验结果显示免疫球蛋白指数为 1.0（正常＜ 0.7），血清中未见 3 条寡克隆带（OCB）。其他血清检测结果均无异常。该患者的进一步检查还包括 VEP 和光学相干断层扫描（OCT），两者都是正常的。

颈椎 MR 未显示任何其他病变。脑部或颈随内均未见强化病灶。

临床印象

放射学孤立综合征（RIS）。

该病例的治疗决策

VEP 可根据具体情况进行，因为当其阳性时，可额外增加进展为有症状 MS 的风险因素。本病例中，如果其为阳性，可以提供曾患视神经炎的信息。

目前对于出现 RIS 的患者是否常规使用疾病缓解疗法（disease modifying therapies, DMT）尚无共识，即使对有颈髓和（或）胸髓异常的患者。一项确定早期干预对 RIS 患者有效性的随机临床试验目前正在进行中。

在这种情况下，我们决定进行积极的监测，每 6～12 个月的定期临床和放射学随访。

12.5 白质病变的鉴别诊断
- 炎症性
  - 多发性硬化（multiple sclerosis, MS），放射学孤立综合征（RIS），血管炎［系统性红斑狼疮（SLE）、干燥综合征、Behçet 综合征、原发性中枢神经系统血管炎］，神经结节病。
- 缺氧 / 缺血性
  - 动脉粥样硬化，卒中，高血压，偏头痛，淀粉样血管病，血管病变［伴皮质下梗死和白质脑病的常染色体显性遗传性脑动脉病（CADASIL）、Susac 综合征］。
- 感染性
  - HIV、梅毒、莱姆病、结核病、进行性多灶性脑白质病（progressive multifocal leukoencephalopathy, PML）。
- 中毒 / 代谢性。
- 创伤性
  - 创伤后，放疗。
- 代谢性
  - 脑白质营养不良。
- 肿瘤性
  - 转移性或原发性疾病。
- 正常的
  - 年龄相关或 V-R 间隙。

12.6 诊断要点
影像学表现提示脱髓鞘进程[1]。
- 病变大小：通常 > 5 mm。
- 不对称的。
- 位置：皮质 / 近皮质、脑室周围（Dawson 手指征）、幕下、脊髓、胼胝体。
- 钆剂有强化病变（较大病变有不完整的边缘强化）。
- 最典型的是所有病变在发病时不会同时强化。
- 中央静脉征[1]。
- 复查影像上的新病灶通常与可能消退的旧病灶相同。
- 除非病情非常严重，否则不会融合。

12.7 临床和影像诊断难点
临床和影像学"危险信号"表现为非典型的 MS（RIS），应考虑其他诊断（▶ 表 12.1）。

12.8 相关病例
12.8.1 相关病例1
病史
45 岁女性，出现无痛性视力模糊发作，持续数天，不伴头痛。

表 12.1　白质病变鉴别诊断中临床和影像的危险信号

临床或影像学发现	可能的诊断
• 骨骼病变	• 结节病；组织细胞增生症
• 肺受累	• 结节病；淋巴肉芽肿
• 多组脑神经受累	• 结节病
• 脑静脉窦血栓形成	• 血管炎；抗磷脂抗体综合征
• 心脏疾病	• 栓塞性梗死
• 肌病	• MELAS；干燥综合征
• 肾受累	• SLE；血管炎；Fabry 病
• 大出血	• 淀粉样血管病；CADASIL；血管炎
• 脑膜强化	• 结节病；淋巴瘤；结核病；CNS 血管炎
• 视网膜病变	• Susac 综合征
• 脑 CT 钙化	• 囊虫病；弓形体病；线粒体疾病
• 尿崩症	• 结节病；组织细胞增生症
• 前颞叶受累	• CADASIL
• 腔隙性梗死	• CADASIL；Susac 综合征；高血压小血管病变
• 持续性病灶强化	• 淋巴瘤；胶质瘤；血管炎；结节病
• 黏膜溃疡	• 白塞病
• 所有病变同时强化	• 血管炎；淋巴瘤；结节病
• T1WI 基底节高信号	• Fabry 病；肝脏疾病；锰中毒
• 皮质 / 皮质下病变为主	• 栓塞；血管炎；PML
• 对称性、融合性白质病变	• 仅见于进展期 MS；毒素接触；缺氧后白质脑病；HIV 相关白质疾病，以及脑白质营养不良（肾上腺脑白质营养不良、异染性脑白质营养不良和 Krbbe 病是成人非典型 MS 样表现中最常见的）

缩写　CNS：中枢神经系统；DI：尿崩症；MELAS：线粒体肌病、脑病、乳酸酸中毒和卒中样发作；HIV：人类免疫缺陷病毒；MS：多发性硬化；PML：进行性多灶性白质脑病；SLE：全身性红斑狼疮；TB：结核病；T1WI：T1 加权成像。
来源：Adapted from Miller DH, Weinshenker BG, Filippi M et al.Differential diagnosis of suspected multiple sclerosis: a consensus approach. MultScler 2008; 14(9): 1157−1174.

影像学表现与印象

此病例可见 FLAIR（▶ 图 12.3a）和 FSE T2WI（▶ 图 12.3b）呈高信号的多灶圆形斑点状白质病变，未累及胼胝体或胼−隔界面。病灶非椭圆形的，也不是与侧脑室垂直的，因此既不是典型的 MS 也不是 Susac 综合征。这些非特异性病变多见于偏头痛患者，或为继发于小血管缺血

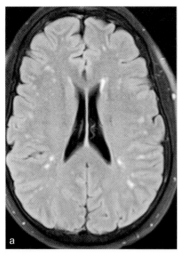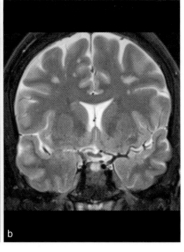

图12.3 相关病例1。横断位 FLAIR（a）
和冠状位 T2WI（b）。

性疾病的血管性病变。鉴别诊断很多，如在本章介绍的主要病例。见第12.5节"白质病变的鉴别诊断"。在推荐任何进一步的影像学检查之前，需要临床的相关性。

神经科病史与体格检查

45岁女性，右利手，白种人，有未控制的高血压病病史，妊娠期偏头痛，纤维肌痛伴发作性无痛性双侧视力模糊，无色饱和度降低。发作通常持续数天，与头痛无关。

患者经眼科医生检查发现双侧视力为20/20，周围视野完整，视觉诱发电位（VEP）正常，光学相干断层扫描视网膜神经纤维层厚度正常。作为检查的一部分，脑部 MRI 显示如 ▶ 图12.3 所示的多灶性 T2 高信号。

对患者进行了完整的神经学检查，患者是清醒的，有反应和应答，恰当地回答了所有问题。脸部双侧对称，面部表情完好无损。面部对轻触、针刺和温度的感觉完好。伸舌居中，双侧上颚抬高一致。上肢和下肢近端与远端的运动检查均正常。四肢轻触、针刺、温度、体位和振动的感觉均完好无损。四肢深腱反射正常，未引出病理反射。步态和站姿正常，有全臂摆动。双侧指-鼻和跟-胫试验也正常。

推荐的进一步检查

脑部 MRI 显示非特异性 T2 高信号，可见于慢性偏头痛和既往未控制高血压的情况下。此外，有围产期偏头痛和卒中发病率增加的报道。考虑到异常的脑部 MRI，进行了颈椎 MRI 平扫与增强以及血清和脑脊液研究。最后，根据模式对患者进行了中、小血管炎的评估。

结果

脑脊液免疫球蛋白指数为0.5（正常＜0.7），无寡克隆带（OCB）。血沉正常，大血管炎（干燥综合征、抗中性粒细胞胞浆抗体、抗磷脂抗体）的血清检查均阴性。

相关病例1的临床印象及处理

脑部 MRI 异常，病因不明。患者没有临床或放射学表现提示中枢神经系统脱髓鞘，脑脊液和血清检查也不支持血管炎的诊断。

临床处理包括严格控制高血压及常规的临床和影像学随访。

12.8.2 相关病例2

病史

40岁男性，非洲裔，高血压病控制不良，头痛。

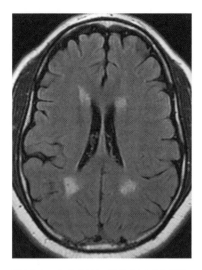

图12.4 相关病例2。横断位 FLAIR 图像。

相关病例 2 的影像分析、临床相关性及处理

脑部横断位 FLAIR 图像显示脑室周围白质有明显高信号的融合区（▶ 图 12.4）。胼胝体没有受累且病变是融合的，没有垂直于脑室的散在椭圆形病变。

这种白质改变与患者高血压控制不良的病史相一致，而不是脱髓鞘疾病。除了建议患者增加初级保健医生的随访以提高对血压药物治疗更好的依从性以外，不建议进一步的检查。

12.8.3 相关病例3

病史

70 岁男性，慢性高血压伴头痛。

相关病例 3 的影像分析、临床相关性和处理

脑部 FLAIR 图像（▶ 图 12.5a）显示广泛的白质信号异常，在脑室周围和深部白质形成融合。正如预期的那样，这名 70 岁的慢性高血压病男性患者脑室和脑沟扩大。GRE T2WI（▶ 图 12.5b）显示左侧丘脑斑点状极低信号区，T1WI 和 FSE T2WI 均未发现。这些被认为是代表因慢性高血压、小血管缺血性疾病导致的微出血区。

这些微出血区域的分布与慢性高血压病脑病脑叶出血的典型部位相同，即基底节、脑桥和小脑。类似的点状信号丢失区域像"火花"一样在 SWI 或 GRE 图像上显示最佳，也可见于淀粉样血管病中，但更多见于外周灰-白色交界区，也是淀粉样相关脑叶出血发生的部位。多发家族性海绵状血管瘤可表现相似，但在年轻患者中更加的随机分布且大小不一致。出血性转移性疾病往往体积更大，伴有水肿，而且更多见于周围带。脑囊虫病引起的病变在 MR 上可能表现相似，但更常见于外周带且在 CT 扫描上有钙化。

如果既往有长期脱髓鞘疾病的病史，可能以这种方式出现。然而，由于该患者高龄、男性和潜在的高血压病，这种表现更有可能是小血管缺血性疾病、脑白质疏松症。建议患者到初级保健医生处进行随访，希望能更好地控制血压。

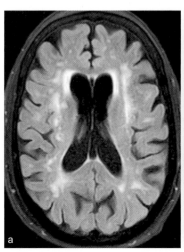
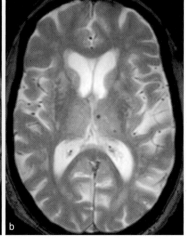

图12.5 相关病例 3。横断位 FLAIR （a）和 GRE T2WI （b）。

12.9 临床与影像诊断学要点 :"MS 样病变" 与缺氧缺血性病变 (如小血管缺血性疾病)

- 脑室周围白质高信号（WMH）通常是非特异性的，有众多的鉴别诊断。重要的是要考虑到患者的年龄和任何相关疾病如高血压和糖尿病的临床相关性。
- 累及白质的小血管缺血性疾病远比 MS 所致脱髓鞘病变更常见。
- 基底节区腔隙灶、微出血和皮质梗死的存在增加了 WMH 是继发于小血管缺血性疾病的可能性。
- MS 的典型表现是累及胼胝体和近皮质（U 纤维）白质，在小血管缺血性疾病中较少出现。
- 脑室周围、椭圆形是 MS 的典型表现，小血管缺血性疾病中未见典型的 Dawson 手指征。
- 多发性硬化颅后窝病变主要累及脑桥表面、第四脑室底部及三叉神经，而非脑桥中央区域弥漫累及，此为典型的小血管缺血表现。
- 慢性缺血性脑室周围白质改变通常无强化，而急性脱髓鞘 MS 斑块常见强化。
- 与偏头痛相关的典型病变呈点状和圆形，位于脑室周围和深部白质，不累及胼胝体且无强化。

12.10 白质疏松症的重要信息（"与年龄相关的"白质变化和小血管缺血性疾病）

- Fazekas 量表是量化 WMH 最常用的指标 [5]
  - 0 = 无白质异常信号。
  - 1 = 点状灶。
  - 2 = 病变逐渐融合。
  - 3 = 大的融合异常信号区。
- 脑室周围-室管膜 "帽"，轻度萎缩，偶发 WMH（Fazekas 1 和 Fazekas 2）是 "年龄相关" 的正常表现，80 岁以上患者中有超过 90% 的人发病。
- 当发现广泛的小血管缺血性改变时，高血压是最常见的危险因素。
- 广泛小血管疾病相关 WMH 是一个重要的预后指标。LADIS 研究发现，严重 WMH（Fazekas 3）能独立预测老年人的残疾，有超过两倍的风险从自主状态过渡到依赖状态或在 3 年内死亡 [6]。

12.11 神经学家关于放射学孤立综合征的临床问题与回答

（1）放射学孤立综合征的定义是什么？

放射学孤立综合征（RIS）是指偶然发现的放射学表现高度提示多发性硬化，但没有中枢神经系统脱髓鞘的临床体征和症状 [1]。Okuda 等人在 2009 年首次提出了该疾病分类的诊断标准（ ▶ 表 12.2）[7]。这些标准意味着除了符合空间播散（DIS）标准的中枢神经系统病变存在之外，还需要排除其他诊断 [1]。

（2）MRI 在 RIS 诊断中的作用是什么？

MRI 多发性硬化（MAGNIMS）合作研究网络在 2016 年出版了升级版 MS 成像诊断标准的新建议，以改善之前 2010 年关于 MS 的 McDonald 标准 [8]。这些建议部分纳入修订后的 2017 年 McDonald 标准（ ▶ 表 12.3）[9]，该标准被应用于 RIS 患者时间播散（DIT）和 DIS 的确立 [8]。

虽然与 1.5T 扫描仪相比，使用 3.0T MRI 扫描仪不太可能带来早期诊断，使用高场扫描仪可有助于增强 MS 病变的鉴别诊断 [3]。典型的 MS 病灶通常直径＞ 3 mm，椭圆形，边界清楚，病灶内信号均匀，病灶通常位于大脑的近皮质、脑室周围、幕下区或脊髓 [10]。此外，使用 SWI 有助于区分 MS 病变和其他相关疾病，SWI 有能力检测小静脉（"中央静脉征"），而此征象通常见

表 12.2　放射学孤立综合征的建议诊断标准

A. 偶然发现的 CNS 白质异常符合以下 MRI 标准

（1）发现椭圆形、边界清楚、均匀的病灶，有或无胼胝体受累
（2）T2 高信号范围 ≥ 3 mm，并满足巴克霍夫（Barkhof）空间传播标准（至少 3/4）
（3）不符合明确的血管性病变模式
（4）无法用其他疾病过程解释的结构性神经影像异常

B. 没有与神经功能障碍一致的临床症状缓解的历史记录

C. MRI 异常不能解释社会、职业或广义功能领域的明显临床损害

D. MRI 异常不是由于物质的直接生理效应（消遣性吸毒，有毒暴露）或医疗状况所引起的

E. 排除 MRI 表型提示有白质疏松症或广泛白质改变而胼胝体没有明显累及者

F. MRI 异常不能用其他疾病过程来更好进行解释

来源：Okuda et al[2].

表 12.3　2017 年 McDonald 时空传播示范标准

空间播散：

• ≥ 1 个 T2 高信号病灶分布于两个或多个 CNS 区域：脑室周围、皮质或近皮质、幕下、脊髓

时间播散：

• 随访 MRI 上同时出现强化和无强化病灶，或出现新的 T2 高信号或强化病灶，而不考虑基线 MRI 的时间

来源：Thompson et al[9].

于 MS 相关白质病变[1]。高达 97% 的 MS 患者存在皮质病变，但在常规 MRI 上不易被发现[11]。双反转恢复（DIR）通过使用两个连续的 180° 反转脉冲消除脑脊液和白质信号来更好地检测皮质病变[12]。虽然已在多达 40% 的 RIS 患者中发现皮质病变[13]，但这些病变的发生可否用作 MS 可能的临床评估指标迄今尚无法确定，有必要进行进一步的研究以确定其在 RIS 患者中的临床效用。

（3）RIS 在一般人群中的患病率是多少？

瑞典一项基于人群的大型研究报告称，RIS 的发病率为每年 0.8 例 /10 万，而 MS 的发病率为 10.2 例 /10 万[14]。这些结果表明，即使在高发病率地区，RIS 也相对不常见。然而，与非亲属（2.4%～3.7%）相比，MS 患者健康亲属中 RIS 的患病率似乎更高（2.9%～10.3%）[15]。

（4）RIS 多久会发展到 MS？

大约 1/3 的 RIS 患者将被诊断为 MS，其余 2/3 将在 5 年内出现新的病变[16]。Barkhof 标准（▶ 表 12.4）[17] 是 Okuda 标准的基础，被设计用于预测临床孤立综合征（CIS）向 MS 的转换。这可能在头痛病例中特别重要，是迄今为止最重要的理由，即为何要在绝大多数 RIS 患者中进行脑部 MRI 扫描并确定多灶性白质病变位于何处[1]。

（5）RIS 临床转化为 CIS 或 MS 最重要的预测因素是什么？

根据 RIS 联盟（RISC）最近进行的一项大型、多中心、回顾性研究，年龄（＜ 37 岁）、性别（男性）和脊髓脱髓鞘病变的存在是首发临床事件的重要预测因素[2]。具体来说，超过 37 岁

表 12.4　预测 CIS 转化为临床确诊 MS 的 Baekhof 标准

• ≥1 个强化病变或≥9 个 T2 高信号病变
• ≥1 个幕下病变
• ≥1 个皮质旁病变
• ≥3 个脑室周围病变

来源：Barhof et al[17].

的脊髓病变患者中约有 58% 的患者预计在 5 年内出现症状，如果将男性作为额外的危险因素，这一比例将高达 90%[18]。其他危险因素包括脑损伤高负荷、强化病变、异常 VEP 和 CSF 特异性 OCB[9]。在最近一项对 75 例 RIS 患者的研究中，存在两个以上的 OCB 是转化为 CIS 的独立预测因素，其危险比为 14.7[19]。

（6）RIS 的临床治疗建议是什么？

关于 RIS 治疗措施尚无官方共识指南，目前的证据并不支持在这些患者中开始治疗，即使影像学结果表明是亚临床 MS[1]。除临床试验之外并不常规推荐使用 DMT。

（7）RIS 患者应该如何进行随访？

治疗 RIS 患者的方法应侧重于获得支持 CNS 脱髓鞘或其他诊断的进一步证据。要确定其他部位是否有受累，如脊髓，并通过使用 SWI 或其他影像学技术更好地描述影像学特征，可能有助于改善整体印象。目前建议对患者进行积极监测，每 6～12 个月进行 1 次定期的临床和放射学随访，但这可能会因为目前正在进行的临床试验结果而改变[1, 18]。

12.12　要点总结

• 放射学孤立综合征（RIS）指偶然发现的放射学表现高度提示多发性硬化（MS），但没有 CNS 脱髓鞘的临床体征和症状。

• 大约 1/3 的 RIS 患者将被诊断为 MS，其余 2/3 将在 5 年内出现新的病变。

• RIS 患者的治疗措施应侧重于获得支持 CNS 脱髓鞘或其他诊断的进一步证据。

• 主动监测患者，推荐每 6～12 个月定期进行临床和放射学随访。

· 参考文献 ·

[1] De Stefano N, Giorgio A, Tintoré M, et al. MAGNIMS study group. Radiologically isolated syndrome or subclinical multiple sclerosis: MAGNIMS consensus recommendations. Mult Scler. 2018; 24(2): 214−221

[2] Okuda DT, Siva A, Kantarci O, et al. Radiologically Isolated Syndrome Consortium (RISC), Club Francophone de la Sclérose en Plaques (CFSEP). Radiologically isolated syndrome: 5-year risk for an initial clinical event. PLoS One. 2014; 9(3): e90509

[3] Rovira À, Wattjes MP, Tintoré M, et al. MAGNIMS study group. Evidencebased guidelines: MAGNIMS consensus guidelines on the use of MRI in multiple sclerosis-clinical implementation in the diagnostic process. Nat Rev Neurol. 2015; 11(8): 471−482

[4] Arevalo O, Riascos R, Rabiei P, Kamali A, Nelson F. Standardizing Magnetic Resonanace Imaging Protocols, Requisitions, and Reports in Multiple Sclerosis: an update for radiologist based on 2017 Magnetic Resonance Imaging in Multiple Sclerosis and 2018 Consortium of Multiple Sclerosis Centers Consensus Guidelines. J Comput Assist Tomogr. 2019; 43(1): 1−12

[5] Fazekas F, Chawluk JB, Alavi A, Hurtig HI, Zimmerman RA. MR signal abnormalities at 1.5 T in Alzheimer's dementia and normal aging. AJR Am J Roentgenol. 1987; 149(2): 351−356

[6] The LADIS Study Group. 2001−2011: a decade of the LADIS study: what have we learned about white matter changes and small-vessel disease? Cerebrovasc Dis. 2011; 32(6): 577−588

[7] Okuda DT, Mowry EM, Beheshtian A, et al. Incidental MRI anomalies suggestive of multiple sclerosis: the radiologically isolated syndrome. Neurology. 2009; 72(9): 800−805

[8] Filippi M, Rocca MA, Ciccarelli O, et al. MAGNIMS Study Group. MRI criteria for the diagnosis of multiple sclerosis: MAGNIMS

consensus guidelines. Lancet Neurol. 2016; 15(3): 292−303

[9] Thompson AJ, Banwell BL, Barkhof F, et al. Diagnosis of multiple sclerosis: 2017 revisions of the McDonald criteria. Lancet Neurol. 2018; 17(2): 162−173

[10] Okuda DT. Radiologically isolated syndrome: MR imaging features suggestive of multiple sclerosis prior to first symptom onset. Neuroimaging Clin N Am. 2017; 27(2): 267−275

[11] Balashov K. Imaging of central nervous system demyelinating disorders. Continuum (Minneap Minn). 2016; 22 5, Neuroimaging: 1613−1635

[12] Kolber P, Montag S, Fleischer V, et al. Identification of cortical lesions using DIR and FLAIR in early stages of multiple sclerosis. J Neurol. 2015; 262(6): 1473−1482

[13] Giorgio A, Stromillo ML, Rossi F, et al. Cortical lesions in radiologically isolated syndrome. Neurology. 2011; 77(21): 1896−1899

[14] Forslin Y, Granberg T, Jumah AA, et al. Incidence of radiologically isolated syndrome: a population-based study. AJNR Am J Neuroradiol. 2016; 37(6): 1017−1022

[15] Gabelic T, Ramasamy DP, Weinstock-Guttman B, et al. Prevalence of radiologically isolated syndrome and white matter signal abnormalities in healthy relatives of patients with multiple sclerosis. AJNR Am J Neuroradiol. 2014; 35(1): 106−112

[16] Lebrun C. Radiologically isolated syndrome should be treated with disease-modifying therapy: commentary. Mult Scler. 2017; 23(14): 1821−1823

[17] Barkhof F, Filippi M, Miller DH, et al. Comparison of MRI criteria at first presentation to predict conversion to clinically definite multiple sclerosis. Brain. 1997; 120(Pt 11): 2059−2069

[18] Yamout B, Al Khawajah M. Radiologically isolated syndrome and multiple sclerosis. Mult Scler Relat Disord. 2017; 17(July): 234−237

[19] Matute-Blanch C, Villar LM, Álvarez-Cermeño JC, et al. Neurofilament light chain and oligoclonal bands are prognostic biomarkers in radiologically isolated syndrome. Brain. 2018; 141(4): 1085−1093

13 脑毛细血管扩张症

Emilio P. Supsupin Jr.

13.1 引言

脑毛细血管扩张症（brain capillary telangiectasias, BCT）是一种罕见疾病，通常在不相关的影像检查中偶然发现。因为 BCT 是良性的，所以非常重要的是，不要将其误认为是更严重的情况（如肿瘤、脱髓鞘或梗死），这些疾病具有更差的预后。熟悉 BCT 的影像学表现至关重要，这不仅可以避免不必要且具有潜在危险的活检，也可以减轻患者因"错误诊断"而产生的恐惧和担忧。本章将介绍流行病学、病理学、影像学特征和相关的临床问题，包括 BCT 的处理。

13.2 病例介绍

一名其他方面都健康的 56 岁男子因行为改变被转到我院门诊影像科。患者无其他症状或神经系统主诉。经检查，神经系统完好无损。

13.3 影像分析

横断位 MRI 平扫 T1（▶ 图 13.1a）未见异常。横断位 T1 增强扫描（▶ 图 13.1b）显示左侧脑桥旁正中强化病变。病灶呈刷状或点状强化。除此之外，脑部 MRI 检查无殊。

印象：影像学表现符合毛细血管扩张症。此为偶然发现，患者的病史和临床表现均未提示该病。

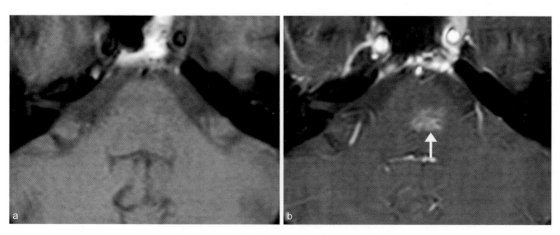

图13.1 MRI 横断位 T1（a）增强前和（b）增强后。

13.4　临床评估和处理

无症状毛细血管扩张且无海绵状血管瘤的患者不推荐随访影像学检查。

13.5　鉴别诊断

- 毛细血管扩张症（见相关病例 5，▶ 图 13.6）
  - 平扫 T1WI 和 FSE T2WI 上没有任何异常为其特征。
  - 最常见于脑桥，也可发生于脑实质的其他部位。
  - GRE 和 SWI 上显示低信号。
  - 强化呈刷状或点状。
- 肿瘤（见相关病例 1，▶ 图 13.2）
  - 强化几乎总是结节状和实性的。
  - 常见 T2WI 上异常信号，并非总是出现。
  - 多发性病灶倾向于转移性病变
- 亚急性梗死（见相关病例 2，▶ 图 13.3）
  - 跟随血管供应区并侧重中线。
  - DWI 上扩散受限。
  - 也可在 GRE 和 SWI 上信号降低，但仅在有出血的情况下。
  - 亚急性期可有斑片状强化。
- 活动性脱髓鞘（见相关病例 3，▶ 图 13.4）
  - FLAIR 和 T2WI 上呈现异常信号。
  - 如果源于多发性硬化，则常表现为幕上胼胝体间隔病变（Dawson 手指征）。
- 炎症过程，即类固醇激素反应性慢性淋巴细胞性炎症伴脑桥血管周围强化症（CLIPPERS；见相关病例 4，▶ 图 13.5）
  - CLIPPERS 是一种以脑桥为中心伴有不同程度相邻结构累及的疾病[1]。随着与脑桥距离的增加，病灶通常会减少且变小[1]。
  - 结节状和曲线状强化的"胡椒面"脑桥是 CLIPPERS 的 MRI 特征[1]，不同于毛细血管扩张症的"刷状"强化。
  - 强化区内可见斑片状、非特异性 T2 信号升高[1]，而毛细血管扩张征在 T2WI 上未见明显异常。
  - 所有患者均有感觉异常、复视、共济失调和构音障碍的症状[1]。
- 白塞病
  - 是一种慢性、特发性、复发缓解、多系统炎症性血管疾病，主要表现为皮肤病变，而 20%～25% 的患者 CNS 受累[2]。
  - 白塞病的主要临床特征是复发性口腔和生殖器黏膜溃疡、溃疡性口炎、眼科病变（如葡萄膜炎和虹膜睫状体炎）及多发性关节痛[2]。
  - 典型的是脑干受累，尽管中枢神经系统的任何部分都可能受累。
  - 典型 MRI 表现为脑干内小圆形、线状、新月形或不规则的 T2/FLAIR 高信号，通常伴有极小的占位效应[2]，与毛细血管扩张症不同。
  - 常见轻度至中度斑片状强化；明显均匀强化少见[2]。

13.6　诊断要点

- 病灶内 SWI 上信号丢失和局灶性强化两者相结合而在常规 MR 图像上其他表现不显著，实际上对 BCT 具有诊断价值[3]（▶ 图 13.6）。
- 典型的毛细血管扩张症可与海绵状血管瘤鉴别[4]。后者表现为低信号的含铁血黄素环和 GRE 上明显的信号丢失（称为"开花"）[4]。
- BCT 通常体积小，MRI 增强后呈点状或刷状强化[2]（▶ 图 13.1）。无水肿和海绵状血管瘤的含铁血黄素环[2, 4]。
- BCT 在 GRE 序列上显示低信号（磁敏感性）[5]。磁敏感性的存在使得脱髓鞘、肿瘤或亚急性梗死的诊断不太可能（▶ 图 13.7）。
- SWI 是一种比 GRE 更好的诊断 BCT 的技术[3, 6]（▶ 图 13.8）。
- BCT 在血管造影上是隐匿性的[2, 7]。
- 小引流静脉有时与 BCT 相关[5]，这可能是诊断的有用线索（▶ 图 13.8）。

13.7　关于BCT的重要事实

- 为了避免不必要的活检，确认 BCT 的 MRI 特征是很重要的，因为活检可能具有潜在的风险[8]。诊断错误的意义是深远的，因为这些其他病变的预后不同，包括对患者及其家属潜在的毁灭性的心理影响[5]。
- BCT 通常无症状，是偶然发现的[2, 9]，被认为是"随它去"的病变。
- SWI 在确认诊断及 BCT 与更严重病变鉴别时优于 GRE（▶ 图 13.8）[3, 6]。这有助于排除具有高特异性的、严重的鉴别诊断，使患者和咨询医生安心[3]。
- SWI 对非典型部位的 BCT 特别有帮助，可以替代 T2*-GRE[3]。SWI 对磁敏感效应极为敏感，并提供高空间分辨率和极佳对比度[3]。
- DWI 也有助于区分 BCT 和其他病变，如梗死。其在 DWI 上为持续性低信号，与新近梗死的 DWI 信号升高相反[10]。
- 病灶的引流静脉在增强 T1WI MRI 上经常可见有强化。这可作为诊断 BCT 的一个有用线索[11]。
- 小引流静脉的存在也有助于 BCT 与其他病变的鉴别[5]。梗死、肿瘤或脱髓鞘通常不存在这样的引流静脉。
- 因为是由滞留血液的囊组成，部分可能转化为脱氧血红蛋白，表现出磁敏感性的失相位，这仅在 GRE（T2*W）图像上显示[5]。这种失相位可能是因为 BOLD 效应[5]。

13.8　相关病例

13.8.1　相关病例1
乳腺癌转移（▶ 图 13.2）。

13.8.2　相关病例2
近期（亚急性）脑桥梗死（▶ 图 13.3）。

13.8.3　相关病例3
脑桥活动期脱髓鞘（▶ 图 13.4）。

13.8.4　相关病例4
CLIPPERS（类固醇激素反应性慢性淋巴细胞性炎症伴脑桥血管周围强化症）（▶ 图 13.5）。

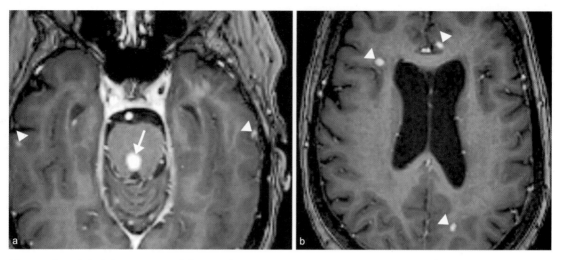

图13.2 （a、b）相关病例1。已知乳腺癌转移患者脑桥病变的结节状强化（长箭）。注意幕上脑内其他多发转移性沉积物（箭头）。

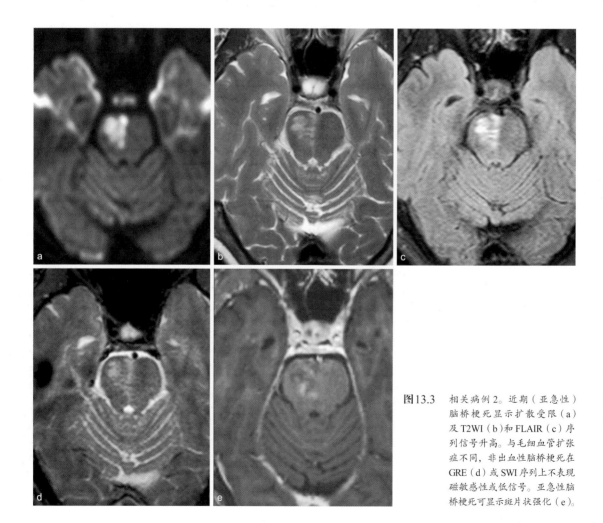

图13.3 相关病例2。近期（亚急性）脑桥梗死显示扩散受限（a）及T2WI（b）和FLAIR（c）序列信号升高。与毛细血管扩张症不同，非出血性脑桥梗死在GRE（d）或SWI序列上不表现磁敏感性或低信号。亚急性脑桥梗死可显示斑片状强化（e）。

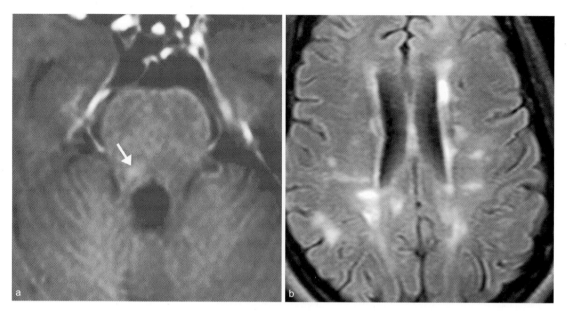

图13.4 （a、b）相关病例3。右上小脑脚局灶性强化反映活动期脱髓鞘。同一例多发性硬化症患者显示幕上白质多发T2高信号病变，呈胼胝体间隔分布。

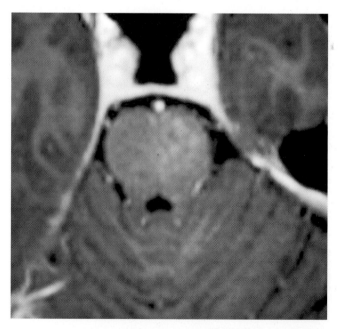

图13.5 相关病例4。类固醇激素反应性慢性淋巴细胞性炎症伴脑桥血管周围强化症（CLIPPERS）时，典型的结节状和曲线状强化的"胡椒面"脑桥。CLIPPERS是一种局限性的慢性炎症性中枢神经系统疾病，可接受免疫抑制治疗[1]。

13.8.5 相关病例5

毛细血管扩张症（▶图 13.6）。

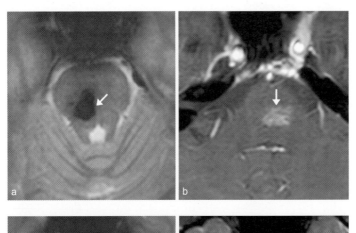

图13.6 相关病例 5。脑桥病变的磁敏感性（a图箭）和刷状强化（b图箭）是 MRI 上毛细血管扩张症的特征性表现。

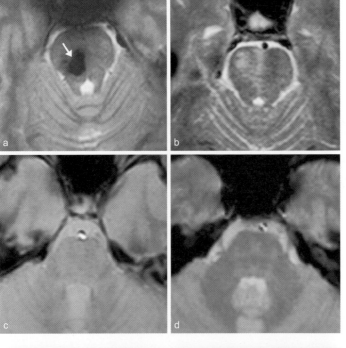

图13.7 相关病例 5。GRE 在 BCT 中的诊断价值。（a）磁敏感性效应（低信号）在 BCT 中必不可少（箭）。其他脑桥病变缺乏磁敏感性，包括：（b）非出血性梗死；（c）脱髓鞘；（d）炎症过程（CLIPPERS），有助于与 BCT 相鉴别。

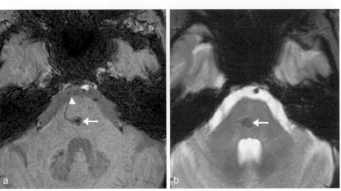

图13.8 相关病例 5。SWI 与 GRE 在 BCT 诊断中的比较。表示 BCT 的磁敏感性斑点在 SWI 上（a图箭）比 GRE 上（b图箭）更明显。伴随的小引流静脉（a图箭头）在 SWI 上显示清晰，但在 GRE 上几乎不可见。伴随的小引流静脉在诊断 BCT 及与其他脑桥病变鉴别诊断时可能是一个有用的线索。梗死、肿瘤或脱髓鞘通常不含这样的引流静脉。

13.9 问题与回答

（1）什么是毛细血管扩张症？

毛细血管扩张症是血管畸形的一种，被认为是脑部血管畸形中最良性的[12]。病变是一组扩大的薄壁血管，类似毛细血管，被正常脑实质分开并包绕[2]。

（2）还有哪些术语用来描述 BCT？

毛细血管瘤或毛细血管畸形。这些病变由扩张毛细血管的小汇聚组成，占据直径为几毫米至 2～3 cm，可表现为粉红色或粉灰色圆形病变，有时被误认为是一簇瘀斑[13]。

（3）BCT 起因是什么？

BCT 的确切发病机制尚不清楚。BCT 最初被认为是先天性的，是血管退化失败的结果[14, 15]。然而，最近的更多文献表明，BCT 和海绵状血管瘤都是获得性病变，可能具有相同的病理生理学机制[16~18]。

新形成的 BCT 和脑海绵状血管瘤伴随发育性静脉畸形已有报道[15, 17~19]。脑桥毛细血管扩张症与多发典型表现的海绵瘤的共存支持这样一种假说，即这些病变可能代表了一系列血管造影隐匿性血管畸形的两种结局[5]。BCT 伴随小引流静脉的存在提示在 BCT 和静脉血管瘤（发育性静脉畸形）之间存在着可能的同一种异常[5]。

（4）BCT 有多普遍？

BCT 是罕见的。大多数是在尸检或影像学检查中偶然发现的。在五个以人群为基础的尸检中，其发病率范围为 0.1%～0.7%[13]。BCT 占 MRI 发现脑桥血管病变的 12%[10, 16]。BCT 占所有脑血管畸形的 20%[2, 13]，占脑桥血管畸形的 56%[10, 16]。BCT 可以发生在任何年龄，无性别倾向性[2]。发病高峰是在 30～40 岁[2]。

（5）BCT 位于哪里？

最常见的位置是脑桥基底靠近中缝核[2, 5, 11, 13, 20, 21]，其次是小脑半球皮质下或深部白质[11, 13, 21]、皮质和基底节[13, 21]、硬脊膜或脊髓[2, 11, 13, 21]。

（6）哪些症状与 BCT 相关？这些病变是如何发现的？

这些病变是静止且偶然发现的[2, 5, 9]，很少引起占位效应或出血[20, 22, 23]。其他少有报道的症状包括耳鸣[4, 24]、头痛[5, 8]、眩晕[5, 8]、上肢麻木[8]、嗜睡[4]、哑嘴[24]、轻度面部无力[5]、短暂性 Bell 麻痹[24] 和基底型偏头痛[25]。

BCT 患者的短暂或间歇性症状的病理生理学尚未建立。在一例耳鸣的报道中，血管异常累及到听觉通路[24]。

（7）哪种影像技术诊断 BCT 最好？请描述 BCT 的影像学表现。

MRI 是诊断 BCT 的首选方式。病灶缺乏水肿，在 GRE 序列或 SWI 上呈低信号[2]。SWI 检测 BCT 优于 GRE[3]（▶ 图 13.8）。病灶在 SWI 上信号强度丢失与局灶性强化，而在常规 MR 图像上不明显，两者相结合实际上对 BCT 具有诊断价值[3]。

BCT 表现为"刷状"或"点状"的强化[2, 5]。在常规的 MRI 脉冲序列中，BCT 通常不明显[2, 5]。除非病灶非常大，否则在 CT 扫描上不可见[2]。

（8）描述一下 BCT 的病理？

BCT 是由覆以单层内皮细胞的小血管间隙与其间正常的神经组织组成[13, 22, 23]。镜下由缺乏平滑肌或弹性纤维的薄壁毛细血管组成[22]。毛细血管的大小变化很大，在某些部位类似于海绵状[22]。BCT 与脑海绵状血管瘤的区别在于其间存在正常的脑组织[22]。BCT 通常不会出血或钙化[2]。含铁血黄素沉积和胶质增生不可见[2]。

（9）还有其他与 BCT 相关的血管病变吗？

BCT 与其他血管异常之间的关系如海绵样血管瘤[16~18, 26]、发育性静脉畸形[15, 16, 18, 27]或动静脉畸形很少有报道。BCT 是遗传性出血性毛细血管扩张症（HHT）中最常见的血管畸形，发生于 60% 的患者中[2]。

（10）BCT 是如何临床管理的？

临床上 BCT 是良性的[16]，孤立的病变通常不需要治疗[2]。鉴于这些病变进展或出血的风险极低，无症状的患者可以采用保守治疗[16]。如果病变位于大脑非语言区且症状持续存在的患者可以通过手术治疗[16]。然而，由于其偏重于脑桥，该部位的症状性病变应采取非手术和对症处理[16]。在混合型病变的情况下，治疗取决于与 BCT 相关的病变[2]。

13.10　要点总结

- BCT 是脑内血管畸形中最良性的，被认为是"随它去"的病变。
- MRI 是首选的影像技术，SWI 在 BCT 诊断中特别有用。
- 增强图像上的刷状或点状强化，FSE T2WI 无明显异常，GRE 或 SWI 上的磁敏感性（低信号）是 BCT 的典型 MRI 特征。

❖ 参考文献 ❖

[1] Pittock SJ, Debruyne J, Krecke KN, et al. Chronic lymphocytic inflammation with pontine perivascular enhancement responsive to steroids (CLIPPERS). Brain. 2010; 133(9): 2626−2634

[2] Osborn AG, Hedlund GL, Salzman KL. Osborn's Brain: Imaging, Pathology, and Anatomy. 2nd ed. Philadelphia, PA: Elsevier; 2018

[3] El-Koussy M, Schroth G, Gralla J, et al. Susceptibility-weighted MR imaging for diagnosis of capillary telangiectasia of the brain. AJNR Am J Neuroradiol. 2012; 33(4): 715−720

[4] Heremans B, Wilms G, Marchal G. Symptomatic brain capillary telangiectasia. JBR-BTR. 2010; 93(3): 138−139

[5] Lee RR, Becher MW, Benson ML, Rigamonti D. Brain capillary telangiectasia: MR imaging appearance and clinicohistopathologic findings. Radiology. 1997; 205(3): 797−805

[6] Chaudhry US, De Bruin DE, Policeni BA. Susceptibility-weighted MR imaging: a better technique in the detection of capillary telangiectasia compared with T2* gradient-echo. AJNR Am J Neuroradiol. 2014; 35(12): 2302−2305

[7] Dillon WP. Cryptic vascular malformations: controversies in terminology, diagnosis, pathophysiology, and treatment. AJNR Am J Neuroradiol. 1997; 18 (10): 1839−1846

[8] Tan LA, Munoz LF. Giant Pontine Capillary Telangiectasia. Br J Neurosurg. 2015; 29(4): 574−575

[9] Milan, dre L, Pellissier JF, Boudouresques G, Bonnefoi B, Ali Cherif X, Khalil R. Non-hereditary multiple telangiectasias of the central nervous system. Report of two clinicopathological cases. J Neurol Sci. 1987; 82(1−3): 291−304

[10] Finkenzeller T, Fellner FA, Trenkler J, Schreyer A, Fellner C. Capillary telangiectasias of the pons. Does diffusion-weighted MR increase diagnostic accuracy? Eur J Radiol. 2010; 74(3): e112−e116

[11] Yoshida Y, Terae S, Kudo K, Tha KK, Imamura M, Miyasaka K. Capillary telangiectasia of the brain stem diagnosed by susceptibility-weighted imaging. J Comput Assist Tomogr. 2006; 30(6): 980−982

[12] Nussbaum ES. Vascular malformations of the brain. Minn Med. 2013; 96(5): 40−43

[13] Jellinger K. Vascular malformations of the central nervous system: a morphological overview. Neurosurg Rev. 1986; 9(3): 177−216

[14] Mullan S, Mojtahedi S, Johnson DL, Macdonald RL. Embryological basis of some aspects of cerebral vascular fistulas and malformations. J Neurosurg. 1996; 85(1): 1−8

[15] Awad IA, Robinson JR, Jr, Mohanty S, Estes ML. Mixed vascular malformations of the brain: clinical and pathogenetic considerations. Neurosurgery. 1993; 33(2): 179−188, discussion 188

[16] Gross BA, Puri AS, Popp AJ, Du R. Cerebral capillary telangiectasias: a metaanalysis and review of the literature. Neurosurg Rev. 2013; 36(2): 187−193, discussion 194

[17] Gross BA, Lin N, Du R, Day AL. The natural history of intracranial cavernous malformations. Neurosurg Focus. 2011; 30(6): E24

[18] Abla A, Wait SD, Uschold T, Lekovic GP, Spetzler RF. Developmental venous anomaly, cavernous malformation, and capillary telangiectasia: spectrum of a single disease. Acta Neurochir (Wien). 2008; 150(5): 487−489, discussion 489

[19] Barr RM, Dillon WP, Wilson CB. Slow-flow vascular malformations of the pons: capillary telangiectasias? AJNR Am J Neuroradiol. 1996; 17(1): 71−78

[20] McCormick WF, Hardman JM, Boulter TR. Vascular malformations ("angiomas") of the brain, with special reference to those occurring in the posterior fossa. J Neurosurg. 1968; 28(3): 241−251

[21] Castillo M, Morrison T, Shaw JA, Bouldin TW. MR imaging and histologic features of capillary telangiectasia of the basal ganglia. AJNR

Am J Neuroradiol. 2001; 22(8): 1553−1555

[22] McCormick WF. The pathology of vascular ("arteriovenous") malformations. J Neurosurg. 1966; 24(4): 807−816

[23] Sarwar M, McCormick WF. Intracerebral venous angioma. Case report and review. Arch Neurol. 1978; 35(5): 323−325

[24] Scaglione C, Salvi F, Riguzzi P, Vergelli M, Tassinari CA, Mascalchi M. Symptomatic unruptured capillary telangiectasia of the brain stem: report of three cases and review of the literature. J Neurol Neurosurg Psychiatry. 2001; 71(3): 390−393

[25] Beukers RJ, Roos YB. Pontine capillary telangiectasia as visualized on MR imaging causing a clinical picture resembling basilar-type migraine: a case report. J Neurol. 2009; 256(10): 1775−1777

[26] Roberson GH, Kase CS, Wolpow ER. Telangiectases and cavernous angiomas of the brainstem: "cryptic" vascular malformations. Report of a case. Neuroradiology. 1974; 8(2): 83−89

[27] De Gennaro A, Manzo G, Serino A, Fenza G, Manto A. Large capillary telangiectasia and developmental venous anomaly of the basal ganglia: an unusual finding. Neuroradiol J. 2012; 25(6): 744−749

14 发育性静脉畸形

Emilio P. Supsupin Jr.

14.1 引言

发育性静脉畸形（developmental venous anomalies, DVA）是脑内最常见的血管异常。由于 MRI 的广泛应用，通常是偶然发现的。虽然很少有症状，但可能会发生出血，在 MRI 出现之前被错误地归因于 DVA。目前已知，伴发的海绵状血管瘤可能是脑出血的起因。因此，当在已知 DVA 的情况下遇到出血并发症时，必须彻底寻找伴发的脑海绵状血管瘤。本章将介绍 DVA 的流行病学、病理学、特征性影像学表现及相关的临床问题，包括检查和处理。

14.2 病例介绍

一位 29 岁的西班牙裔女性到初级保健诊所，主诉头部右侧有烧灼感。患者无类似头痛、视力改变或其他神经系统主诉的伴随症状。经检查，神经系统完好无损。患者被转到我们的门诊影像部。

14.3 影像分析

影像学表现

最初的增强 CT 显示右侧额叶线样强化结构（▶ 图 14.1）。以扩张的小静脉为代表的较小强化结构呈放射状排列且向心性聚集并流入较大的静脉结构（"集合静脉"；▶ 图 14.2）。这种形式被描述为"水母头"，是 DVA 的特征表现。

本例不推荐更多影像学检查。

印象

典型的发育性静脉畸形，又称为静脉性血管瘤。

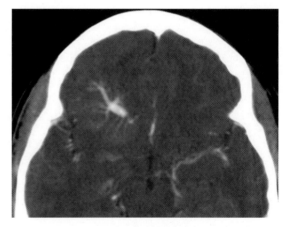

图14.1 横断位增强 CT。

14.4 临床评估

对于偶发无症状且不伴海绵状血管瘤的 DVA 不建议随访。

14.5 鉴别诊断

无。典型的水母头形态对 DVA 具有诊断性[1]。

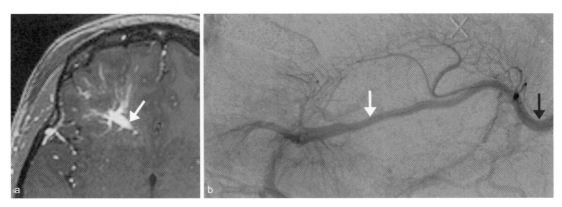

图14.2 （a）增强后MRI显示强化的线样和曲线状结构（即扩张的髓静脉根）汇聚到集合静脉（白色箭）。扩张的髓静脉间有正常的脑实质。（b）经导管血管造影显示水母头和集合静脉（白色箭），深静脉引流至盖伦系统（黑色箭）。髓静脉依赖于集合静脉，因其丧失了与脑表面或室管膜的正常连接[1]。

影像诊断和临床要点

• "水母头形态"实际上对DVA具有诊断性[2]。

• DVA通常是偶然发现的，无症状，并遵循良性的临床过程[3]。

• 在MRI出现之前，出血可能被错误地归因于DVA。当发现出血并发症时，必须寻找伴随的血管异常，最常见的是海绵状血管瘤。

• SWI可以更好地显示DVA而不需要对比剂[4,5]（▶图14.3）。

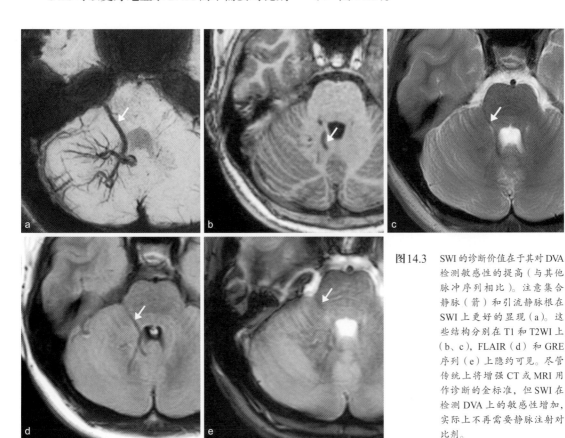

图14.3 SWI的诊断价值在于其对DVA检测敏感性的提高（与其他脉冲序列相比）。注意集合静脉（箭）和引流静脉根在SWI上更好的显现（a）。这些结构分别在T1和T2WI上（b、c），FLAIR（d）和GRE序列（e）上隐约可见。尽管传统上将增强CT或MRI用作诊断的金标准，但SWI在检测DVA上的敏感性增加，实际上不再需要静脉注射对比剂。

14.6 关于DVA的重要影像事实

- 灌注成像和病理生理学
    - 灌注成像能够对整个 DVA 的血流特征进行定性和定量评估 [6]。
    - 静脉充血模式见于较大的 DVA，并随着脑血流、脑血容量和平均通过时间增加 [1, 6, 7]。
    - 某些 DVA 的灌注参数异常可能表明与正常大脑相比，其静脉引流能力较弱 [7, 8]。
    - DVA 可以维持完全无症状，提示静脉容量减少仍然足以适应引流区域的生理需要 [8]。
    - 最重要的是，DVA 引流正常的脑梗死和大静脉梗死通常是由手术破坏造成的 [7]。因此，当手术介入涉及 DVA 的范围时（如海绵状血管瘤切除术），需要仔细规划 [7]。
    - 术语大脑 "发育性静脉畸形" 是 Lasjaunias 等人创造的 [9]，被认为是一种独特的临床、放射学和病理学实体 [10, 11]。
    - DVA 是一种特殊类型的颅内血管畸形，唯一由静脉结构组成 [2, 10, 12]。
- 常规经导管血管造影
    - 历来对 DVA 的诊断是基于其经典的脑血管造影表现 [1, 13, 14]。"水母头" 描述的是一种引流模式，大量小静脉从周围聚集到一个更大的中央静脉（"集合静脉"）[2]。集合静脉经脑走行到达皮质表面，在那里向上排空入更大的皮质静脉或硬脑膜静脉窦 [2, 14]。或者，集合静脉可流入位于侧脑室壁的室管膜下静脉 [2]。
    - 在血管造影上，静脉期出现扩张静脉，集合静脉持续显影直至静脉晚期 [11, 14, 15]。DVA 显示出正常的循环时间且动脉期正常 [16]。
    - 大部分 DVA 引流入浅静脉系统（70%），其次是深静脉系统（20%），浅静脉和深静脉联合引流的情况较少 [9, 11, 17]。在功能正常的动脉区域引流正常的脑组织 [9, 16]。
    - 最重要的是，DVA 与正常引流该区域的静脉通路缺失有关 [9, 16, 18]。
- 在增强 CT 或 MRI 上，DVA 表现为大量线样和（或）点状强化灶聚集在轮廓清晰的管状集合静脉上 [1, 7, 11]。

14.7 相关病例

14.7.1 相关病例1

37 岁男性，因头痛来急诊中心就诊。经检查，患者神经系统完好且无局灶性缺损。

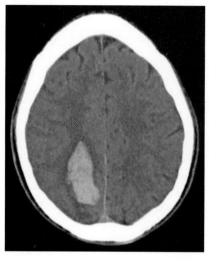

图14.4 相关病例1。横断位脑部 CT 平扫示右侧顶叶出血。

影像学表现

最初在急诊的脑部 CT 平扫显示右侧顶叶急性脑实质血肿伴有局灶性周围水肿（ ► 图 14.4 ）。

相关病例 1 的更多影像

进一步检查以解释造成右侧顶叶血肿任何潜在的血管病因。CT 血管造影（CTA; ► 图 14.5a）、MRI（ ► 图 14.5b），经导管血管造影（ ► 图 14.6 和 ► 图 14.7）都是阴性的。然而，在左侧额叶偶然发现 DVA，并没有任何伴随的脑实质异常。

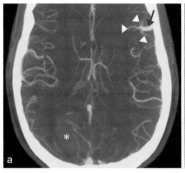
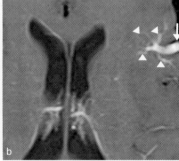

图 14.5　相关病例 1。CTA（a）和脑部 MRI 增强 T1WI（b）显示 DVA 的典型"水母头"表现。有多个放射状排列的扩张小静脉（箭头），向心性汇入集合静脉（箭）。星号表示脑实质血肿。

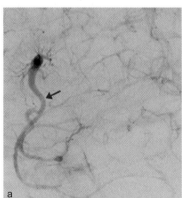
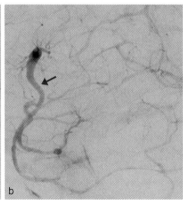
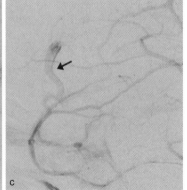

图 14.6　相关病例 1 经导管血管造影（左侧颈内动脉造影侧位片）显示在注射后静脉早期、中期和晚期集合静脉（箭）显影。集合静脉出现在静脉早期，直到静脉晚期持续显影。未见扩张的供血动脉。循环时间正常，没有动-静脉分流的征象。

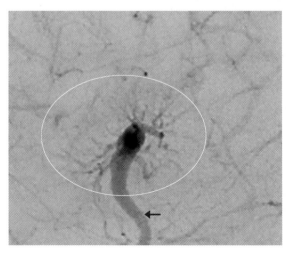

图 14.7　相关病例 1。静脉期血管造影显示 DVA 典型的水母头形态，多条扩张的小静脉（圆圈内）向心性汇入集合静脉（箭）。

相关病例 1 的影像学随访

见 ▶ 图 14.8。

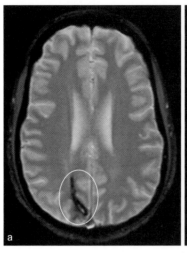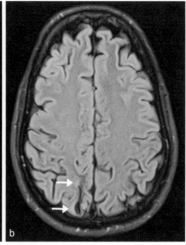

图14.8 相关病例 1。进行 MRI 随访以确定血肿的正常演变。GRE 序列（a）表现为陈旧出血床的低信号（圆圈内），反映含铁血黄素沉积。FLAIR 序列上的 T2 高信号代表周围胶质增生（b 图箭）。本例中，偶然发现的 DVA 与患者的临床表现无关。在此相当年轻患者的案例中，既往无神经症状和凝血病史、药物滥用或血管造影上有血管炎的证据，右顶叶症状性出血最可能的原因被认为是海绵状血管瘤或小动静脉畸形（AVM）出血，随后闭塞消失。

14.7.2 相关病例2

66 岁女性，因共济失调发作而急诊就诊。卒中检查结果为阴性。在 CTA 和 CT 灌注检查中意外发现 DVA（▶ 图 14.9 和 ▶ 图 14.10）。

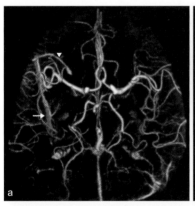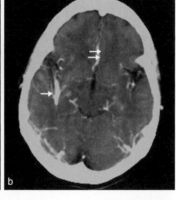

图14.9 相关病例 2。CTA 和 CT 灌注显示扩张的、放射状的静脉向集合静脉汇合（箭）。静脉汇集流入蝶顶窦（箭头）。

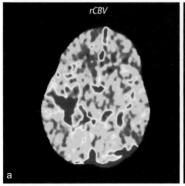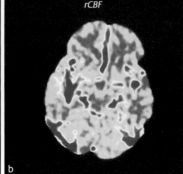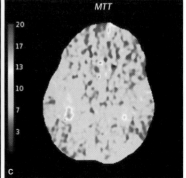

图14.10 （a～c）相关病例 2。DVA 可表现为静脉充血模式，CT 灌注上脑血容量增加，脑血流量增加，平均通过时间延迟。

14.8 问题与回答

（1）还有哪些术语（或同义词）用于描述 DVA？

不同专业术语被用来描述同一临床实体特征性的一面[13]。例如，描述词"水母头"[2]强调其经典的影像学表现[13]。其他术语如髓静脉畸形、静脉血管瘤、静脉畸形则强调病变的解剖、病理和发病机制[13]。

（2）DVA 有多普遍？

DVA 是尸检和影像发现的所有血管畸形中最常见的一种。在 40 年前的一项尸检研究中，4 069 个脑部系列的 DVA 患病率约为 2.6%[19]。随着现代成像技术的应用，DVA 的预估患病率会更高（即高达 6.4%）[20]。

（3）DVA 位于何处？

DVA 最常见的部位是额叶，其次是小脑[11]。DVA 较少出现在顶叶、颞叶、基底节、丘脑、枕叶和脑桥[21, 22]。

（4）这些病变通常是如何引起临床医生关注的？

DVA 不伴有特定的临床表现[23]。随着 MRI 的广泛应用，DVA 越来越多地被诊断为无特异性症状的影像学检查偶然发现[13, 24]。

（5）DVA 最常见的伴随症状是什么？

大多数 DVA 患者没有症状。这是在影像学检查中偶然发现的。通常，对一个出现症状的年轻人做出该诊断，这常与 DVA 本身无关。头痛和癫痫是导致这部分患者进行影像学检查的常见症状。在一项系统性回顾和基于人群的前瞻性研究中，描述了 DVA 的临床表现和临床病程[3]。此系统性回顾包含 15 项研究，其中 8 项研究也描述了 DVA 的临床病程。在这 15 项研究中，714 名首次出现 DVA 的患者中，61% 是偶然发现的，23% 的患者表现方式不明，6% 的患者表现为非出血性局灶性神经功能缺损，6% 的患者引起症状性出血，3.7% 与癫痫发作相关，0.3% 与梗死相关。在基于人群的研究中，93 例 DVA 患者中，98% 是偶然发现的，1% 表现为症状性出血，1% 表现为梗死，但在 492 人每年的随访中没有出现症状性出血或梗死[3]。

（6）DVA 如何产生症状？

DVA 很少有症状。解释 DVA 产生症状的主要机制分为两类：机械性和流动性相关[18]。当 DVA 的一个组成部分（通常是引流集合静脉）压迫颅内结构（如脑实质、脑室、脑神经）并产生可由影像学记录的压迫症状时，要考虑为机械性并发症。以梗阻性脑积水[18, 25]、神经血管压迫综合征、三叉神经痛[18, 26~28]、面肌痉挛[18, 29]和耳鸣[18, 30]为最常见的表现[18]。

流动性相关并发症的特征是 DVA 系统内血液流入和流出之间的不平衡，无论是由于血流增加还是流出受限[18]，都导致 DVA 压力升高。流动性相关并发症引起的症状包括局灶性神经功能缺损、头痛、癫痫、精神状态改变或意识水平改变[18]。静脉流出受限，如集合静脉狭窄或闭塞，可导致静脉性[18, 31~33]或出血性梗死[18, 34~36]。当无法确定潜在症状的明确机制时，就使用"特发性"一词[18]。

（7）DVA 是否与其他大脑异常有关？对此如何解释？

一种关于 DVA 与各种异常如局部脑萎缩、脑实质信号异常和海绵状血管瘤之间有关联的理论是，邻近的大脑发生了血流动力学改变。先进生理成像技术的应用可能阐明 DVA 潜在的病理生理学及其对脑实质异常的作用[7]。

（8）诊断 DVA 主要采用哪种成像技术？

常规 MRI 通常对 DVA 具有诊断价值，其限制了只能用于有症状病例的常规血管造影的使用。在脑部 MRI 扫描上，DVA 通常在 T1 和 T2WI 序列上均显示为流空，增强后均呈均匀强化 [7]。增强 T1 MRI 显示穿髓或室管膜下静脉集合上有星形汇聚的线性强化结构 [1]。集合静脉可能出现不同程度的高流速信号丢失 [1]。GRE 或 SWI 在发现 DVA 及伴随的海绵状血管瘤时很有帮助 [7]。这些技术对通常见于病灶中的血液产物很敏感，这些产物造成磁场不均匀，从而出现特征性的影像学表现 [7]。缺乏强化会增加 DVA 血栓形成的可能性 [7]。

DVA 的病理描述：大体上，DVA 由一簇大、小不一的突起髓静脉（所谓的"水母头"）聚集在扩大的"集合"静脉上所组成 [1]。髓静脉已经失去与大脑表面的正常连接，而依赖于集合静脉 [1]。DVA 嵌在大体上外观正常的脑实质内，作为其主要或唯一的静脉引流通路 [1]。组织学上，DVA 完全由分布在正常脑实质中的畸形静脉组成。血管壁缺乏大量的平滑肌和弹性组织 [10]。玻璃样变和管壁增厚很常见 [10]。

（9）DVA 伴随的其他血管畸形有哪些？

DVA 通常伴有海绵状血管瘤 [37~42]。DVA 伴发毛细血管扩张症 [43]，真性 AVM[44] 和静脉曲张 [45] 则很少被描述。DVA 可与颅骨骨膜窦共存 [1, 9, 46]。典型的颅骨骨膜窦是底层静脉异常的皮肤征象 [1]。颅骨骨膜窦是一种罕见的良性静脉异常，由一根连接颅内硬脑膜静脉窦与颅外静脉曲张的板障导静脉组成 [1]。DVA 还可伴发遗传性出血性毛细血管扩张症 [1]、蓝色橡胶泡痣综合征 [46] 和眶周淋巴 / 淋巴管畸形 [1]。其他报道的伴发症包括皮质发育畸形 [1]。

（10）DVA 是否在其他血管畸形的进化或存在中发挥作用？

DVA 在新生海绵状血管瘤形成中所起的作用已得到充分的证明 [23, 47~49]。大多数海绵状血管瘤形成于静脉畸形的远端胚根 [40]。结果显示 DVA 可与静脉循环自由交通 [50, 51]。据推测，静脉流出阻塞和静脉压力增加引起一系列连锁反应，包括缺血、瘀点出血及释放血管生成因子，刺激新血管的生长和新生的海绵状血管瘤 [40, 52, 53]。

（11）DVA 如何形成？

DVA 的确切病因尚不清楚。DVA 被认为是大脑静脉系统的先天性畸形，是静脉结构和静脉引流的极端变异 [9, 54]。有报道认为这与宫内胎儿期静脉发育的完全停止有关，导致异常静脉结构的发育 [9, 12]。DVA 显示了响应血流动力学"需要"的跨半球吻合通路 [9]。有时 DVA 遵循显性遗传模式，源于 9 号染色体短臂上的基因突变，这被认为是改变了早期的静脉发育 [17, 55, 56]。

（12）临床上如何处理 DVA？

DVA 是常规脑部成像中常见的意外发现。长期队列研究揭示了 DVA 的良性自然病史 [3, 13]。在绝大多数病例中，遵循良性的临床进程 [3]，且不需要影像学随访或特殊的医疗处理。然而，DVA 常伴有海绵状血管瘤。发病率主要归因于同时存在的海绵状血管瘤，这被认为是其临床表现（特别是出血和癫痫）的原因 [13, 54]。因此，无论何时遇到 DVA，都必须尽量通过特定的 MRI 方案来检测相关的海绵状血管瘤（或其他血管异常）[54]。SWI 检测 DVA 敏感性高，可以不需要静脉对比剂 [4, 5]（以 ▶ 图 14.3 为例）。

14.9 要点总结

- DVA 是最常见的脑血管畸形。
- 当出现出血并发症时，必须彻底寻找伴随的海绵状血管瘤。
- "水母头"是 DVA 的特征性影像学表现。

·参考文献·

[1] Osborn AG, Hedlund GL, Salzman KL. Osborn's Brain: Imaging, Pathology, and Anatomy. 2nd ed. Philadelphia, PA: Elsevier; 2018

[2] Wendling LR, Moore JS, Jr, Kieffer SA, Goldberg HI, Latchaw RE. Intracerebral venous angioma. Radiology. 1976; 119(1): 141–147

[3] Hon JM, Bhattacharya JJ, Counsell CE, et al. SIVMS Collaborators. The presentation and clinical course of intracranial developmental venous anomalies in adults: a systematic review and prospective, population-based study. Stroke. 2009; 40(6): 1980–1985

[4] Mittal S, Wu Z, Neelavalli J, Haacke EM. Susceptibility-weighted imaging: technical aspects and clinical applications, part 2. AJNR Am J Neuroradiol. 2009; 30(2): 232–252

[5] Young A, Poretti A, Bosemani T, Goel R, Huisman TAGM. Sensitivity of susceptibility-weighted imaging in detecting developmental venous anomalies and associated cavernomas and microhemorrhages in children. Neuroradiology. 2017; 59(8): 797–802

[6] Kroll H, Soares BP, Saloner D, Dillon WP, Wintermark M. Perfusion-CT of developmental venous anomalies: typical and atypical hemodynamic patterns. J Neuroradiol. 2010; 37(4): 239–242

[7] Nabavizadeh SA, Mamourian AC, Vossough A, Loevner LA, Hurst R. The many faces of cerebral developmental venous anomaly and its mimicks: spectrum of imaging findings. J Neuroimaging. 2016; 26(5): 463–472

[8] Sharma A, Zipfel GJ, Hildebolt C, Derdeyn CP. Hemodynamic effects of developmental venous anomalies with and without cavernous malformations. AJNR Am J Neuroradiol. 2013; 34(9): 1746–1751

[9] Lasjaunias P, Burrows P, Planet C. Developmental venous anomalies (DVA): the so-called venous angioma. Neurosurg Rev. 1986; 9(3): 233–242

[10] McCormick WF. The pathology of vascular ("arteriovenous") malformations. J Neurosurg. 1966; 24(4): 807–816

[11] Valavanis A, Wellauer J, Yaşargil MG. The radiological diagnosis of cerebral venous angioma: cerebral angiography and computed tomography. Neuroradiology. 1983; 24(4): 193–199

[12] Saito Y, Kobayashi N. Cerebral venous angiomas: clinical evaluation and possible etiology. Radiology. 1981; 139(1): 87–94

[13] Rammos SK, Maina R, Lanzino G. Developmental venous anomalies: current concepts and implications for management. Neurosurgery. 2009; 65(1): 20–29, discussion 29–30

[14] Truwit CL. Venous angioma of the brain: history, significance, and imaging findings. AJR Am J Roentgenol. 1992; 159(6): 1299–1307

[15] Olson E, Gilmor RL, Richmond B. Cerebral venous angiomas. Radiology. 1984; 151(1): 97–104

[16] Fierstien SB, Pribram HW, Hieshima G. Angiography and computed tomography in the evaluation of cerebral venous malformations. Neuroradiology. 1979; 17(3): 137–148

[17] Chong W, Patel H, Holt M. Developmental venous anomalies (DVA): what are they really? Neuroradiol J. 2011; 24(1): 59–70

[18] Pereira VM, Geibprasert S, Krings T, et al. Pathomechanisms of symptomatic developmental venous anomalies. Stroke. 2008; 39(12): 3201–3215

[19] Sarwar M, McCormick WF. Intracerebral venous angioma. Case report and review. Arch Neurol. 1978; 35(5): 323–325

[20] Gökçe E, Acu B, Beyhan M, Celikyay F, Celikyay R. Magnetic resonance imaging findings of developmental venous anomalies. Clin Neuroradiol. 2014; 24(2): 135–143

[21] Pardatscher K, Fiore DL, Galligioni F, Iraci G. Diagnosis of cerebral venous angioma by rapidly enhanced CT scan. Surg Neurol. 1980; 14(2): 111–113

[22] Pak H, Patel SC, Malik GM, Ausman JI. Successful evacuation of a pontine hematoma secondary to rupture of a venous angioma. Surg Neurol. 1981; 15(3): 164–167

[23] Töpper R, Jürgens E, Reul J, Thron A. Clinical significance of intracranial developmental venous anomalies. J Neurol Neurosurg Psychiatry. 1999; 67(2): 234–238

[24] Del Curling O, Jr, Kelly DL, Jr, Elster AD, Craven TE. An analysis of the natural history of cavernous angiomas. J Neurosurg. 1991; 75(5): 702–708

[25] Blackmore CC, Mamourian AC. Aqueduct compression from venous angioma: MR findings. AJNR Am J Neuroradiol. 1996; 17(3): 458–460

[26] Samadian M, Bakhtevari MH, Nosari MA, Babadi AJ, Razaei O. Trigeminal neuralgia caused by venous angioma: a case report and review of the literature. World Neurosurg. 2015; 84(3): 860–864

[27] Peterson AM, Williams RL, Fukui MB, Meltzer CC. Venous angioma adjacent to the root entry zone of the trigeminal nerve: implications for management of trigeminal neuralgia. Neuroradiology. 2002; 44(4): 342–346

[28] Yamamoto T, Suzuki M, Esaki T, Nakao Y, Mori K. Trigeminal neuralgia caused by venous angioma: case report. Neurol Med Chir (Tokyo). 2013; 53(1): 40–43

[29] Chiaramonte R, Bonfiglio M, D'Amore A, Chiaramonte I. Developmental venous anomaly responsible for hemifacial spasm. Neuroradiol J. 2013; 26(2): 201–207

[30] Malinvaud D, Lecanu JB, Halimi P, Avan P, Bonfils P. Tinnitus and cerebellar developmental venous anomaly. Arch Otolaryngol Head Neck Surg. 2006; 132(5): 550–553

[31] Bakaç G, Wardlaw JM. Problems in the diagnosis of intracranial venous infarction. Neuroradiology. 1997; 39(8): 566–570

[32] Hammoud D, Beauchamp N, Wityk R, Yousem D. Ischemic complication of a cerebral developmental venous anomaly: case report and review of the literature. J Comput Assist Tomogr. 2002; 26(4): 633–636

[33] Vishwas MS, Whitlow CT, Haq Iu. An unusual aetiology for internuclear ophthalmoplegia. BMJ Case Rep. 2013; 2013: bcr2013009290

[34] Field LR, Russell EJ. Spontaneous hemorrhage from a cerebral venous malformation related to thrombosis of the central draining vein: demonstration with angiography and serial MR. AJNR Am J Neuroradiol. 1995; 16(9): 1885–1888

[35] Koc K, Anik I, Akansel Q, Anik Y, Ceylan S. Massive intracerebral haemorrage due to developmental venous anomaly. Br J Neurosurg. 2007; 21(4): 403–405

[36] Agarwal N, Zuccoli G, Murdoch G, Jankowitz BT, Greene S. Developmental venous anomaly presenting as a spontaneous

intraparenchymal hematoma without thrombosis. Neuroradiol J. 2016; 29(6): 465–469

[37] Meng G, Bai C, Yu T, et al. The association between cerebral developmental venous anomaly and concomitant cavernous malformation: an observational study using magnetic resonance imaging. BMC Neurol. 2014; 14: 50

[38] Gross BA, Lin N, Du R, Day AL. The natural history of intracranial cavernous malformations. Neurosurg Focus. 2011; 30(6): E24

[39] Abe T, Singer RJ, Marks MP, Norbash AM, Crowley RS, Steinberg GK. Coexistence of occult vascular malformations and developmental venous anomalies in the central nervous system: MR evaluation. AJNR Am J Neuroradiol. 1998; 19(1): 51–57

[40] Dillon WP. Cryptic vascular malformations: controversies in terminology, diagnosis, pathophysiology, and treatment. AJNR Am J Neuroradiol. 1997; 18(10): 1839–1846

[41] Rigamonti D, Spetzler RF, Medina M, Rigamonti K, Geckle DS, Pappas C. Cerebral venous malformations. J Neurosurg. 1990; 73(4): 560–564

[42] Rigamonti D, Spetzler RF. The association of venous and cavernous malformations. Report of four cases and discussion of the pathophysiological, diagnostic, and therapeutic implications. Acta Neurochir (Wien). 1988; 92(1–4): 100–105

[43] Van Roost D, Kristof R, Wolf HK, Keller E. Intracerebral capillary telangiectasia and venous malformation: a rare association. Surg Neurol. 1997; 48(2): 175–183

[44] Aksoy FG, Gomori JM, Tuchner Z. Association of intracerebral venous angioma and true arteriovenous malformation: a rare, distinct entity. Neuroradiology. 2000; 42(6): 455–457

[45] Uchino A, Hasuo K, Matsumoto S, Ikezaki K, Masuda K. Varix occurring with cerebral venous angioma: a case report and review of the literature. Neuroradiology. 1995; 37(1): 29–31

[46] Gabikian P, Clatterbuck RE, Gailloud P, Rigamonti D. Developmental venous anomalies and sinus pericranii in the blue rubber-bleb nevus syndrome. Case report. J Neurosurg. 2003; 99(2): 409–411

[47] Cakirer S. De novo formation of a cavernous malformation of the brain in the presence of a developmental venous anomaly. Clin Radiol. 2003; 58(3): 251–256

[48] Campeau NG, Lane JI. De novo development of a lesion with the appearance of a cavernous malformation adjacent to an existing developmental venous anomaly. AJNR Am J Neuroradiol. 2005; 26(1): 156–159

[49] Chakravarthy H, Lin TK, Chen YL, Wu YM, Yeh CH, Wong HF. De novo formation of cerebral cavernous malformation adjacent to existing developmental venous anomaly: an effect of change in venous pressure associated with management of a complex dural arterio-venous fistula. Neuroradiol J. 2016; 29(6): 458–464

[50] Little JR, Awad IA, Jones SC, Ebrahim ZY. Vascular pressures and cortical blood flow in cavernous angioma of the brain. J Neurosurg. 1990; 73(4): 555–559

[51] Ciricillo SF, Dillon WP, Fink ME, Edwards MS. Progression of multiple cryptic vascular malformations associated with anomalous venous drainage. Case report. J Neurosurg. 1994; 81(3): 477–481

[52] Rothbart D, Awad IA, Lee J, Kim J, Harbaugh R, Criscuolo GR. Expression of angiogenic factors and structural proteins in central nervous system vascular malformations. Neurosurgery. 1996; 38(5): 915–924, discussion 924–925

[53] Wilson CB. Cryptic vascular malformations. Clin Neurosurg. 1992; 38: 49–84

[54] San Millán Ruíz D, Gailloud P. Cerebral developmental venous anomalies. Childs Nerv Syst. 2010; 26(10): 1395–1406

[55] Boon LM, Mulliken JB, Vikkula M, et al. Assignment of a locus for dominantly inherited venous malformations to chromosome 9p. Hum Mol Genet. 1994; 3(9): 1583–1587

[56] Gallione CJ, Pasyk KA, Boon LM, et al. A gene for familial venous malformations maps to chromosome 9p in a second large kindred. J Med Genet. 1995; 32(3): 197–199

15 脑海绵状血管瘤

Emilio P. Supsupin Jr. and Mark Dannenbaum

15.1 引言

脑海绵状血管瘤（cerebral cavernous malformations, CCM）是一种血管异常，称为脑部的"爆米花"病变。这些病变引起的症状性出血是影像学检查和治疗的主要原因。本章将介绍 CCM 的流行病学、自然病程、影像学检查和处理方法。

15.2 病例介绍

30 岁女性，西班牙裔，因头痛向初级保健医师求诊。经检查，患者神经系统完好，无局灶性缺损。被转到我们门诊进行影像学检查。

15.3 影像分析

影像学表现

脑部 CT 平扫显示右枕叶局灶性密度增高区，无周围水肿（▶ 图 15.1 中箭）。CT 扫描显示的脑内密度增高区可能源于钙化、急性出血或致密、高细胞密度肿瘤。没有周围水肿使得急性出血的可能性不大。因此，建议 MRI 检查进行进一步评估。

进一步影像学检查

进行脑部 MRI 检查做进一步评估（▶ 图 15.2）。

影像学分析

脑部 MRI 横断位 T1WI（▶ 图 15.2a）表现为混合信号强度（SI）病变，相对于脑实质有高信号区和低信号区 / 等信号区。T2WI（图 ▶15.2b）显示明显的高信号病变，类似"爆米花"球或桑葚。可见低信号晕环，反映含铁血黄素沉积。但周围没有水肿。GRE 序列（▶ 图 15.2c）显示病变信号丢失。这些发现与相应 CT 上的局灶性密度增高相一致。

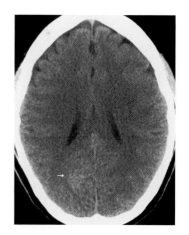

图15.1　横断位脑部 CT 平扫。

印象

右枕叶海绵状血管瘤的典型表现。无提示近期或急性出血的周围水肿。

15.4 鉴别诊断

• 海绵状血管瘤（CM）呈典型的"爆米花"样表现，T2WI 上病变呈圆形，伴有黑色含铁血黄素边缘，GRE 序列上呈"开花"状。通常，脑实质内 T1 缩短（高信号）的周围模糊区提示出血，是由急性出血性 CM 引起的。

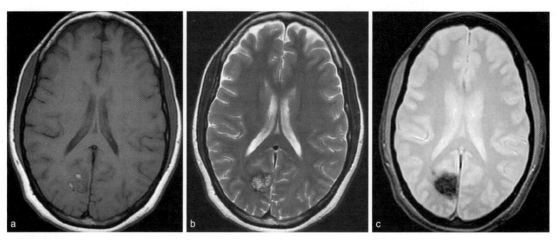

图15.2 脑部 MRI 横断位 T1WI（a）、快速自旋回波（FSE）T2WI（b）和梯度回波（GRE）图像（c）。

- 与剪切损伤相关的微出血，见于弥漫性轴索损伤（DAI）——创伤的临床病史，伴有严重的神经功能损害，与影像学表现不成比例。典型位置包括灰白质交界区、脑干背面和胼胝体。常伴有水肿（见相关病例 1 和相关病例 2：弥漫性轴索损伤；▶ 图 15.3 和 ▶ 图 15.4）。
- 淀粉样血管病伴微出血（见相关病例 3：淀粉样血管病变；▶ 图 15.5）。
- 出血性转移性疾病——周围水肿且无含铁血黄素环的多灶病变（见相关病例 4：出血性转移性疾病；▶ 图 15.6）。
- 动静脉畸形（arteriovenous malformation, AVM）——出血伴有明显血管流空时应立即考虑该病，并进行 CTA、MRI/MRA 或 DSA 检查。通常无含铁血黄素环。

15.5 诊断要点
- "爆米花"球（或桑葚）描述了 CM 的经典表现（▶ 图 15.2b、▶ 图 15.7 和 ▶ 表 15.1）——边界清楚的混杂密度/信号肿块为含铁血黄素环包绕[1]。
- 在 T2W 上，混杂信号的网状核心伴有周围低信号环强烈提示 CM 的诊断（▶ 图 15.2b、▶ 图 15.7 和 ▶ 表 15.1）[2]。较小的病变表现为低信号区（黑点；▶ 表 15.1）。
- CM 经常伴发发育性静脉畸形（DVA）[3~7]。

15.6 临床评估与处理
15.6.1 神经外科评估
患者神经系统完好。鉴于病灶的大小、位置及缺乏近期出血的证据，无法确定病灶与患者症状（即头痛）之间的因果关系。在这种情况下，应该选择保守处理。如果患者出现新的神经系统症状，提示 CCM 出血，可重复进行影像学检查，也可以考虑影像学随访，让患者确信病变的稳定性。

15.6.2 海绵状血管瘤的重要诊断影像学信息
- MRI 对 CM 的检测特别敏感，且具有高度特异性[8, 9]。建议所有有症状的静脉畸形都应用高场强磁共振仪进行检查[2, 10]。
- T2W 梯度回波序列已被证明比常规序列更加敏感[10]。更多先进的成像技术如高场强和磁敏感加权 MR 成像已用于 CCM 的评价[10]。

- GRE MRI 是诊断 CCM 的重要手段，源于其显示含铁血黄素填充的脑组织呈明显低信号。GRE MRI 不仅更能胜任识别所有病变，还能更精确地描绘病变[11]（▶ 表 15.1）。
- GRE MRI 可显示有高血压和卒中史老年患者的多灶性病变；然而，绝不能将其误认为是家族性 CCM。这些病变由高血压血管病变引起，分布于脑室周围区[10]。
- 磁敏感加权成像（SWI）对于检测 CM 病变非常有利，因其可以准确识别去氧血红蛋白和含铁血黄素。它也被认为是唯一能够检测未出血 CM 病变的方法[10]。研究表明，SWI 在评价 CCM 时比 GRE 更加敏感[10, 12~14]。尤其是在家族性病变时，许多未在 GRE 上检测到的病变可以在 SWI 上得以显示[10, 13, 15]。有人提出仅在 SWI 上显示而未在 GRE 上发现的 CCM 应被归于 Zabramski 分类中的新分型（第 V 类）。
- 扩散张量成像（diffusion tensor imaging, DTI）和功能磁共振成像已被应用于这些病变的术前和术中处理[10]。

Zabramski 分类系统描述了 CCMs 在 MRI 上的不同表现（▶ 表 15.1）[17]，并有助于预测 CCM 的出血率[18]：

- 有急性或亚急性血液降解产物的 CCM 有最高的出血风险（Zabramski Ⅰ 和 Ⅱ 型）——占 23.4%[18]。
- 无急性或亚急性血液降解产物的 CCM 有中等风险出血（Zabramski Ⅲ 型）——占 3.4%[18]。
- 斑点大小的病灶出血率最低（Zabramski Ⅳ 型）——1.3%[18]。
- 简单的三分法在临床实践中可能更有用[18]。

15.7 相关病例
15.7.1 相关病例1和相关病例2
弥漫性轴索损伤（▶ 图 15.3，▶ 图 15.4）。

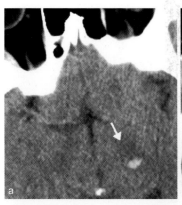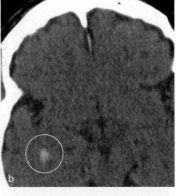

图15.3 相关病例 1。(a) 车祸之后弥漫性轴索损伤（diffuse axonal injury, DAI）显示高密度病变伴邻近部位水肿（箭）。(b) 另一例在影像学上偶然发现的 CCM 患者，重点显示 CCM 与 DAI 之间的差异，注意伴随水肿的缺乏（圆圈）。

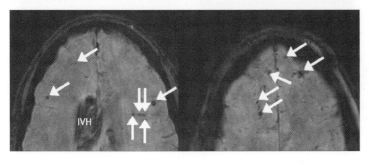

图15.4 相关病例 2。弥漫性轴索损伤（DAI）具有多灶磁敏感性（箭头），病灶位于且靠近灰白质界面。黑点（箭）可能与多发 CM 的表现相似（即 Zabramski Ⅳ 型 CCM 的黑点）。可见脑室内（IVH）出血。

15.7.2 相关病例3
淀粉样血管病变（▶图 15.5）。

15.7.3 相关病例4
出血性转移性疾病（▶图 15.6）。

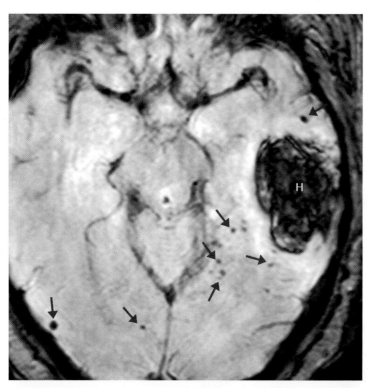

图15.5 相关病例 3。大片出血（H）伴多发黑点（箭），反映淀粉样血管病变的多发微出血。

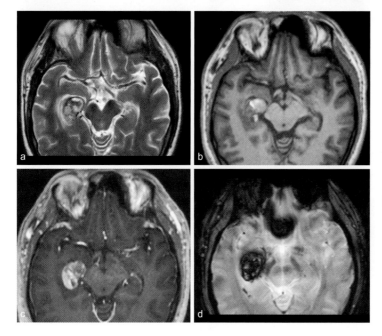

图15.6 相关病例 4。肾细胞癌出血性转移。（a）位于右侧颞中叶的肾形肿块，在 T2W 序列上呈混杂信号（SI）。（b）病变内的 T1 高信号成分为亚急性血液产物（高铁血红蛋白）。（c）T1 增强检查显示肿块有强化。（d）GRE 序列信号丢失表示有出血。

15.7.4 相关病例5

典型"爆米花"样 CCM（ ▶ 图 15.7）。

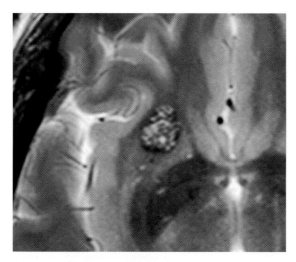

图15.7 相关病例 5。典型的"爆米花"球（或桑葚）样 CCM，具有网状核心的混杂 SI 伴周边 SI 降低。这些在 MRI 上呈网状的病变，再加上相对常见的钙化，表明血栓和出血是一个持续的、反复的过程[17]。

15.8 神经外科问题与回答

（1）这些病变的病因和组织病理学是什么？

CCM 是一种脑部血管异常，由一簇覆有单层内皮内膜的窦道组成[6, 19~22]。

病灶被含铁血黄素沉积物和胶质边缘所包裹[22, 24~26]。血管内充满了血液伴有不同程度的血栓形成[26]。CCM 的渗漏或出血倾向源于内皮紧密连接的功能障碍[27]。CM 最初被认为是先天性的。现在有令人信服的证据表明，它们可以重新出现[6, 28, 29]。它们也与放射治疗有关[30]。

症状性脑内出血是 CCM 最可怕的并发症，也是治疗的主要原因[9]。

海绵状血管瘤的流行病学。

CM 的发生有两种形式：散发性和家族性[31, 32]。CCM 是仅次于 DVA 的第二常见血管病变，占所有血管畸形的 10%~15%[33]。多份报道显示的患病率为一般人群的 0.4%~0.6%[6, 20, 34~37]。病变往往是孤立的散发性或非遗传性 CCM[9, 17]。相反，家族性疾病的特点是多发病变和常染色体显性遗传模式[9, 17]。来自美国西南部地区和墨西哥北部的西班牙裔美国人的 CCM 患病率较高[5, 9, 17]。

CM 常见于年轻人群，没有性别偏好[6]。幕上病变最常见的表现是癫痫发作，其他表现形式包括出血、头痛和局灶性神经功能缺损（FND）[6]。病变的分布通常反映了 CNS 组织的分布，主要位于幕上脑室[6]。1/5 的患者罹患多发性颅内 CM，在家族性病例中至少增加到 4/5[6]。

CM 的总体年出血率为每位患者每年 2.4%，既往出血和女性增加了后续出血的风险[6]。CM 大小、多样性和部位不影响出血率，不过深部病变在临床上更具侵袭性[6]。

（2）与海绵状血管瘤相关的其他血管异常有哪些？

虽然 DVA 在侵袭性病变中更常见，并可能在 CM 的发展中发挥作用，但其在影像学上约占全部病例的 1/10[6]。

一项研究表明，DVA 患者中罹患 DVA 相关性 CM 的患病率随年龄增加。这些结果提示 DVA 相关性 CM 是获得性病变 [38]。

也有报道认为家族性 CCM 不太可能与 DVA 相关，而散发性 CCM 与 DVA 高度相关 [7]。

（3）这些病变在临床上有何表现？

CCM 最常见的临床表现包括癫痫发作、颅内出血和无近期出血影像学证据的 FND[39]。多达 20%～50% 的病例没有症状，是由于脑部 MRI 的广泛应用而偶然发现的 [40, 41]。

当因神经症状做脑部 MRI 而与所发现的 CCM 在解剖学上不相关时，就可能属于偶然发现 [8]。

癫痫发作是最常见的表现之一，因为 CCM 通常位于幕上区 [6, 8]。国际抗癫痫联盟发布了 CM 相关性癫痫的标准（ ▶ 表 15.2 ）[42]。癫痫发作多见于幕上、皮质病变患者 [6, 8]。

表 15.1　CCM 的 Zabramski 分类系统

Zabramski 分类	特　征	影　像　学	出血风险
Ⅰ 型	亚急性出血：T1 和 T2WI 上呈高信号（a、b），GRE 上信号消失（"开花样"）(c)，可见周围水肿（b）		
Ⅱ 型	CCM 典型表现：典型的"爆米花"样病变，T1 和 T2WI 序列呈网状外观（a、b），GRE 上信号消失（"开花样"）(c)。周边的含铁血黄素环是 CCM 典型表现的一部分		23%[18]
Ⅲ 型	慢性出血：T1、T2WI 上低信号（a、b），GRE 上信号消失（"开花样"）(c)		3.4%[18]
类型Ⅳ	GRE 上点状大小的病灶。在 T1 和 T2W 序列上几乎不可见		1.3%[18]

表 15.2 CM 相关性癫痫的标准

确定的 CM 相关性癫痫	可能的 CM 相关性癫痫	与 CM 不相关的癫痫
• 至少有 1 次癫痫发作，发病部位紧邻 CM	• 局灶性癫痫与 CM 发病部位在同侧半球，但不需要在同一邻近区域；未发现其他癫痫来源	• 癫痫与 CM 无因果关系

来源：Rosenow et al[42].

这些皮质病灶的出血是如何定义的？不同的研究对出血的定义有很大的差异，从而给出血率的量化带来了困难。有些人认为，只有当出现新的神经事件并伴有阳性影像学表现时，才认为病变有出血。而其他人认为只要有影像学表现就可以判定。有鉴于此，伴有出血患者的比例有很大的差异[28]。

血管瘤联盟科学咨询委员会提出了出血的定义（▶ 表 15.3）[43]。

（4）妊娠是否增加海绵状血管瘤患者发生症状性脑出血的风险？妊娠是禁忌证吗？

CCM 的症状性出血风险并没有增加，且与非怀孕状态没有区别[44, 45]。

CCM 病史并不是怀孕或顺产的禁忌证[44, 45]。

表 15.3 CM 出血的定义

临床事件包含以下两者：
• 急性或亚急性发作的症状（任何头痛、癫痫发作、意识受损或与 CM 解剖部位相关的新发 / 恶化的局灶性神经功能缺损）
• 放射学的、病理的、外科的，或少见的病灶外或病灶内近期出血的脑脊液证据
仅存在含铁血黄素晕环，或仅仅 CM 直径增大而没有近期出血的其他证据，均不被认为是形成了出血

来源：Al-Shahi Salman et al[43].

（5）CCM 的处理方法是什么？

CCM 患者的管理包括针对 CM 本身的医疗处理和治疗[8]。由神经学家、神经外科医生和遗传学家组成的多学科团队可能是必要的。

目前还没有针对 CM 患者进行医学或外科治疗的临床试验[8]。因此，指南主要是基于非对照的病例系列和专家意见[8]。

在治疗 CCM 时，必须针对自然病史权衡手术风险[8, 26]。手术风险取决于病变部位、是否靠近脑表面及外科医生的经验[8]。

CM 手术切除通常被认为是针对有症状的、手术可触及的病变[9]。如果 CM 位于易感脑区、深部脑区（如丘脑、基底神经节）或脑干，一般只在复发出血或显著和（或）发病率恶化的情况下才考虑手术。

对于 CCM 相关性癫痫患者，可考虑手术以降低发作频率和出血风险[8]。在 1～2 年内，60%～80% 的患者可无癫痫发作[42]。如果癫痫发作的持续时间＜ 1 年，成功率更高[42]。

在无症状的患者中，由于 CM 具有良性的自然病史，一般不建议进行切除[9]。

（6）海绵状血管瘤有哪些治疗方法？

CM 的治疗包括观察、手术或立体定向放射手术（SRS）[8, 26]。

患者在经历易感脑区多次出血，或在非易感脑区一次出血并伴有神经功能缺损加重之后，

CM 要被切除 [26, 46]。

手术治疗幕上非易感脑区的 CCM 是安全且可治愈的 [34]。CCM 位于深部和易感脑区及出现包括进行性神经功能障碍、出血证据和难以控制的癫痫发作等症状时，建议根据无框架立体定向指导和功能磁共振成像的综合计划进行手术治疗，结果是可接受的低发病率 [47]。

虽然显微手术切除是海绵状瘤的标准治疗方法，但在治疗位于深部、易感脑区的 CM 时出现并发症的风险是不可忽视的。当病变不能手术或手术风险高时，SRS 可用于防止病变的自然进展 [26, 48~50]。放射手术在减少反复出血的 CCM 额外出血风险方面是有效的 [51]。

由于介入性治疗伴随的潜在风险，已经有一些关于 CM 医疗管理有效性的研究，允许病变自然进展，仅减轻临床症状 [26]。一项研究报道，与保守治疗相比，非难治性癫痫患者接受 CM 手术治疗后预期癫痫发作的风险没有显著降低 [52]。

（7）遗传学是否影响 CCM 的自然史和治疗？

CCM 存在遗传基础。家族性 CCM 是多灶性和（或）有家族史。三种基因之一的功能突变缺失已经被描述：*CCM1*（*KRIT1*），*CCM2*（*MGC4607*）和 *CCM3*。这些基因的功能仍在研究中，包括它们作为潜在治疗靶点的作用 [8]。所有这些基因都参与信号传递，表明遗传学负责维持邻近血管内皮细胞之间的连接完整性 [24, 53]。

15.9　要点总结

- 对 CCM 的出血进行临床和影像学评估是因为这是最可怕的并发症，也是治疗 CCM 的主要原因 [9]。
- 对于疑似或已知 CCM 的诊断和临床随访，建议使用脑部 MRI。这应该包括梯度回波或 SWI 序列，以确定是否有一个或多个 CCM[9]。
- SWI 优于标准的 GRE 型序列，因为它在检测 CCM 时具有更高的敏感性，并能区分钙化和出血。
- 理想情况下，MRI 应在临床事件发生后 2 周内进行，以证明细胞外高铁血红蛋白，其在 T1 和 T2W 序列上呈高信号。当含铁血黄素出现时，SWI 或 GRE 序列（如果没有的话）往往表现出信号丢失的增加，这可能对鉴别小出血特别有帮助 [9, 43]。
- 临床症状怀疑出血发作后应尽快进行脑部成像 [9]。在 CT 上可以很容易且准确识别急性出血的证据，最好在临床事件发生后的 1 周内进行 CT 检查，以便可靠地显示与新近出血相一致的高密度 [9, 54]，尽管它可能在几周内仍然很明显。考虑到新近的出血，CT 上的高密度应该是新鲜的，当与以往任何 CM 的 CT 图像相比，应该具有与急性出血一致的 CT 值，或者至少在 2 周后的 CT 成像上应该被吸收 [43]。
- 经导管血管造影不推荐用于 CCM 的评估，除非考虑动静脉畸形的鉴别诊断。
- 如果诊断有问题，并且神经系统状况有不好的变化，例如癫痫发作或新的局灶性神经功能缺损，建议重复影像学检查 [42]。

·参考文献·

[1] Osborn AG, Hedlund GL, Salzman KL. Osborn's Brain: Imaging, Pathology, and Anatomy. 2nd ed. Philadelphia, PA: Elsevier; 2018

[2] Rigamonti D, Drayer BP, Johnson PC, Hadley MN, Zabramski J, Spetzler RF. The MRI appearance of cavernous malformations (angiomas). J Neurosurg. 1987; 67(4): 518-524

[3] Perrini P, Lanzino G. The association of venous developmental anomalies and cavernous malformations: pathophysiological, diagnostic, and surgical considerations. Neurosurg Focus. 2006; 21(1): e5

[4] Cakirer S. De novo formation of a cavernous malformation of the brain in the presence of a developmental venous anomaly. Clin Radiol. 2003; 58(3): 251-256

[5] Rigamonti D, Spetzler RF. The association of venous and cavernous malformations. Report of four cases and discussion of the pathophysiological, diagnostic, and therapeutic implications. Acta Neurochir (Wien). 1988; 92(1-4): 100-105

[6] Gross BA, Lin N, Du R, Day AL. The natural history of intracranial cavernous malformations. Neurosurg Focus. 2011; 30(6): E24

[7] Petersen TA, Morrison LA, Schrader RM, Hart BL. Familial versus sporadic cavernous malformations: differences in developmental venous anomaly association and lesion phenotype. AJNR Am J Neuroradiol. 2010; 31(2): 377-382

[8] Flemming KD. Clinical management of cavernous malformations. Curr Cardiol Rep. 2017; 19(12): 122

[9] Akers A, Al-Shahi Salman R, A Awad I, et al. Synopsis of guidelines for the clinical management of cerebral cavernous malformations: consensus recommendations based on systematic literature review by the angioma alliance scientific advisory board clinical experts panel. Neurosurgery. 2017; 80(5): 665-680

[10] Campbell PG, Jabbour P, Yadla S, Awad IA. Emerging clinical imaging techniques for cerebral cavernous malformations: a systematic review. Neurosurg Focus. 2010; 29(3): E6

[11] Lehnhardt FG, von Smekal U, Rückriem B, et al. Value of gradient-echo magnetic resonance imaging in the diagnosis of familial cerebral cavernous malformation. Arch Neurol. 2005; 62(4): 653-658

[12] Lee BC, Vo KD, Kido DK, et al. MR high-resolution blood oxygenation level-dependent venography of occult (low-flow) vascular lesions. AJNR Am J Neuroradiol. 1999; 20(7): 1239-1242

[13] de Souza JM, Domingues RC, Cruz LC, Jr, Domingues FS, Iasbeck T, Gasparetto EL. Susceptibility-weighted imaging for the evaluation of patients with familial cerebral cavernous malformations: a comparison with T2-weighted fast spin-echo and gradient-echo sequences. AJNR Am J Neuroradiol. 2008; 29(1): 154-158

[14] de Champfleur NM, Langlois C, Ankenbrandt WJ, et al. Magnetic resonance imaging evaluation of cerebral cavernous malformations with susceptibility-weighted imaging. Neurosurgery. 2011; 68(3): 641-647, discussion 647-648

[15] Bulut HT, Sarica MA, Baykan AH. The value of susceptibility weighted magnetic resonance imaging in evaluation of patients with familial cerebral cavernous angioma. Int J Clin Exp Med. 2014; 7(12): 5296-5302

[16] Kiroglu Y, Oran I, Dalbasti T, Karabulut N, Calli C. Thrombosis of a drainage vein in developmental venous anomaly (DVA) leading venous infarction: a case report and review of the literature. J Neuroimaging. 2011; 21(2): 197-201

[17] Zabramski JM, Wascher TM, Spetzler RF, et al. The natural history of familial cavernous malformations: results of an ongoing study. J Neurosurg. 1994; 80(3): 422-432

[18] Nikoubashman O, Di Rocco F, Davagnanam I, Mankad K, Zerah M, Wiesmann M. Prospective hemorrhage rates of cerebral cavernous malformations in children and adolescents based on MRI appearance. AJNR Am J Neuroradiol. 2015; 36(11): 2177-2183

[19] Awad IA, Robinson JR, Jr, Mohanty S, Estes ML. Mixed vascular malformations of the brain: clinical and pathogenetic considerations. Neurosurgery. 1993; 33(2): 179-188, discussion 188

[20] Del Curling O, Jr, Kelly DL, Jr, Elster AD, Craven TE. An analysis of the natural history of cavernous angiomas. J Neurosurg. 1991; 75(5): 702-708

[21] McCormick WF, Hardman JM, Boulter TR. Vascular malformations ("angiomas") of the brain, with special reference to those occurring in the posterior fossa. J Neurosurg. 1968; 28(3): 241-251

[22] Moriarity JL, Wetzel M, Clatterbuck RE, et al. The natural history of cavernous malformations: a prospective study of 68 patients. Neurosurgery. 1999; 44(6): 1166-1171, discussion 1172-1173

[23] Raychaudhuri R, Batjer HH, Awad IA. Intracranial cavernous angioma: a practical review of clinical and biological aspects. Surg Neurol. 2005; 63(4): 319-328, discussion 328

[24] Yadla S, Jabbour PM, Shenkar R, Shi C, Campbell PG, Awad IA. Cerebral cavernous malformations as a disease of vascular permeability: from bench to bedside with caution. Neurosurg Focus. 2010; 29(3): E4

[25] Dalyai RT, Ghobrial G, Awad I, et al. Management of incidental cavernous malformations: a review. Neurosurg Focus. 2011; 31(6): E5

[26] Mouchtouris N, Chalouhi N, Chitale A, et al. Management of cerebral cavernous malformations: from diagnosis to treatment. ScientificWorldJournal. 2015; 2015: 808314

[27] Clatterbuck RE, Eberhart CG, Crain BJ, Rigamonti D. Ultrastructural and immunocytochemical evidence that an incompetent blood-brain barrier is related to the pathophysiology of cavernous malformations. J Neurol Neurosurg Psychiatry. 2001; 71(2): 188-192

[28] Washington CW, McCoy KE, Zipfel GJ. Update on the natural history of cavernous malformations and factors predicting aggressive clinical presentation. Neurosurg Focus. 2010; 29(3): E7

[29] Flemming KD, Bovis GK, Meyer FB. Aggressive course of multiple de novo cavernous malformations. J Neurosurg. 2011; 115(6): 1175-1178

[30] Gastelum E, Sear K, Hills N, et al. Rates and characteristics of radiographically detected intracerebral cavernous malformations after cranial radiation therapy in pediatric cancer patients. J Child Neurol. 2015; 30(7): 842-849

[31] Hayman LA, Evans RA, Ferrell RE, Fahr LM, Ostrow P, Riccardi VM. Familial cavernous angiomas: natural history and genetic study over a 5-year period. Am J Med Genet. 1982; 11(2): 147-160

[32] Rigamonti D, Hadley MN, Drayer BP, et al. Cerebral cavernous malformations. Incidence and familial occurrence. N Engl J Med. 1988; 319(6): 343-347

[33] Batra S, Lin D, Recinos PF, Zhang J, Rigamonti D. Cavernous malformations: natural history, diagnosis and treatment. Nat Rev Neurol. 2009; 5(12): 659-670

[34] Kim DS, Park YG, Choi JU, Chung SS, Lee KC. An analysis of the natural history of cavernous malformations. Surg Neurol. 1997; 48(1): 9-17, discussion 17-18

[35] Otten P, Pizzolato GP, Rilliet B, Berney J. 131 cases of cavernous angioma (cavernomas) of the CNS, discovered by retrospective analysis of 24, 535 autopsies. Neurochirurgie. 1989; 35(2): 82-83, 128-131

[36] Robinson JR, Awad IA, Little JR. Natural history of the cavernous angioma. J Neurosurg. 1991; 75(5): 709-714

[37] Sarwar M, McCormick WF. Intracerebral venous angioma. Case report and review. Arch Neurol. 1978; 35(5): 323-325

[38] Brinjikji W, El-Masri AE, Wald JT, Flemming KD, Lanzino G. Prevalence of cerebral cavernous malformations associated with developmental venous anomalies increases with age. Childs Nerv Syst. 2017; 33(9): 1539−1543

[39] Al-Shahi Salman R, Hall JM, Horne MA, et al. Scottish Audit of Intracranial Vascular Malformations (SAIVMs) collaborators. Untreated clinical course of cerebral cavernous malformations: a prospective, population-based cohort study. Lancet Neurol. 2012; 11(3): 217−224

[40] Morris Z, Whiteley WN, Longstreth WT, Jr, et al. Incidental findings on brain magnetic resonance imaging: systematic review and meta-analysis. BMJ. 2009; 339: b3016

[41] Moore SA, Brown RD, Jr, Christianson TJ, Flemming KD. Long-term natural history of incidentally discovered cavernous malformations in a single-center cohort. J Neurosurg. 2014; 120(5): 1188−1192

[42] Rosenow F, Alonso-Vanegas MA, Baumgartner C, et al. Surgical Task Force, Commission on Therapeutic Strategies of the ILAE. Cavernoma-related epilepsy: review and recommendations for management: report of the Surgical Task Force of the ILAE Commission on Therapeutic Strategies. Epilepsia. 2013; 54(12): 2025−2035

[43] Al-Shahi Salman R, Berg MJ, Morrison L, Awad IA, Angioma Alliance Scientific Advisory Board. Hemorrhage from cavernous malformations of the brain: definition and reporting standards. Stroke. 2008; 39(12): 3222−3230

[44] Kalani MY, Zabramski JM. Risk for symptomatic hemorrhage of cerebral cavernous malformations during pregnancy. J Neurosurg. 2013; 118(1): 50−55

[45] Witiw CD, Abou-Hamden A, Kulkarni AV, Silvaggio JA, Schneider C, Wallace MC. Cerebral cavernous malformations and pregnancy: hemorrhage risk and influence on obstetrical management. Neurosurgery. 2012; 71(3): 626−630, discussion 631

[46] Steinberg GK, Chang SD, Gewirtz RJ, Lopez JR. Microsurgical resection of brainstem, thalamic, and basal ganglia angiographically occult vascular malformations. Neurosurgery. 2000; 46(2): 260−270, discussion 270−271

[47] D'Angelo VA, De Bonis C, Amoroso R, et al. Supratentorial cerebral cavernous malformations: clinical, surgical, and genetic involvement. Neurosurg Focus. 2006; 21(1): e9

[48] Chalouhi N, Jabbour P, Andrews DW. Stereotactic radiosurgery for cavernous malformations: is it effective?World Neurosurg. 2013; 80(6): e185−e186

[49] Lu XY, Sun H, Xu JG, Li QY. Stereotactic radiosurgery of brainstem cavernous malformations: a systematic review and meta-analysis. J Neurosurg. 2014; 120(4): 982−987

[50] Lunsford LD, Khan AA, Niranjan A, Kano H, Flickinger JC, Kondziolka D. Stereotactic radiosurgery for symptomatic solitary cerebral cavernous malformations considered high risk for resection. J Neurosurg. 2010; 113(1): 23−29

[51] Niranjan A, Lunsford LD. Stereotactic radiosurgery guidelines for the management of patients with intracranial cavernous malformations. Prog Neurol Surg. 2013; 27: 166−175

[52] Fernández S, Miró J, Falip M, et al. Surgical versus conservative treatment in patients with cerebral cavernomas and non refractory epilepsy. Seizure. 2012; 21(10): 785−788

[53] Fischer A, Zalvide J, Faurobert E, Albiges-Rizo C, Tournier-Lasserve E. Cerebral cavernous malformations: from CCM genes to endothelial cell homeostasis. Trends Mol Med. 2013; 19(5): 302−308

[54] Dennis MS, Bamford JM, Molyneux AJ, Warlow CP. Rapid resolution of signs of primary intracerebral haemorrhage in computed tomograms of the brain. Br Med J (Clin Res Ed). 1987; 295(6594): 379−381

16 胶样囊肿

Christopher R. Conner, Hussein A. Zeineddine, Kaye D. Westmark, and Arthur L. Day

16.1 引言

胶样囊肿是组织学上的良性病变，常位于第三脑室顶部，靠近孟氏孔。虽然具有造成梗阻性脑积水的潜在危险，但也可能表现为无症状的偶然发现。在本章中将讨论影像学和人口统计学的危险因素，可能有助于预测症状的进展，包括阻塞性脑积水。此外，将描述不同表现的胶样囊肿，并展示感兴趣的相关病例，其不寻常的病理类似胶样囊肿。

16.2 病例介绍

临床病史

21 岁男性，因高速摩托车事故伴现场意识丧失而送至急诊室。主诉背部疼痛，但否认头痛、恶心或呕吐。行脑部 CT 平扫检查（▶ 图 16.1）。

16.3 影像分析

影像学表现

脑部 CT 平扫（▶ 图 16.1）显示孟氏孔区的 3 mm 高密度病变。脑室大小正常。

进一步影像学检查

进行脑部 MRI 检查以评估脑部 CT 的发现。脑部 MRI 表现见 ▶ 图 16.2。

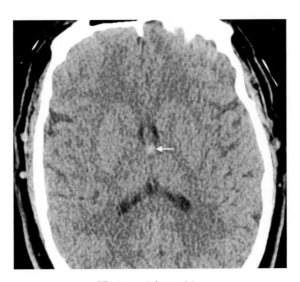

图16.1 脑部 CT 平扫。

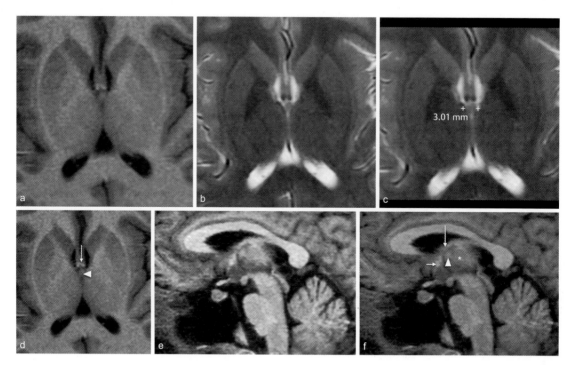

图16.2 第三脑室胶样囊肿。脑部 MRI 横断位 T1W（a）和 T2W（b、c）图像显示孟氏孔区 3 mm 小肿块。脑部 MR 横断位 T1WI（d）显示肿块（箭）与大脑呈等信号，使其很难被发现。穹窿柱用长箭（d）表示。肿块（箭头）在矢状位 T1WI 上显示最清楚（e、f），毗邻第三脑室顶部，中间块前方（星号），穹窿柱后方（长箭），正好位于前连合后方（短箭）。

16.4 临床评估

16.4.1 神经外科评价

患者在急诊科否认有头痛（HA），无 HA 病史。神经系统检查正常。

16.4.2 临床处理

由于这是偶然发现的、无症状的 3 mm 胶样囊肿，脑室大小正常，因此选择影像学随访的保守治疗。告知患者囊肿可能会扩大，尽管可能性不大。如果突然出现头痛发作或新的神经系统主诉，应寻求紧急医疗护理。如果患者仍无症状，则返回神经外科诊所预约神经外科医生随访，并在 1 年后进行脑部 CT 平扫随访。

16.5 孟氏孔区肿块的鉴别诊断

16.5.1 囊肿

- 胶样囊肿（colloid cyst，CC）
  - 圆形或椭圆形、轮廓清晰的肿块，位于第三脑室前上方，实际上就能确定诊断为 CC。
  - CT 上多数是高密度，CT 对小的高密度囊肿比 MRI 更敏感[1]。
- 神经囊尾蚴病（NCC）
  - 脑室内、囊泡期应予考虑，特别是在流行地区：
    ◦ 与脑脊液（CSF）等信号。
    ◦ 可以看到高信号的头节，而胶样囊肿鲜有报道的囊内结节在 T2WI 上呈低信号。
    ◦ NCC 囊泡型囊肿具有移动性，常见于第四脑室。

- 葡萄串状型:
  - 大量囊肿,最常见于基底池,可引起炎症反应,导致阻塞性脑积水。
- 蛛网膜、室管膜和脉络丛囊肿 [2, 3, 4] 鲜有报道类似 CC 者,但与 CC 不同,它们应该在信号强度和密度上类似 CSF。

16.5.2 伪影

- 在 MRI 上,由于脑脊液搏动穿过孟氏孔而导致第三脑室出现流空 [2](见"诊断要点与难点"及相关病例 3)。

16.5.3 血管

- 延长扩张型基底动脉或基底动脉动脉瘤向上推移第三脑室底部 [2, 5]。
  - 可能仅在横断位图像上类似 CC,但在冠状位或矢状位上可以确认其为连续扩张、剧烈波动的基底动脉或基底动脉动脉瘤。
- 海绵状血管瘤 [6] 和动静脉畸形 [7] 已有报道与 CC 相似,但都位于脑实质而不是第三脑室。海绵状血管瘤可有强化。血液产物通常有含铁血黄素环,在 GRE 或 SWI 图像上呈现周围实质内弥漫性 T1 缩短(见相关案例 7)。

16.5.4 肿瘤

- 室管膜下瘤
  - 通常位于第四脑室的底部或侧脑室的额角而不是第三脑室。
- 转移性疾病(见相关病例 4);脑室颅咽管瘤(见相关病例 8);脉络膜丛肿瘤(原发性、继发性);脑室脑膜瘤;中央神经细胞瘤;神经胶质瘤和垂体腺瘤很少被报道与 CC 相似 [2, 5, 8, 9]。

16.5.5 炎症反应

CC 内的黄色肉芽肿或黄色肉芽样改变 [10, 11, 12]。

16.5.6 杂类

- 点状的(≤1 mm)高密度结节,尽管体积很小但清晰可见,可能是血管或脉络丛内的微小钙化(见相关病例 7)。
- 脑室内出血:
  - 与脑室内出血(intraventricular hemorrhage, IVH)的其他区域有关。
  - 伴有其他 IVH 和(或)蛛网膜下腔出血的短暂性表现。

16.5.7 儿科人群中的特殊注意事项

- 室管膜下巨细胞星形细胞瘤(subependymal giant cell astrocytoma, SEGA)见相关病例 6。
  - 儿童孟氏孔附近最常见的病变,而 CC 在儿童人群中很少见。
  - 实性,明显强化肿块伴钙化。
  - 见于结节性硬化症(tuberous sclerosis complex, TSC)[5] 的一些儿童。虽然 SEGA 患者通常不会表现有其他的症状,即使携带 *TSC1* 和(或)*TSC2* 基因突变,但仍应进行检查影像学以寻找其他相关表现,如皮质结节和室管膜下小错构瘤结节。
- 罕有朗格汉斯细胞组织细胞增多症(Langerhans cell histiocytosis, LCH)和毛细胞星形细胞瘤与 CC 相似的报道。

16.6 诊断要点与难点

- 脑脊液流动伪影是 MRI 诊断 CC"假阳性"的主要原因。由于 CSF 流动的快速或湍流导致脑室内信号丢失(见相关病例 3)。

- 流动伪影最常见于 FLAIR 序列上的侧脑室额角和靠近孟氏孔的第三脑室[2, 5]。
- 在多个序列上的表现不一致，搏动伪影，缺乏矢状位 T1WI 上的确认，此时应该提高流动伪影的可能性。
- 用脑部 CT 来进行确认可能有帮助，因为 CT 图像上不出现流动伪影。

- 最先偶然发现 CC 的通常是脑部 CT，在几乎所有的病例中，这是非常小但最容易见到的高密度囊肿[1]。
- 如果 CC 在 T2WI 上为低信号，则在 FLAIR 上可能很难发现，因其可能与被抑制的 CSF 呈等信号。
- CC 不会引起扩散受限，不会造成邻近脑实质水肿，也不会有明显的增厚、结节或均匀强化。任何这些发现都应立即考虑更多的鉴别诊断。

16.7 关于胶样囊肿的重要事实

16.7.1 放射科医生报告的关键内容

- 囊肿大小通常是在最易发现的横断位成像序列上进行测量。在上、下尺寸不对称增大的椭圆形囊肿中，可能会低估囊肿的大小。
- T2 信号强度：低信号囊肿可能更难被外科医生发现[14, 15]。
- FLAIR 信号强度：一些研究发现 FLAIR 上的高信号提示囊肿更可能有或变得有症状[16]。
- 囊肿相对于孟氏孔的位置（ ▶ 图 16.3，第三脑室的高风险区 ）。
- 脑室大小；颞角扩张和额角变圆是早期脑积水的敏感指标，且在 FLAIR 上脑室周围白质信号增高。如果有的话，与以前的检查进行比较，寻找囊肿和（或）脑室大小的细微变化非常重要。
- 应注意透明隔腔或第六脑室的存在，因为这些解剖变异可能影响手术入路。
- 应注意额叶静脉血管瘤的存在，因为这可能影响手术入路。

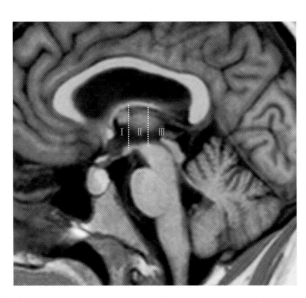

图16.3　矢状位 T1WI，虚线显示第三脑室被划分为三个解剖"高风险区"。此图像来自一位 35 岁的孕妇，偶发 1 区 6 mm 的胶样囊肿及生理性垂体肥大。

16.7.2 胶样囊肿的影像学特征

- CC 边界清晰，圆形或椭圆形，信号强度和密度取决于胆固醇含量和水合状态[2]。
- 2/3 的 CT 为高密度。其余的是等密度至低密度。钙化罕见[17]。
- 在 MR 上有 25% 出现"黑洞"效应（囊肿内的浓缩碎片形成一个中心，在 T2WI 上呈黑色，被呈"白色"的蛋白质液体包围）。
- 少见的是，囊肿在 T2WI 和（或）FLAIR 上呈"白色"，有一个小的中央或附壁的结节，通常为黑色。这种不寻常的表现会使人联想到 Rathke 囊肿的壁结节[18, 19]。
- 99% 位于孟氏孔。位于侧脑室、第四脑室、额叶、小脑、透明隔腔和中间帆腔鲜有报告[2, 20~22]。

16.7.3 第三脑室"高风险"区[16]

Beaumont 等人报道，CC 在第三脑室内的精确位置是囊肿有或可能出现症状的危险因素[16]（ ▶ 图 16.3 ）。

- 1 区：从终板向后延伸至乳头体与中间块前缘之间的切线。1 区囊肿被认为有阻塞孟氏孔的风险。
- 2 区：从 1 区后缘延伸至中脑导水管前缘。2 区囊肿阻塞脑脊液流动的风险较低。
- 3 区：从 2 区后缘延伸至第三脑室后缘。3 区囊肿有阻塞中脑导水管的风险。

16.8 相关病例

16.8.1 显示第三脑室胶样囊肿不同表现的相关病例

16.8.1.1 相关病例 1

FLAIR 成像上不同信号强度的胶样囊肿（ ▶ 图 16.4 ）。

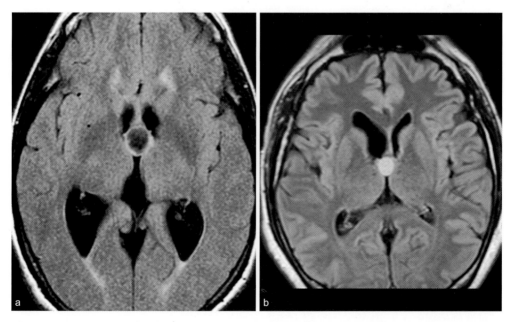

图16.4 相关病例 1。不同表现的胶样囊肿。来自两个不同患者的横断位 FLAIR 图像，显示可能由于水合状态而具有不同信号强度的胶样囊肿。注意阻塞性脑积水患者囊肿的"黑洞"表现（a）。一个大的、高信号的胶样囊肿导致右侧侧脑室相对于萎缩脑室的不对称扩大，该患者出现单侧脑积水并伴有头痛加重（b）。

16.8.1.2 相关病例 2

囊内结节——少见表现，联想到 Rathke 囊肿（▶ 图 16.5，▶ 图 16.6）。

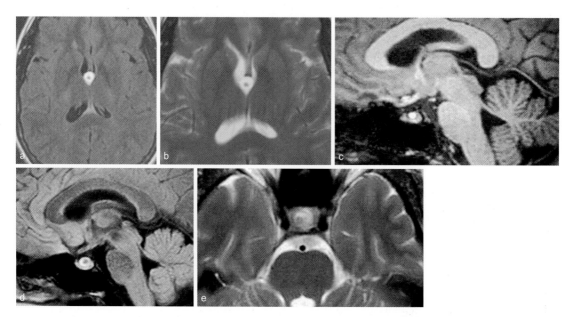

图16.5 相关病例 2。第三脑室胶质囊肿的 MRI（a、b）和鞍区 Rathke 囊肿（c～e）。横断位 FLAIR（a）和 T2WI（b）显示边界清楚的囊内结节，与图 c～e 所示鞍区 Rathke 囊肿中更常见的结节类似。虽然该第三脑室胶样囊肿无症状，但由于囊肿尺寸（7mm）、患者年龄小、侧脑室大小稍不对称，无法确定其临床意义，手术医生及患者家属选择切除囊肿。

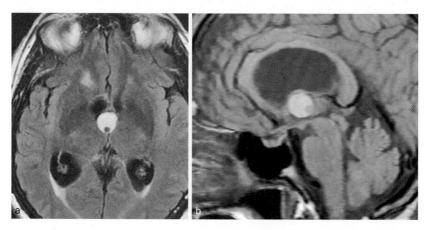

图16.6 相关病例 2。第三脑室胶样囊肿伴囊内结节。横断位 FLAIR（a）和矢状位 T1WI（b）显示囊肿伴有小的壁结节表现。该患者因表现为急性梗阻性脑积水而进行囊肿切除手术。

16.8.2 类似第三脑室胶样囊肿的相关病例

16.8.2.1 相关病例 3

脑脊液流动伪影（▶ 图 16.7，▶ 图 16.8）。

16.8.2.2 相关病例 4

原发性中枢神经黑色素瘤脑脊液种植（▶ 图 16.9）。

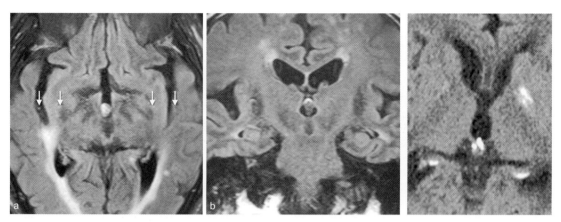

图16.7 相关病例 3。脑脊液流动伪影。横断位（a）和冠状位（b）FLAIR 图像显示第三脑室疑似"病变"。相位编码方向上的搏动伪影由（a）中的箭表示。信号强度不一致、缺乏矢状位 T1W 图像（本例中未显示）上的确认以及搏动伪影提示为脑脊液流动伪影，而不是真正的病变。

图16.8 相关病例 3。随访脑部 CT 显示第三脑室突出，但没有肿块的证据，进一步证实 MRI 所见的"病变"为伪影性质。偶然注意到左侧基底节区的营养不良性钙化。

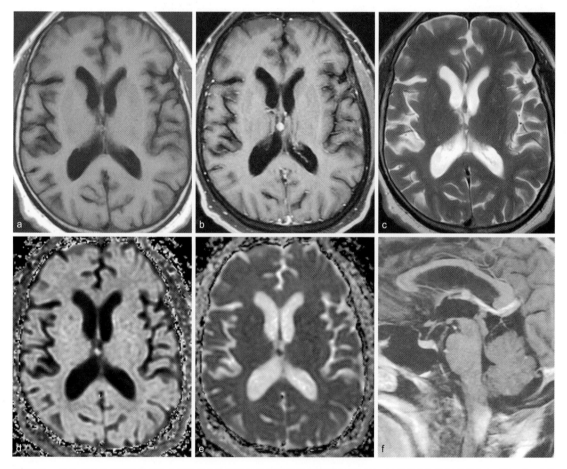

图16.9 起源于颈髓背侧的原发性中枢神经系统黑色素瘤 CSF 种植患者的脑部 MRI。圆形的中线结节样病变在 T1WI 和 T2WI 上有些类似胶样囊肿（a、c）。矢状位 T1WI 增强图像（f）显示肿块比典型的胶样囊肿更靠近后方，可能位于中间帆腔。增强后 T1WI 显示病灶均匀强化（b），这不是胶样囊肿的特征，而胶样囊肿最多只能显示少许边缘强化。DWI（d）显示明显的扩散受限，表观扩散系数图（e）符合高细胞密度肿瘤。

16.8.2.3 相关病例 5

低级别胶质瘤（ ▶ 图 16.10）。

13 岁女性，因头痛而进行脑部 CT 扫描（ ▶ 图 16.10a），发现侧脑室和第三脑室扩张。由于多数胶样囊肿在 CT 上呈高密度，且位于第三脑室的更前方，因此认为胶样囊肿的可能性极低。MRI 表现也不典型，因为囊肿在 T1WI 上呈低信号（ ▶ 图 16.10b、c）且毗邻左侧丘脑，伴有该区域非常轻微的室管膜增厚（ ▶ 图 16.10d、e）。由于病灶无强化，且患者来自中美洲，考虑最有可能是神经囊尾蚴病或室管膜囊肿。病变经脑室镜活检，最终病理显示为低级别胶质瘤。

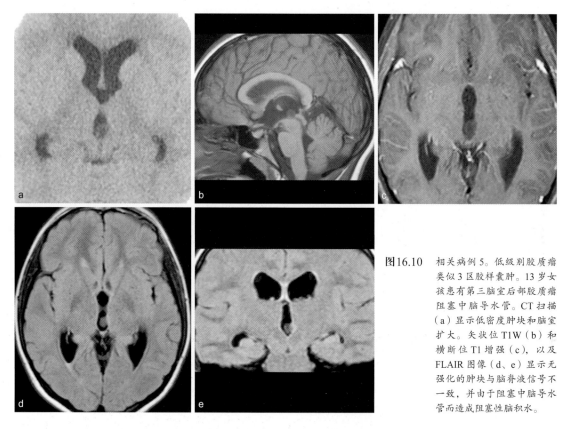

图16.10　相关病例 5。低级别胶质瘤类似 3 区胶样囊肿。13 岁女孩患有第三脑室后部胶质瘤阻塞中脑导水管。CT 扫描（a）显示低密度肿块和脑室扩大。矢状位 T1W（b）和横断位 T1 增强（c），以及 FLAIR 图像（d、e）显示无强化的肿块与脑脊液信号不一致，并由于阻塞中脑导水管而造成阻塞性脑积水。

16.8.2.4 相关病例 6

儿童 TSC 患者的室管膜下巨细胞瘤（ ▶ 图 16.11）。

16.8.2.5 相关病例 7

海绵状血管瘤（ ▶ 图 16.12～ ▶ 图 16.15）。

16.8.2.6 相关病例 8

第三脑室颅咽管瘤（ ▶ 图 16.16）。

16.9　神经外科问题与回答

（1）什么是胶样囊肿的病因和有助于临床决策的自然病史？

胶样囊肿的胚胎起源存在争议，有不同的理论，包括其为起源于来自间脑室管膜[25] 侧丝的残余[23, 24]，或是脉络膜丛的神经上皮囊肿[26]。最近的超微结构分析和免疫组化支持类似于 Rathke 囊肿和神经肠源性囊肿的内胚层来源[24, 25, 27]。

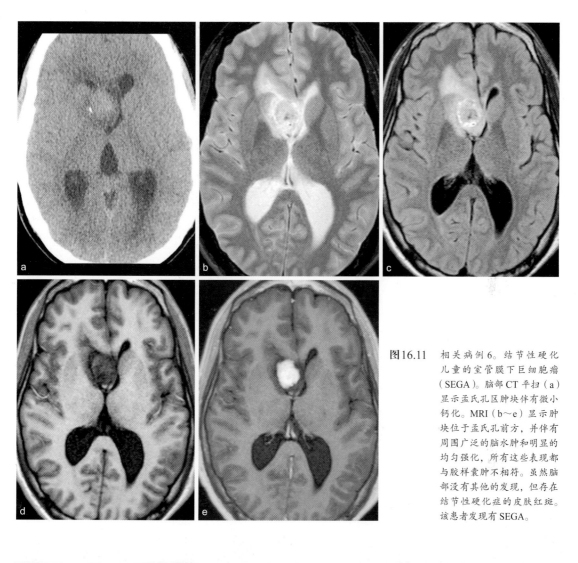

图16.11 相关病例6。结节性硬化儿童的室管膜下巨细胞瘤（SEGA）。脑部CT平扫（a）显示孟氏孔区肿块伴有微小钙化。MRI（b～e）显示肿块位于孟氏孔前方，并伴有周围广泛的脑水肿和明显的均匀强化，所有这些表现都与胶样囊肿不相符。虽然脑部没有其他的发现，但存在结节性硬化症的皮肤红斑。该患者发现有SEGA。

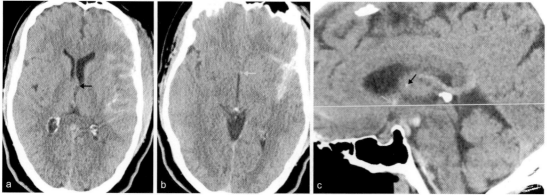

图16.12 相关病例7。头部横断位CT图像显示高速机动车事故中发生头部损伤的患者状态。左侧明显的软组织肿胀伴蛛网膜下腔出血（SAH）和小的硬膜下血肿。尽管左侧半球存在占位效应，但左侧侧脑室不对称扩大。左侧孟氏孔（a中黑色箭）高密度点状异常密度尽管体积很小，但非常明显，提示可能是小静脉内或脉络膜丛的钙化。横断位图（b）向下1 cm处显示左侧裂池内广泛的SAH，孟氏孔下方可见密度增高的模糊区域（箭）。矢状位中线重建图像（c）证实孟氏孔点状钙化和实质内高密度病变确实是分开的。在桥前池和四叠体池内可见蛛网膜下腔积血。

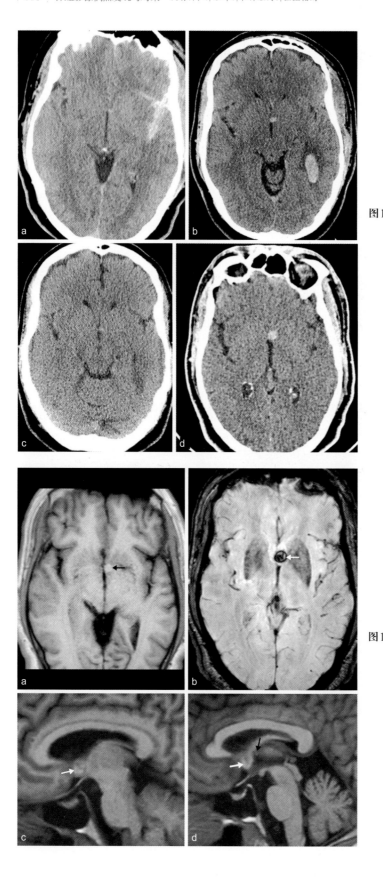

图16.13 相关病例 7。最初的脑部 CT（a）和创伤后第 4 天的后续随访脑部 CT（b）显示左侧颞叶实质内出血伴周围轻微水肿，这在最初的检查中也可见到；其进展正如预期的那样，体积变小且边界更清晰。SAH 显著吸收。然而，靠近孟氏孔的密度增高区明显增大。1 个月后随访 CT（c）显示左侧颞叶血肿的吸收和孟氏孔区的密度。再 1 个月后（d）因头痛加重而进行的随访检查显示，尽管 SAH 和左侧颞叶血肿已经吸收，但孟氏孔区域的高密度病变明显增大。进行 MRI 检查以评估快速增大的胶样囊肿的可能性（▶ 图16.14）。

图16.14 相关病例 7。脑部 MRI 显示为海绵状血管瘤。横断位 T1WI（a）和 SWI（b）显示局灶性 T1 缩短区（黑色箭），SWI 上有明显的"环状"磁敏感伪影（b 中白色箭）。矢状位 T1WI（c、d）显示海绵状血管瘤（白色箭）为轻微高信号，位于室间孔前方和侧下方，孟氏孔区有第二个更小的病变（黑色箭）。SWI 序列上明显的"环状"磁敏感伪影与连续 CT 扫描横断位上的反复出血，都与经手术切除的海绵状血管瘤相一致。术后图像见 ▶ 图16.15。

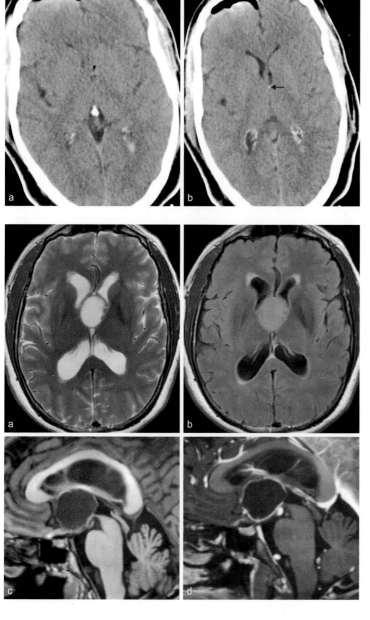

图16.15 相关病例7。术后CT扫描。海绵状血管瘤（a）完全切除，孟氏孔区点状钙化（黑色箭）保持不变（b）。

图16.16 相关病例8。第三脑室前方颅咽管瘤。该50岁男性患者在数周内出现记忆丧失，横断位图像上发现一个类似胶样囊肿的肿块（a、b），阻塞孟氏孔造成脑室扩大。矢状位T1W增强前（c）和增强后（d）图像显示明显的边缘增强。T1WI上呈非常低的信号与明显的壁强化对胶样囊肿而言是非常不典型的，胶样囊肿通常在T1WI上呈等至高信号，边缘强化即使有也极少。

　　CC是单房的，有纤毛和非纤毛的立方、柱状和假复层上皮细胞，散在分布着杯状细胞。CC很少在儿科人群中发现，通常出现在30～50岁的人群。很可能内胚层残留物是先天存在的，但真正的囊肿是随着时间推移而发展的[23, 28]。

　　在最初评估时，约有一半的胶样囊肿有症状，其中大多数表现为头痛、恶心或呕吐[16]。在CC患者中，对于梗阻性脑积水发生率的估计差异很大（3%～35%）[16]。荷兰一项针对新诊断CC的大型队列研究估计，尽管接受急诊手术，但有症状性囊肿的急性恶化发生率为34%，病死率为12%[29]。幸运的是，那些偶然发现的无症状CC患者很少会出现急性脑积水或猝死[16, 30, 31]。文献中关于CC引起突发神经功能恶化和死亡的发生率的估计范围为1.2%～10%[16, 28, 32, 33]。

一些研究试图根据患者的人口特征和影像学特征对囊肿有症状或出现症状的风险进行分层。Pollock 等发现以下因素与囊肿相关症状有关：年龄小、脑室扩张、囊肿较大、T2WI 上的高信号囊肿[33, 34]。最近，Beaumont 等人发现症状性囊肿与以下危险因素密切相关：年轻（＜65 岁），囊肿较大（≥7 mm），主诉为头痛，FLAIR 成像高信号，囊肿位于第三脑室的"高风险区"内，尤其是定位于解剖学上能阻塞室间孔或少数情况下阻塞中脑导水管[16]。

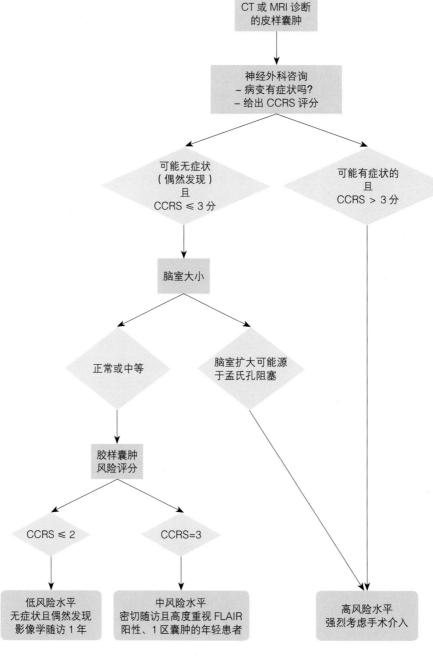

图16.17 偶发胶样囊肿的推荐处理决策树。CCRS[16]：以下各项均得 1 分。年龄＜65 岁、大小 ≥7 mm、FLAIR 高信号、可能源于囊肿的头痛、位于高风险 1 区或 3 区。CCRS 是得分总和，从 0～5 分。

（2）对于发现了 CC 的患者，对确定这种可能的偶然发现是真正无症状而言，哪些体格检查中的具体发现和（或）病史因素很重要？

偶然发现是与检查目的完全无关的影像学异常。对 CC 病例而言，确定囊肿是否确实有症状是至关重要的。有症状的 CC 患者需要手术治疗，如果神经系统突然恶化伴高死亡率的风险被认为高到难以接受[16, 29]。偶然发现且真正无症状囊肿的处理往往不太明确。

头痛是确诊为有症状性囊肿患者中最常见的主诉之一，发生率为 78%～89%[16, 30]。虽然体位性头痛是经典的描述，但这种表现并不常见[28, 33]。即使不是所有作者，很多作者认为出现任何没有其他解释的头痛，譬如偏头痛，都与囊肿有关[30]。鉴于囊肿变为有症状的严重性，de Witt Hamer 等认为，任何无法解释的神经症状都是囊肿有症状的证据，即使看似与囊肿无关[29]。Beaumont 等认为，如果患者的症状可归因于其他原因，并且诊断为常压性脑积水（normal-pressure hydrocephalus, NPH），患者的脑室没有扩张或大小不变，那么 CC 属于意外发现。报道的 CC 患者死亡结局的症状包括严重的发作性头痛、恶心、呕吐、步态障碍、晕厥发作、视力模糊、头晕、耳鸣、下丘脑功能障碍、癫痫、精神状态改变、记忆障碍和尿失禁，及"NPH 样"表现[28, 33]。虽然症状在急剧恶化和死亡前的持续时间从几小时到 25 年不等，但绝大多数患有良性第三脑室肿瘤的患者发现至少有几天是有症状的[32]。极少情况下，急性恶化的患者可能会发生"囊肿卒中"，并有囊肿内出血的证据[35]。

眼底镜检查视乳头水肿是体格检查的另一征象，发现在有症状病变的患者中可达 70%[31]。头痛的典型体位性加重和体位性心动过缓是非常罕见的[16]。

（3）如果可以的话，检查中需要或推荐哪些进一步的检查？

偶然发现的 CC 常为 CT 检出。MR 平扫和增强都是检查这一发现的下一步。对于接受影像监测病例的随访检查，不需要增强。根据外科医生的偏好，可以使用术前影像导航。考虑到有造成疝的危险，腰椎穿刺是禁忌。眼底镜检查可用于评估视乳头水肿。

（4）美国神经外科医师协会（American Association of Neurological Surgeons, AANS）/ 神经外科医师大会（Congress of Neurological Surgeons, CNS）是否发布了这种疾病的治疗指南？

尚没有明确的指南。

（5）如果选择随访，建议的时间间隔和方式是什么？

无症状的患者应接受神经外科医生为期 1 年的随访，随访期间应进行重复影像学检查，并仔细评估囊肿或侧脑室大小的任何可能变化。侧脑室颞角的比较对于发现轻微的早期脑室扩张病例具有重要意义。由于许多病例报告发现在间隔稳定多年后出现扩大，因此需要对其进行长期的影像学随访[28, 30, 32]。应指示患者，任何的症状进展都要尽早接受进一步的评估。少数患者（约 10%）会出现囊肿大小的进展或需要手术的症状。

（6）手术选择和风险是什么？

有症状性 CC 患者建议手术治疗，偶然发现的囊肿也可以选择手术治疗，只要外科医生评估潜在的获益大于风险。再者，需要考虑的因素应包括患者的年龄、存在的合并症、脑室和囊肿大小以及任何期间内增大，还有 T2 或 FLAIR 上可能存在的信号增高。此外，患者的意愿会影响有关手术的决定，因为考虑到囊肿的存在且针对任何新发症状的反复影像学检查会是一些人的重大个人负担。立体定向引流高度依赖于囊肿内液体的黏度（T2WI 上低信号的病灶较不易吸引）[14, 15, 17]。尽管病死率非常低，引流的复发率可达 80%[36]。内镜下切除排除了从第三脑室壁上进行囊肿双重剥离的能力，这增加了 IVH 的发生率，降低了全切率[38, 39]。由经验丰富的神经外科医生通过经胼胝体或经皮质的经脑室显微外科入路，病死率低且完全治愈的可能性最高。经胼胝体入路常用于没有脑室扩大的患者。风险包括皮质静脉、辅助运动区和大脑前动脉的可能损伤。还可能发生记忆缺陷和分离综合征（最大横断＞2.5 cm）[31]。经皮质-经脑室入路在囊肿切除中对孟氏孔有更直接的视野，但与其他技术相比，癫痫发作的风险更高。

（7）对于接受影像学监测的非手术治疗患者，神经外科医生会给出怎样的指导？

从历史上看，猝死与室间孔梗阻引起的急性脑积水或下丘脑功能障碍导致心律失常有关[32]。在无症状患者中，这种风险认为是低的。应该告知患者囊肿增大的风险和急性脑积水的可能性，如果有任何新的症状，就应该到急诊室进行评估。

· 参考文献 ·

[1] Mamourian AC, Cromwell LD, Harbaugh RE. Colloid cyst of the third ventricle: sometimes more conspicuous on CT than MR. AJNR Am J Neuroradiol. 1998; 19(5): 875-878

[2] Osborn AG. "Osborn's Brain." Salt Lake City, UT: AMIRSYS; 2013: 803

[3] Gupta A, Nadimpalli SPR, Cavallino RP. Intraventricular neurocysticercosis mimicking colloid cyst. Case report. J Neurosurg. 2002; 97(1): 208-210

[4] Wray SD, Ellis TL, Bianco S. Migratory neurocysticercosis mimicking a third ventricular colloid cyst. Case report. J Neurosurg. 2001; 95(1): 122-123

[5] Glastonbury CM, Osborn AG, Salzman KL. Masses and malformations of the third ventricle: normal anatomic relationships and differential diagnoses. Radiographics. 2011; 31(7): 1889-1905

[6] Longatti P, Fiorindi A, Perin A, Baratto V, Martinuzzi A. Cavernoma of the foramen of Monro. Case report and review of the literature. Neurosurg Focus. 2006; 21(1): e13

[7] Britt RH, Silverberg GD, Enzmann DR, Hanbery JW. Third ventricular choroid plexus arteriovenous malformation simulating a colloid cyst. Case report. J Neurosurg. 1980; 52(2): 246-250

[8] Lee YY, Lin SR, Horner FA. Third ventricle meningioma mimicking a colloid cyst in a child. AJR Am J Roentgenol. 1979; 132(4): 669-671

[9] Nishio S, Morioka T, Suzuki S, Fukui M. Tumours around the foramen of Monro: clinical and neuroimaging features and their differential diagnosis. J Clin Neurosci. 2002; 9(2): 137-141

[10] Swaminathan G, Jonathan GE, Patel B, Prabhu K. Xanthogranulomatous colloid cyst of the third ventricle: Alter your surgical strategy. Neuroradiol J. 2018; 31(1): 47-49

[11] Tatter SB, Ogilvy CS, Golden JA, Ojemann RG, Louis DN. Third ventricular xanthogranulomas clinically and radiologically mimicking colloid cysts. Report of two cases. J Neurosurg. 1994; 81(4): 605-609

[12] Alugolu R, Chandrasekhar YBVK, Shukla D, Sahu BP, Srinivas BH. Xanthogranulomatous colloid cyst of the third ventricle. J Neurosci Rural Pract. 2013; 4(2): 183-186

[13] Sharifi G, Rahmanzadeh R, Lotfinia M, Rahmanzade R. Pilocytic astrocytoma of fornix mimicking a colloid cyst: report of two cases and review of the literature. World Neurosurg. 2018; 109: 31-35

[14] Doron O, Feldman Z, Zauberman J. MRI features have a role in pre-surgical planning of colloid cyst removal. Acta Neurochir (Wien). 2016; 158(4): 671-676

[15] El Khoury C, Brugières P, Decq P, et al. Colloid cysts of the third ventricle: are MR imaging patterns predictive of difficulty with percutaneous treatment? AJNR Am J Neuroradiol. 2000; 21(3): 489-492

[16] Beaumont TL, Limbrick DD, Jr, Rich KM, Wippold FJ, II, Dacey RG, Jr. Natural history of colloid cysts of the third ventricle. J Neurosurg. 2016; 125(6): 1420-1430

[17] Kondziolka D, Lunsford LD. Stereotactic management of colloid cysts: factors predicting success. J Neurosurg. 1991; 75(1): 45-51

[18] Binning MJ, Gottfried ON, Osborn AG, Couldwell WT. Rathke cleft cyst intracystic nodule: a characteristic magnetic resonance imaging finding. J Neurosurg. 2005; 103(5): 837-840

[19] Byun WM, Kim OL, Kim D. MR imaging findings of Rathke's cleft cysts: significance of intracystic nodules. AJNR Am J Neuroradiol. 2000; 21(3): 485-488

[20] Müller A, Büttner A, Weis S. Rare occurrence of intracerebellar colloid cyst. Case report. J Neurosurg. 1999; 91(1): 128-131

[21] Tanei T, Fukui K, Kato T, Wakabayashi K, Inoue N, Watanabe M. Colloid (enterogenous) cyst in the frontal lobe. Neurol Med Chir (Tokyo). 2006; 46(8): 401-404

[22] Morris TC, Santoreneos S. Colloid cyst of velum interpositum: a rare finding. J Neurosurg Pediatr. 2012; 9(2): 206-208

[23] Armao D, Castillo M, Chen H, Kwock L. Colloid cyst of the third ventricle: imaging-pathologic correlation. AJNR Am J Neuroradiol. 2000; 21(8): 1470-1477

[24] Lach B, Scheithauer BW, Gregor A, Wick MR. Colloid cyst of the third ventricle. A comparative immunohistochemical study of neuraxis cysts and choroid plexus epithelium. J Neurosurg. 1993; 78(1): 101-111

[25] Ho KL, Garcia JH. Colloid cysts of the third ventricle: ultrastructural features are compatible with endodermal derivation. Acta Neuropathol. 1992; 83(6): 605-612

[26] Gupta JK, Cave M, Lilford RJ, et al. Clinical significance of fetal choroid plexus cysts. Lancet. 1995; 346(8977): 724-729

[27] Macaulay RJ, Felix I, Jay V, Becker LE. Histological and ultrastructural analysis of six colloid cysts in children. Acta Neuropathol. 1997;

93(3): 271−276

[28] Büttner A, Winkler PA, Eisenmenger W, Weis S. Colloid cysts of the third ventricle with fatal outcome: a report of two cases and review of the literature. Int J Legal Med. 1997; 110(5): 260−266

[29] de Witt Hamer PC, Verstegen MJ, De Haan RJ, et al. High risk of acute deterioration in patients harboring symptomatic colloid cysts of the third ventricle. J Neurosurg. 2002; 96(6): 1041−1045

[30] Pollock BE, Huston J, III. Natural history of asymptomatic colloid cysts of the third ventricle. J Neurosurg. 1999; 91(3): 364−369

[31] Desai KI, Nadkarni TD, Muzumdar DP, Goel AH. Surgical management of colloid cyst of the third ventricle: a study of 105 cases. Surg Neurol. 2002; 57(5): 295−302, discussion 302−304

[32] Ryder JW, Kleinschmidt-DeMasters BK, Keller TS. Sudden deterioration and death in patients with benign tumors of the third ventricle area. J Neurosurg. 1986; 64(2): 216−223

[33] Little JR, MacCarty CS. Colloid cysts of the third ventricle. J Neurosurg. 1974; 40(2): 230−235

[34] Pollock BE, Schreiner SA, Huston J, III. A theory on the natural history of colloid cysts of the third ventricle. Neurosurgery. 2000; 46(5): 1077−1081, discussion 1081−1083

[35] Godano U, Ferrai R, Meleddu V, Bellinzona M. Hemorrhagic colloid cyst with sudden coma. Minim Invasive Neurosurg. 2010; 53(5−6): 273−274

[36] Mathiesen T, Grane P, Lindquist C, von Holst H. High recurrence rate following aspiration of colloid cysts in the third ventricle. J Neurosurg. 1993; 78(5): 748−752

[37] Rajshekhar V. Rate of recurrence following stereotactic aspiration of colloid cysts of the third ventricle. Stereotact Funct Neurosurg. 2012; 90(1): 37−44

[38] Sheikh AB, Mendelson ZS, Liu JK. Endoscopic versus microsurgical resection of colloid cysts: a systematic review and meta-analysis of 1, 278 patients. World Neurosurg. 2014; 82(6): 1187−1197

[39] Horn EM, Feiz-Erfan I, Bristol RE, et al. Treatment options for third ventricular colloid cysts: comparison of open microsurgical versus endoscopic resection. Neurosurgery. 2008; 62(6) Suppl 3: 1076−1083

17 蛛网膜囊肿

Phillip A. Choi, Susana Calle, Pejman Rabiei, Shekhar D. Khanpara,
Roy F. Riascos, and Dong H. Kim

17.1 病例介绍

病史与体格检查

35 岁女性，表现为近期头痛发作史。神经系统检查正常。

17.2 影像分析

影像学表现与印象

MRI 平扫和增强显示左侧颞前窝长圆形轴外病变（星号）。病灶在所有序列上与脑脊液（CSF）信号一致［T2 高信号，T1 低信号，FLAIR 受到抑制（▶ 图 17.1a～c）］。增强图像上（▶ 图 17.1d、e）病灶未见任何强化。这些表现符合颅中窝蛛网膜囊肿。

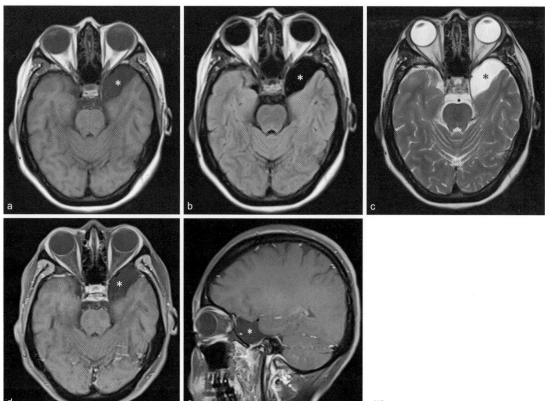

图17.1 （a～e）

影像学指南

MRI 平扫和增强是首选的诊断检查。在诊断不明确的病例中（非典型表现，其下方脑水肿，患者症状与感染有关），应进行增强检查以排除结节样周围强化。

CT 对于评估邻近骨的改变如上覆颅骨变薄更好，但不是必需的。

不推荐：CT 增强（除非 MRI 增强是禁忌证）。

17.3 临床评估与处理

一位年轻健康的女性，偶然发现一个小的 Galassi Ⅰ型蛛网膜囊肿。此时不需要手术干预，因为囊肿较小，没有任何占位效应，且患者的症状也不能明确归因于囊肿。类似这样的小蛛网膜囊肿（< 5 cm）破裂或出血的风险很低[1]。我们计划在 3 个月内对囊肿再次成像，以检查囊肿大小或形态是否有任何改变。如果囊肿稳定，我们将在 1 年内再进行 1 次 MRI 检查，然后临床随访患者，只有在出现新的症状时才进行更多的影像学检查。

17.4 鉴别诊断

- 蛛网膜囊肿
  - 边界清楚，轴外肿块，MRI 上与脑脊液信号一致，CT 上与脑脊液密度相同，无强化[2]。
- 表皮样囊肿
  - 这是一种先天性病变，是由于神经管闭合时外胚层成分被包涵而引起的。
  - 影像学上，表现为分叶状轴外病变，倾向于在结构之间钻行，而不是在早期引起占位效应。
  - 在 CT 上，可能与蛛网膜囊肿难以区分，因为表皮样囊肿表现出与蛛网膜囊肿相似的脑脊液密度。部分表皮样囊肿（10%～25%）可见内部钙化。
  - 在 MRI 上，表皮样囊肿在 T1WI 和 T2WI 上与脑脊液信号一致；然而，在 FLAIR 上信号不完全抑制，显示"混浊"的脑脊液表现[3]。
  - 在 DWI 上，表现为高信号伴表观扩散系数（ADC）上相应的低信号，是由于囊肿内存在较厚的蜡状上皮角蛋白。
  - 病灶周围可能有轻微强化。
- 脑穿通性囊肿
  - 发生于脑实质创伤、缺血性损伤后。
  - 在所有序列与脑脊液信号一致。然而，为胶质所包围。
- 脉络膜裂囊肿
  - 位置很典型，一般认为起源于脉络膜上皮。
  - 与蛛网膜囊肿无法区分。
- 葡萄状神经囊尾蚴病
  - 在西方国家很少见。
  - 葡萄状脑囊尾蚴病没有头节，与脑实质内病变正好相反。
  - 比脑实质内病变大，因为发生于脑脊液间隙内，且生长不受相对固定的大脑所限制。
  - 可聚集起来，表现类似一串葡萄样。
- 肿瘤相关囊肿
  - 各种肿瘤，如多形性黄色星形细胞瘤、神经节胶质瘤和胚胎发育不良性神经上皮瘤（dysembryoplastic neuroepithelial tumor, DNET），都可表现为实性和囊性混合的占位病变，当实性成分极少时，可类似蛛网膜囊肿。

- 然而，这些肿瘤的起源通常是皮质，表现出轴内占位病变的征象（脑脊液间隙消失，皮质下褶皱消失，周围区域水肿等）。
- 此外，这些病灶在增强后会显示实性成分的强化。

17.5 诊断要点

- CT：边界非常清晰，囊壁难以显示，相邻结构移位。当囊肿很大且随着时间的推移，会对骨骼产生重塑作用。
- MRI：在所有序列上与脑脊液信号一致，无强化[2]。
- 磁共振脑池成像：高分辨率 T2W 序列有助于显示囊壁及邻近解剖结构[4]。
- DWI 扩散不受限对区分桥小脑角蛛网膜囊肿和表皮样囊肿而言是最重要的。

17.6 关于蛛网膜囊肿的重要信息

17.6.1 病因学

- 已知起源于蛛网膜分叶之内。
- 蛛网膜囊肿可发生在中枢神经系统的任何部位，最常见的（50%～60%）位于颅中窝，可内陷入外侧裂并使之扩大。
- 其他部位包括鞍上池、脑室、颅后窝、枕大池、桥小脑角和椎管。
- 通常是孤立的。
- 外伤后，由于球阀机制或蛛网膜细胞分泌活性增加导致囊内积液增多，蛛网膜囊肿可增大。

17.6.2 Galsssi 分类

Galassi 等[5]在 1982 年根据大小、形状、占位效应对周围脑实质的影响以及脑池造影与蛛网膜下腔相交通，描述了颅中窝蛛网膜囊肿的三种类型。这仍然是实践中使用最广泛的分类系统。

三种类型的蛛网膜囊肿如下：

- Ⅰ型：纺锤形，与其他两型相比较小，位于颞窝的最前部，对相邻颞叶的占位效应和推移呈轻度到中度。脑池造影显示与蛛网膜下腔自由交通（▶ 图 17.2）。
- Ⅱ型：形状为三角形或四边形，占据颞窝前部和中部，在颞叶有明显的占位效应。脑池造影显示与蛛网膜下腔缓慢交通（▶ 图 17.3）。
- Ⅲ型：最严重形式的蛛网膜囊肿。形状为圆形或椭圆形。几乎占据整个颞窝，颞叶甚至额顶叶在一定程度上发生明显移位。脑池造影显示与蛛网膜下腔很少交通（▶ 图 17.4）。

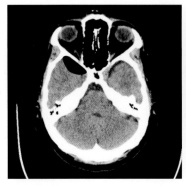 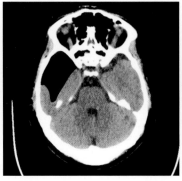 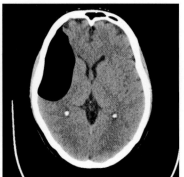

图17.2 Ⅰ型。　　　　图17.3 Ⅱ型。　　　　图17.4 Ⅲ型。

17.7 相关病例

病史

12 岁男童踢足球时头部外伤后来到急诊室。

影像学表现与印象

脑部横断位及冠状位 CT 扫描显示右侧颅中窝内一个约 6 cm × 8 cm 大的轴外低密度病变，其下方骨骼呈扇形变（星号，▶ 图 17.5）。诊断：蛛网膜囊肿。

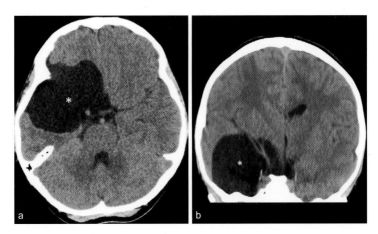

图 17.5 相关病例。（a）横断位和（b）冠状位头部 CT 扫描。

神经外科会诊

神经系统检查正常的小男孩，偶然发现 Galassi Ⅲ 型蛛网膜囊肿。该囊肿对大脑有明显的占位效应，压迫侧脑室，中线移位，并侵蚀颅骨。虽然此时囊肿没有症状，而且考虑到患者的年龄不太可能生长，但囊肿有破裂或出血的风险。也因压迫正常脑脊液通路而有发生脑积水的危险。推荐采用内镜或开颅手术作为囊肿的首选治疗，取决于外科医生个人对这两种手术的熟练程度。如果这两种方法中的任何一种失败，那么可以行囊肿-腹腔分流术。

17.8 神经外科问题与回答

（1）蛛网膜囊肿的病因和自然史对临床决策有何帮助？

蛛网膜囊肿可由蛛网膜先天性畸形或外伤形成[6]。先天性蛛网膜囊肿的形成是由于蛛网膜膜分裂和液体在蛛网膜内外叶之间滞留[7, 8]。关于蛛网膜囊肿的形成和生长提出了多种假说：① 囊肿与蛛网膜下腔之间存在单向脑脊液流动的球阀机制。② 囊壁内、外流体之间形成渗透梯度。③ 先天性蛛网膜畸形。④ 囊壁细胞分泌过多。

蛛网膜囊肿占所有颅内肿块的 1% 或更少[6, 9]。大多数蛛网膜囊肿见于颅中窝，但也可见于其他蛛网膜存在的部位，如颅后窝、鞍上池、桥前池或脊柱。蛛网膜囊肿男女比例为 2 : 1[6, 10~12]。蛛网膜囊肿通常在生命的前 20 年被发现[6, 10, 12]。

大部分蛛网膜囊肿（78%）随时间保持稳定，而较小比例的囊肿增大（10%）或减小（12%）[10]。更年轻的发病年龄与囊肿的生长有关。> 4 岁的患者不太可能出现囊肿增大、出现新的症状或需要手术治疗。

虽然少见，但蛛网膜囊肿可破裂或出血并引起硬膜下积液、硬膜下血肿或颅内高压。最近的颅外伤和较大的囊肿（最大直径 > 5 cm）与囊肿破裂或出血的风险高度相关[1]。

（2）在发现蛛网膜囊肿的患者中，对确定这个有疑问的偶然发现是真的无症状而言，哪些特异性的体格检查发现和（或）病史因素很重要？

症状性蛛网膜囊肿的体征或症状取决于病变的位置。头痛是一种常见但非特异性的症状，可由任何部位的蛛网膜囊肿引起。颅中窝囊肿可引起对侧无力、癫痫发作、突眼、发育迟缓和颅骨发育不对称[11~16]。鞍区蛛网膜囊肿可引起脑积水、视觉功能障碍和内分泌功能障碍[12, 17, 18]。颅后窝蛛网膜囊肿可表现为脑积水伴巨颅、眼球震颤、上颈段脊髓功能障碍伴步态不稳以及脊髓病[12, 19, 20]。

（3）还需要什么进一步的检查以及有什么管理指南吗？

对于具有典型蛛网膜囊肿表现的无症状性病变，在进行脑部 MRI 平扫和增强后不需要进一步的诊断性检查。美国神经外科医师协会（AANS）/ 神经外科医师大会（CNS）尚未发表指南。

（4）如果选择随访，建议的时间间隔和方式是什么？

建议最早的影像学随访为 3 个月内进行脑部 MRI，以评估其是否快速生长。如果最早的随访图像是稳定的，那么可以在 1 年后再进行 1 次 MRI 随访。

（5）手术选择及其风险是什么？

蛛网膜囊肿的手术选择包括立体定向内镜开窗术、内镜开窗术、开颅术行囊肿开口术和囊肿-腹腔分流置管术。症状性蛛网膜囊肿的治疗可以减轻局灶性神经功能缺损。然而，即使进行了治疗，头痛和癫痫往往会持续[21]。邻近颞叶的发育不正常可能导致持续的癫痫发作。Ali 等人分析了一系列 27 例经手术治疗蛛网膜囊肿的儿童患者，发现内镜开窗术、囊肿腹膜分流术和开颅术在症状缓解、需要额外手术、囊肿大小变化或发病率 / 死亡率方面没有差异[11]。大约 2/3 的患者囊肿变小，2/3 的患者在 6 个月内症状消失。并发症少见，但有脑脊液漏（19%）、感染（11%）和出血（4%）。Couvreur 等人描述了 34 例蛛网膜囊肿的内镜治疗，发现 91% 的患者囊肿变小，76% 的病例有临床改善[13]。颅内高压和急性神经功能障碍的患者获益最大，而先天综合征和发育迟缓的患者获益最少。并发症发生率为 29%，但只有 2 例患者需要后续进行分流术。开颅术对囊肿进行造口术可以提供持久的效果，但与其他选择相比，手术风险更大。囊肿-腹膜分流术能持续减小囊肿大小，但也会带来硬件感染或失败的风险以及引流过度的可能性。关于蛛网膜囊肿的最佳治疗手术，文献中没有明确的共识[16]。

（6）如果患者接受非手术治疗并进行影像学监测，那么神经外科对患者有什么指导？

应指导患者注意颅内压增高的迹象，如持续性头痛、恶心和呕吐。任何新的神经系统症状，如乏力、癫痫或视觉变化，都需要神经外科医生重新成像和评估。创伤性脑损伤后出现的新症状尤其令人担忧，需要立即到急诊室进行评估。

❖ 参考文献 ❖

[1] Cress M, Kestle JRW, Holubkov R, Riva-Cambrin J. Risk factors for pediatric arachnoid cyst rupture/hemorrhage: a case-control study. Neurosurgery. 2013; 72(5): 716–722, discussion 722

[2] Osborn AG, Preece MT. Intracranial cysts: radiologic-pathologic correlation and imaging approach. Radiology. 2006; 239(3): 650–664

[3] Horowitz BL, Chari MV, James R. MR of intracranial epidermoid tumors: correlation of in vivo imaging with in vitro 13c spectroscopy. AJNR Am J Neuroradiol. 1990; 11(2): 299–302

[4] Yildiz H, Erdogan C, Yalcin R, et al. evaluation of communication between intracranial arachnoid cysts and cisterns with phase-contrast cine MR imaging. AJNR Am J Neuroradiol. 2005; 26(1): 145–151

[5] Galassi E, Tognetti F, Gaist G, Fagioli L, Frank F, Frank G. CT scan and metrizamide CT cisternography in arachnoid cysts of the middle cranial fossa: classification and pathophysiological aspects. Surg Neurol. 1982; 17(5): 363–369

[6] Pradilla G, Jallo G. Arachnoid cysts: case series and review of the literature. Neurosurg Focus. 2007; 22(2): E7

[7] Miyagami M, Tsubokawa T. Histological and ultrastructural findings of benign intracranial cysts. Noshuyo Byori. 1993; 10(2): 151–160

[8] Rengachary SS, Watanabe I. Ultrastructure and pathogenesis of intracranial arachnoid cysts. J Neuropathol Exp Neurol. 1981; 40(1): 61−83

[9] Basaldella L, Orvieto E, Dei Tos AP, Della Barbera M, Valente M, Longatti P. Causes of arachnoid cyst development and expansion. Neurosurg Focus. 2007; 22(2): E4

[10] Al-Holou WN, Yew AY, Boomsaad ZE, Garton HJL, Muraszko KM, Maher CO. Prevalence and natural history of arachnoid cysts in children. J Neurosurg Pediatr. 2010; 5(6): 578−585

[11] Ali M, Bennardo M, Almenawer SA, et al. Exploring predictors of surgery and comparing operative treatment approaches for pediatric intracranial arachnoid cysts: a case series of 83 patients. J Neurosurg Pediatr. 2015; 16(3): 275−282

[12] Gosalakkal JA. Intracranial arachnoid cysts in children: a review of pathogenesis, clinical features, and management. Pediatr Neurol. 2002; 26(2): 93−98

[13] Couvreur T, Hallaert G, Van Der Heggen T, et al. Endoscopic treatment of temporal arachnoid cysts in 34 patients.World Neurosurg. 2015; 84(3): 734−740

[14] Krupp W, Döhnert J, Kellermann S, Seifert V. Intradiploic arachnoid cyst with extensive deformation of craniofacial osseous structures: case report. Neurosurgery. 1999; 44(4): 868−870

[15] Koch CA, Moore JL, Voth D. Arachnoid cysts: how do postsurgical cyst size and seizure outcome correlate? Neurosurg Rev. 1998; 21(1): 14−22

[16] Tamburrini G, Dal Fabbro M, Di Rocco C. Sylvian fissure arachnoid cysts: a survey on their diagnostic workout and practical management. Childs Nerv Syst. 2008; 24(5): 593−604

[17] Adan L, Bussières L, Dinand V, Zerah M, Pierre-Kahn A, Brauner R. Growth, puberty and hypothalamic-pituitary function in children with suprasellar arachnoid cyst. Eur J Pediatr. 2000; 159(5): 348−355

[18] Mohn A, Schoof E, Fahlbusch R, Wenzel D, Dörr HG. The endocrine spectrum of arachnoid cysts in childhood. Pediatr Neurosurg. 1999; 31(6): 316−321

[19] Erdinçler P, Kaynar MY, Bozkus H, Ciplak N. Posterior fossa arachnoid cysts. Br J Neurosurg. 1999; 13(1): 10−17

[20] Shukla R, Sharma A, Vatsal DK. Posterior fossa arachnoid cyst presenting as high cervical cord compression. Br J Neurosurg. 1998; 12(3): 271−273

[21] Levy ML, Wang M, Aryan HE, Yoo K, Meltzer H. Microsurgical keyhole approach for middle fossa arachnoid cyst fenestration. Neurosurgery. 2003; 53(5): 1138−1144, discussion 1144−1145

18 巨枕大池

Cole T. Lewis, Octavio Arevalo, Rajan P. Patel, and David I. Sandberg

18.1 病例介绍

15 岁女性，出现 1 次癫痫发作史。

18.2 影像学分析

展示脑部矢状位 T1WI（▶ 图 18.1a）、横断位 T1WI（▶ 图 18.1b）、横断位 T2WI（▶ 图 18.1c）及横断位 T2 FLAIR（▶ 图 18.1d）图像。蚓部后方及下方的蛛网膜下腔增宽（星号），小脑镰未见占位效应或移位（黑色箭头）。小脑蚓部和第四脑室正常。这一发现与巨枕大池（MCM）相一致。

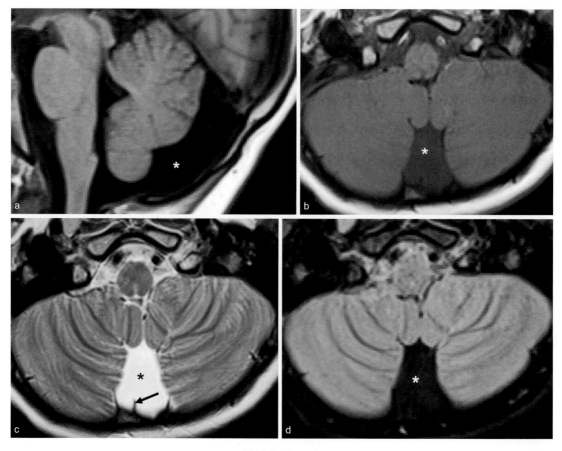

图18.1 （a~d）

18.3 鉴别诊断

- 巨枕大池（mega cisterna magna, MCM）
  - 是一种正常变异，对应于后方及下方的中线颅后窝蛛网膜下腔局灶性扩大。
- 颅后窝蛛网膜囊肿
  - 脑脊液（CSF）轴外聚集，由蛛网膜包裹，不直接与脑室系统或蛛网膜下腔相通。
  - 小脑后蛛网膜囊肿将蚓部向前推移，而 MCM 则从枕骨大孔将蚓部向上推移 [1~3]。
  - 中线蛛网膜囊肿显示占位效应及小脑镰的偏移。
- Dandy-Walker 畸形与变异
  - 第四脑室囊性扩张，有一些颅后窝增大、小的发育不良的蚓部向上旋转及窦汇抬高的症状。
  - MCM 中，蚓部、小脑或其他颅后窝成分未见畸形。
- Blake 囊肿
  - 持续存在的 Blake 囊肿是由第四脑室正中孔穿孔失败所造成的。
  - 其表现包括蚓下囊肿与第四脑室相通，但与后方的枕大池不相通。
  - 常伴有蚓部轻微向上移位和旋转，但蚓部形成正常、窦汇位置正常。
  - 脉络丛可以从第四脑室延伸入囊肿的上部。

18.4 诊断要点

- 在 MCM 内可见细小静脉及小脑镰。小脑镰不应有任何偏移。
- 应有表现正常的小脑蚓部和第四脑室。

18.5 巨枕大池的重要信息

- 病因
  - Blake 囊开孔延迟。
- 随访
  - 不需要随访。

18.6 相关病例

Dandy-Walker 畸形。12 月龄婴儿的脑部矢状位 T1WI（▶ 图 18.2a）和横断位 T2WI（▶ 图 18.2b）显示颅后窝中线囊性病变（星号），与第四脑室相连续（图中 4）。囊性病变导致颅后窝扩大，为窦汇抬高所证实（▶ 图 18.2a 中箭）。蚓部（图中 V）发育不良与头侧旋转是诊断此先天性畸形的基础。

18.7 神经外科问题与回答

（1）鉴于患者的表现和影像学发现，哪些体格检查和（或）病史的特异性发现对诊断有重要意义，更重要的是，对这个可能的偶然发现是否真的无症状的判断？

MCM 为偶然发现，通常无症状 [7]。MCM 可在创伤、卒中或头痛的评估时发现。MCM 由扩大的枕大池组成，没有脑积水或其他颅后窝异常的证据 [7]。患者通常无症状，也不表现体格检查的发现。

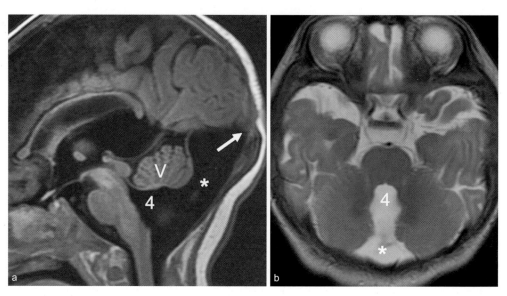

图18.2 （a、b）

（2）如果有的话，检查中需要或推荐哪些进一步的检查？

不需要进一步的检查。

（3）如果选择随访，建议的时间间隔和方式是什么？

无需随访。

（4）如果选择手术（或内科）治疗，那么为什么选择手术及风险是什么？

不需要手术干预。

（5）如果随访，对患者有哪些限制？

没有限制。

◆ 参考文献 ◆

[1] Jones BV. Arachnoid cyst. In: Barkovich J, ed. Diagnostic Imaging Pediatric Neuroradiology. Salt Lake City, UY: Amirsys; 2007: I-6-2

[2] Bosemani T, Orman G, Boltshauser E, Tekes A, Huisman TAGM, Poretti A. Congenital abnormalities of the posterior fossa. Radiographics. 2015; 35(1): 200-220

[3] Kollias SS, Ball WS, Jr, Prenger EC. Cystic malformations of the posterior fossa: differential diagnosis clarified through embryologic analysis. Radiographics. 1993; 13(6): 1211-1231

[4] Blaser SI. Dandy Walker spectrum. In: Barkovich J, ed. Diagnostic Imaging Pediatric Neuroradiology. Salt Lake City, UT: Amirsys; 2007: I-4-22

[5] Estroff JA, Scott MR, Benacerraf BR. Dandy-Walker variant: prenatal sonographic features and clinical outcome. Radiology. 1992; 185(3): 755-758

[6] Zimmer EZ, Lowenstein L, Bronshtein M, Goldsher D, Aharon-Peretz J. Clinical significance of isolated mega cisterna magna. Arch Gynecol Obstet. 2007; 276 (5): 487-490

[7] Shekdar K. Posterior fossa malformations. Semin Ultrasound CT MR. 2011; 32(3): 228-2-41

19 蛛网膜下腔良性扩大

Cole T. Lewis, Octavio Arevalo, Rajan P. Patel, and David I. Sandberg

19.1 病例介绍

14 月龄女性患者，出现巨头症及呕吐病史。

19.2 影像分析

脑部 MRI 横断位 T2W（▶ 图 19.1a、b）、横断位 T2*GRE（▶ 图 19.1c、d）及冠状位增强 T1W（▶ 图 19.1e）图像显示显而易见的蛛网膜下腔覆盖在大脑前的凸面（星号），与婴儿期蛛网膜下腔良性扩大（benign enlargement of subarachnoid spaces, BESS）相一致，这是一种正常的变异。可见小桥静脉（白色箭，▶ 图 19.1e）穿越蛛网膜下腔。T2*GRE 图像上缺乏血液降解产物的磁敏感信号（▶ 图 19.1c、d）进一步支持 BESS 诊断。

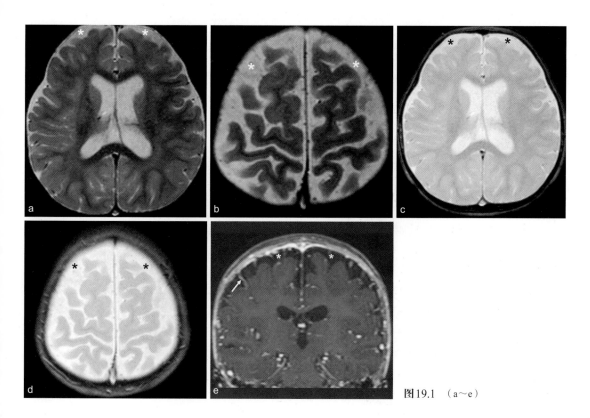

图19.1 （a~e）

19.3 鉴别诊断

- BESS
  - 与巨头症相关的蛛网膜下腔正常短暂增大。
- 慢性硬膜下血肿
  - 如果积液厚度＞ 6 mm，T2 FLAIR 信号高于脑脊液（cerebrospinal fluid, CSF），T2*GRE 显示出血性染色，则应怀疑该病[1]。
  - 积液通常是不对称的，使桥静脉向脑表面移位，具有占位效应。
- 脑容量减少 / 脑萎缩
  - 出现这种情况时，通常伴有头围缩小，前额因早期骨缝融合而呈"尖"状。
  - 蛛网膜下腔良性扩大会导致头围的增加及额叶膨出引起的前额扁平。
- 获得性交通性脑积水
  - 通常由出血性、炎症或肿瘤影响所引起。
  - 一些先天性因素包括由枕骨大孔和颈静脉孔狭窄引起的软骨发育不全。
  - 轴外积液的密度或信号强度与脑脊液不一致。

19.4 诊断要点

- 颅骨与额叶脑实质之间的垂直距离增宽≥ 5 mm。
- 常伴有脑池扩大（鞍上和视交叉上），脑室轻度扩大（66%）。
- 正常静脉穿过蛛网膜下腔，蛛网膜下腔内液体在所有序列上与脑脊液信号一致，脑膜未见异常强化[2~6]。

19.5 关于蛛网膜下腔良性扩大的重要信息

- 病因
  - CSF 引流途径未完全发育。
- 影像学难点
  - Gibbs 截断伪影：当高信号和低信号之间的界面位于在同一平面时，即大脑皮质–CSF 界面，会出现平行线。
- 随访
  - 头围测量是最好的随访方法。如果头围仍在正常范围内，则不需要影像随访。

19.6 相关病例

19.6.1 蛛网膜下腔良性扩大与慢性硬膜下血肿对照

▶ 图 19.2 为不同患者的横断位 CT 脑部图像。▶ 图 19.2a 额部凸面蛛网膜下腔增宽，与 BESS 吻合；注意脑沟的宽度与额部蛛网膜下腔的扩大成比例，蛛网膜下腔内有小点，与桥静脉（箭头）对应，提示"皮质静脉征"[7]。另一方面，右侧图像显示双侧慢性硬膜下血肿。血肿的占位效应是由脑表面到板障的距离与脑沟宽度之间的不匹配来描述的。血肿内未见桥静脉（▶ 图 19.2b 中白色箭显示桥静脉向脑表面移位，箭头指向脑沟的消失）。

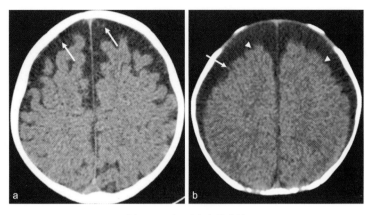

图19.2 （a、b）相关病例。

19.7 神经外科问题与回答

（1）考虑到患者的表现和影像学表现，哪些体格检查和（或）病史的特异性发现对诊断有重要意义，更重要的是，对这个可能的偶然发现是否真的判断为无症状？

BESS 是巨头症的常见原因。患者的头周径通常会超过百分位线，通常在第 95 百分位以上。除此之外，神经系统正常。囟门通常是开放而柔软的[8, 9]。

（2）有助于决策的病因和自然病史是什么？

BESS 的病因尚不清楚，但认为是蛛网膜颗粒发育不全导致 CSF 吸收减少[5, 10]。

（3）如果选择随访，建议的时间间隔和方式是什么？

儿科医生应在患者定期预约时进行随访，以观察其额枕围（fronto-occipital circumference, FOC）的持续趋势。

（4）患者是否需要就诊神经外科、耳鼻喉科、神经内科等，或者如果是正常变异、良性发现等，可以由初级保健医生随访吗？

不需要。FOC 通常很稳定，蛛网膜下腔的扩大通常会消失[5]。与其他儿童相比，即使轻微的创伤，BESS 患者也有更高的风险发展为自发性硬膜下出血[11]。在这种情况下，患者应该接受神经外科医生的评估。

这些患者不需要手术或药物治疗。

（5）如果随访，对患者有哪些限制？

没有限制。

◆ 参考文献 ◆

[1] McNeely PD, Atkinson JD, Saigal G, O'Gorman AM, Farmer J-P. Subdural hematomas in infants with benign enlargement of the subarachnoid spaces are not pathognomonic for child abuse. AJNR Am J Neuroradiol. 2006; 27(8): 1725−1728

[2] Blaser SI. Enlarged subarachnoid spaces. In: Barkovich J, ed. Diagnostic Imaging Pediatric Neuroradiology. Salt Lake City, UT: Amirsys; 2007: I−5−I−30

[3] Zahl SM, Egge A, Helseth E, Wester K. Benign external hydrocephalus: a review, with emphasis on management. Neurosurg Rev. 2011; 34(4): 417−432

[4] Hamza M, Bodensteiner JB, Noorani PA, Barnes PD. Benign extracerebral fluid collections: a cause of macrocrania in infancy. Pediatr Neurol. 1987; 3(4): 218−221

[5] Suara RO, Trouth AJ, Collins M. Benign subarachnoid space enlargement of infancy. J Natl Med Assoc. 2001; 93(2): 70−73

[6] Tucker J, Choudhary AK, Piatt J. Macrocephaly in infancy: benign enlargement of the subarachnoid spaces and subdural collections. J Neurosurg Pediatr. 2016; 18(1): 16−20

[7] McCluney KW, Yeakley JW, Fenstermacher MJ, Baird SH, Bonmati CM. Subdural hygroma versus atrophy on MR brain scans: "the cortical vein sign.". AJNR Am J Neuroradiol. 1992; 13(5): 1335−1339

[8] Ment LR, Duncan CC, Geehr R. Benign enlargement of the subarachnoid spaces in the infant. J Neurosurg. 1981; 54(4): 504−508

[9] Tucker J, Choudhary AK, Piatt J. Macrocephaly in infancy: benign enlargement of the subarachnoid spaces and subdural collections. J Neurosurg Pediatr. 2016; 18(1): 16−20

[10] Halevy A, Cohen R, Viner I, Diamond G, Shuper A. Development of infants with idiopathic external hydrocephalus. J Child Neurol. 2015; 30(8): 1044−1047

[11] Ravid S, Maytal J. External hydrocephalus: a probable cause for subdural hematoma in infancy. Pediatr Neurol. 2003; 28(2): 139−141

20

垂体偶发瘤和偶发无症状巨腺瘤

Wesley H. Jones, Katie B. Guttenberg, Kaye D. Westmark, and Spiros L. Blackburn

垂体偶发瘤

20.1 引言

垂体偶发瘤（pituitary incidentaloma, PI）是指因其他原因进行影像学检查发现的腺体内潜在的小肿块，起先与垂体功能障碍或疑似功能障碍无关。MR 敏感性的不断提高，已经远超特异性，这可能会导致初级保健医生的诊断困境。

在本章中，将首先介绍一个典型的 PI 病例以说明诊断影像学和临床评估。对于需要哪些检查和适当的成像随访间隔，以及对蝶鞍进行最佳评估的成像方案，将给出重要的指导方针。

另一个有趣的相关病例是常见的偶然发生的垂体囊性病变，即 Rathke 囊肿。

最后一例相关病例的展示是为了表明内分泌功能障碍并不总是很明显，有些情况下，如肢端肥大症，可能会隐匿发生，在大多数情况下，需要手术治疗。因此，当偶然发现垂体病变时，详细的病史与体格检查以及实验室检查是至关重要的。

20.2 病例介绍

病史

36 岁女性，出现左侧眶后疼痛、恶心及呕吐史。常规 MRI 显示突起的垂体腺伴有向上凸起的边缘。因此，进行了专门的垂体 MR 检查。图像如图 ▶ 20.1 所示。

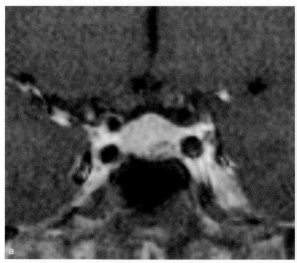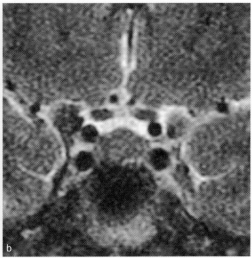

图20.1　MRI 冠状增强 T1WI（a）和快速自旋回波 T2WI（b）。

20.3 影像分析

影像学表现

垂体左侧有一小片不均匀信号（箭，▶ 图 20.2a～c），大小为 4.6 mm × 3.76 mm × 4.84 mm，在增强前 T1W 图像上（未显示）显示不清，但增强后显示清晰，其强化程度低于腺体其余部分（▶ 图 20.2）。腺体略突起伴有向上凸起的边缘，最大高度为 9 mm。海绵状窦对称，腺体与视交叉无接触，垂体柄居中。

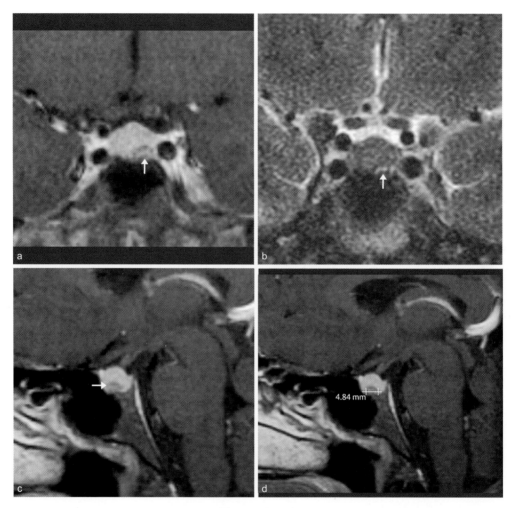

图20.2 （a～d）

影像学印象

可能为垂体微腺瘤。

建议

建议临床评估以确定这是功能性或无功能性的微腺瘤。不需要进一步的成像。当评估没有内分泌功能障碍患者在常规脑部 MRI 上发现的可能 PI 时，动态对比增强（dynamic contrast-enhanced, DCE）垂体 MRI 可能会增加假阳性结果的发生率。

20.4 临床评估

内分泌评估

这是 36 岁女性偶然发现的垂体肿块。否认溢乳或乳房增生。月经正常。鞋子、戒指或手套的尺寸、声音改变，睡眠呼吸暂停或腕管样症状均没有变化。无新发的睡眠障碍、皮肤过度脆弱、爬楼梯或从椅子上站起来困难、下肢肿胀、体重增加或肾结石病史。无糖尿病、高血压或心血管疾病史。

体格检查

体格检查正常。

进一步实验室检查结果

- 泌乳素：16.2 ng/mL（3～30 ng/mL）。
- 胰岛素样生长因子 1（IGF-1）：178 ng/mL（126～291 ng/mL）。

临床印象

在这位表现正常的 36 岁女性身上有垂体小肿块，但没有泌乳素瘤或生长激素（GH）分泌瘤的证据。大多数偶然发现的垂体内小病变（< 6 mm）是无功能性微腺瘤或囊肿[1]。至少建议检查泌乳素（PRL）和 IGF-1。如果正常，则不需要进一步检查。

神经外科和内分泌科建议

绝大多数偶然发现的微腺瘤是无功能性垂体腺瘤（nonfunctioning pituitary adenomas，NFPA），要么保持稳定，要么缩小。1 年后应进行垂体 MR 的随访。除非有临床变化，否则不需要进行实验室检查的随访。以上关于实验室检查和影像学随访的建议是基于当前内分泌学会和美国神经外科医师协会（AANS）/ 神经外科医师大会（CNS）的指南[2, 3]。指南因其发布学会的不同而不同（▶ 表 20.1）。

20.5 鞍内病变的影像学鉴别诊断

20.5.1 常见的实性病变

- 垂体微腺瘤 / 大腺瘤
  - 成人最常见的垂体实性病变，但儿童罕见。
  - 通常强化低于正常腺体，但在延迟增强成像时可能变为高信号。
- 垂体增生
  - 均匀强化，增大的腺体常伴有正常生理性肥大。

20.5.2 常见的囊性病变

- Rathke 囊肿（Rathke's cleft cyst，RCC）
  - 中线，无强化肿块，位于垂体前叶和后叶之间。
  - T1 增强前图像常呈高信号。
  - 囊内小结节被认为是特征性的，但并不经常可见。
- 伴有囊变 / 坏死改变的垂体腺瘤
  - 通常偏离中线，伴有间隔或液-液面。
- 空蝶鞍
  - 可见垂体漏斗穿过"空"蝶鞍，无占位效应。

20.5.3 不常见病变

- 颅咽管瘤

- 鞍区、鞍上肿块内的结节性强化和钙化高度提示此病，表现为纯鞍内肿块罕见。
- 动脉瘤
  - 在 T1WI 和 T2WI 上呈"黑色"且与海绵窦颈动脉相连的肿块应引起注意，应进行 MR 或 CT 血管造影。
- 脑膜瘤
  - T1WI 和 T2WI 上与脑组织呈等信号，伴有均匀强化。中心通常位于鞍外。纯鞍内表现罕见。
- 转移性疾病
  - 迅速增大的肿块，常伴有鞍骨的破坏。
- 肉芽肿性疾病
  - 垂体柄增大且异常强化。
  - 后叶"亮点"可能消失。

20.6 诊断要点

- 在专用高场强 MR 检查的矢状位和冠状位上去尝试识别"病变"，以增加病变不是伪影的信心。
- 虽然垂体内的小而实性肿块最有可能是垂体腺瘤（pituitary adenoma, PA），但临床相关性非常重要，因为微囊肿、无症状出血、梗死和无功能性微腺瘤都是常见的[7]。

表 20.1　垂体偶发瘤的初步评估和随访检查

作者/学会	大　小	初步评估	第一次随访	后续随访
Paschou 等[4]	≤ 4 mm	分泌亢进检查	1 年 f/u MRI	情况稳定则无
	> 4 mm	分泌亢进和垂体功能减退检查	1 年 f/u MRI	每 2 年 1 次，连续 4 年 MRI
	≥ 10 mm	分泌亢进和垂体功能减退检查	6 个月 f/u MRI；再加 MRI 垂体功能减退检查；± 视野检测（VF）	每年 1 次，连续 3 年；然后每 2 年 1 次，连续 6 年；然后每 5 年 1 次 MRI；再加 MRI 垂体功能减退检查；± VF
Freda 等[2]/内分泌学会	< 10 mm	如为 6～9 mm，则进行分泌亢进检查和垂体功能减退检查	1 年 f/u MRI	1～2 年 1 次，连续 3 年；然后每 2 年 1 次，连续 6 年；然后每 5 年 1 次 MRI
	≥ 10 mm	分泌亢进和垂体功能减退检查	6 个月 f/u MRI；再加 MRI 垂体功能减退检查；± VF	每 1 年 1 次，连续 3 年；然后每 2 年 1 次，连续 6 年；然后每 5 年 1 次 MRI；再加 MRI 垂体功能减退检查；± VF
Hoang 等[5]/ACR	"单纯性囊肿"，体积不大，无占位效应或周围结构侵犯	不需要进一步检查	无	无
	< 5 mm	除非临床病史提示，否则不需要检查	无	无

续　表

作者 / 学会	大　小	初步评估	第一次随访	后　续　随　访
Hoang 等 [5]/ ACR	5～10 mm	除非临床病史提示分泌亢进或垂体功能减退，否则不需要检查	无	无
	≥ 10 mm	建议内分泌功能检查	6个月或1年 f/u MRI	未说明
CNS/AANS 指南 [6]	垂体病变（"无功能性垂体腺瘤"）	分泌亢进和垂体功能减退检查	未说明	未说明

注：如内分泌学会指南中所述，即使在完全无症状的患者中，也建议进行分泌亢进的检查，至少包括 PRL 和 IGF-1 水平。

- 垂体柄偏离"病变"可能有帮助，但不是确定的，因为据报道垂体柄"倾斜"是正常变异 [8]。
  对垂体功能减退进行实验室筛查的推荐各不相同。内分泌学会规定的最低限度筛查包括游离 T4、早晨皮质醇和睾酮水平（男性）。只有当肿瘤紧靠或压迫视交叉或神经时才建议进行视野检查。
- 即使是小的 4～6 mm 的微腺瘤，通常也会使腺体的轮廓改变，造成腺体上面凸起或鞍底凹陷 [7]。
- 增强扫描可能不是必要的。大多数腺瘤，特别是常见的泌乳素瘤，相对于正常垂体，在平扫 T1W 图像上表现为低信号，在 T2W 图像上表现为高信号。

20.7　诊断难点：伪影和过度补偿

20.7.1　CT的难点

- 除了辐射外，CT 的一个主要缺点是在腺体内产生低密度的伪影区域，这是由于射线硬化产生条纹伪影，据报道出现在 65% 的鞍区 CT 扫描中，尤其是在重建的图像中 [9～11]。

20.7.2　MR的难点

- 磁敏感伪影：鞍区附近明显充气的副鼻窦或患者口腔内的金属可能造成局部磁场不均匀，导致相邻颅底和鞍区信号的误降区，产生假阳性和假阴性的检查 [12]。这种现象在高场强和 GRE 类型的图像中更糟糕，但在快速自旋回波（gradient recall echo, FSE）T2W 图像中不太明显。
- 运动伪影：来自海绵窦颈动脉的搏动及患者的运动伪影可能会在整个腺体造成阴影。
- 容积效应：常规的脑部 MRI 通常使用 5 mm 厚的矢状位 T1W 图像，由于垂体组织与相邻的海绵窦颈动脉或骨性蝶鞍的容积效应，可能产生病变位于垂体内的错误印象。当不同的解剖结构出现在同一体素中时，就会发生容积效应。专用的垂体 MR 方案使用更薄的影像分层，可以在两个断面上确认病变。
- 对非常小的病变的假阳性检查：将小病变诊断为腺体内的腺瘤，有很好的报道认为这可能是正常的异质性区域 [13]。Chong 等在 3 mm 平扫 T1W 图像上发现了 40% 正常志愿者的垂体内微小病变（远高于尸检系列报道的 10%～14% 的平均发病率 [14]），这导致他们认为"垂体内低密度被认为与垂体微腺瘤的诊断相一致，但垂体微腺瘤本身的诊断并非如此" [15]。微病变也可能由囊肿、梗死、转移、正常组织中的体素-体素异质性和 MR 系统噪声所引

起 [15]。Teramoto 等计算，仅凭影像学做出"垂体微腺瘤诊断"的假阳性率为 6.1%[16]。

- 病变可能是血管性的吗？小的海绵窦颈动脉瘤突向鞍区内侧可能在 T1W 和 T2W 图像上表现为非常黑的"病变"。在冠状位高分辨率 T2W 图像上密切观察海绵窦颈动脉流空的连续性是有帮助的。如果怀疑病变可能是血管性的，应进行 Willis 环的 MRA 或 CTA 检查。

20.8 关于垂体病变成像的附加信息

当怀疑垂体可能有病变时，采用专门的成像方案来评估垂体和鞍旁区域是非常重要的。

20.8.1 推荐成像：专用垂体磁共振

- 增强前后矢状位和冠状位 T1W 图像，图像层厚 ≤ 3 mm，层间隔最小，小视野，< 23 cm。通过蝶鞍的高分辨率冠状位 FSE T2W 图像非常重要。

20.8.2 可选序列：动态对比增强成像

- 在注射对比剂的过程中，在 4～6 个体位重复获得 DCE 图像。
- 注射对比剂后即刻，15～30 s，腺瘤的强化低于正常腺体，约 60 s 时逐渐变成等信号。延迟成像，注射对比剂后 30～40 min，有些腺瘤可能呈高信号。
- DCE-MR 是一个高度敏感的序列，可以发现额外的 5%～14% 非常小的病变，而常规垂体 MRI 不能显示 [17～21]。因为 8%～9% 的病变仅在常规增强后成像中可见，而在动态研究中不可见，所以仍推荐动态序列后两个断面的常规增强后 T1W 图像 [19]。
- DCE 不做常规推荐是因为增加了假阳性结果，在内分泌学家或神经外科医生强烈怀疑是分泌性微腺瘤（通常是促皮质激素），但在常规垂体 MRI 上不明显时，DCE 是最佳选择 [13, 22, 23]。

20.8.3 可选的高级MR序列

以下技术在文献中有描述，但目前不是大多数影像中心专用垂体方案的一部分。

容积内插屏气（volume interpolated breath hold, VIBE）：与常规的 T1W 增强成像相比，T1W 容积检查可以获得更高的分辨率并提高腺体和海绵窦之间的对比度。也有报道称其对小的促肾上腺皮质激素（ACTH）分泌肿瘤的检测具有更高的敏感性 [24, 25]。

- VIBE 和金角径向稀疏并行（golden angle radial sparse parallel imaging, GRASP）：这种 3D GRE 成像技术在单次连续扫描中获得所有动态信息，为 DCE 提供更大的时间分辨率 [26]。
- 快速成像稳态采集（fast imaging employing steady-state acquistion, FIESTA）增强以确定垂体肿块更像是软的还是硬的 [27]。

20.8.4 CT

- 对 MR 有禁忌的患者有用。
- 对钙化具有更高的敏感性，因此有助于鉴别颅咽管瘤与极少钙化的 RCC 和腺瘤 [28]。
- 是手术导航的首选检查。
- • 术前规划鼻窦 CT 应注意：蝶窦分隔不对称、鞍隔与视神经管附着、颈动脉异常内侧位。

20.9 相关病例

20.9.1 相关病例1

病史

20 岁男性，有从 6 岁起出现长期头痛的病史。脑部常规 MR 上垂体显示突起；因此，进行了专用垂体 MR 检查（▶ 图 20.3）。

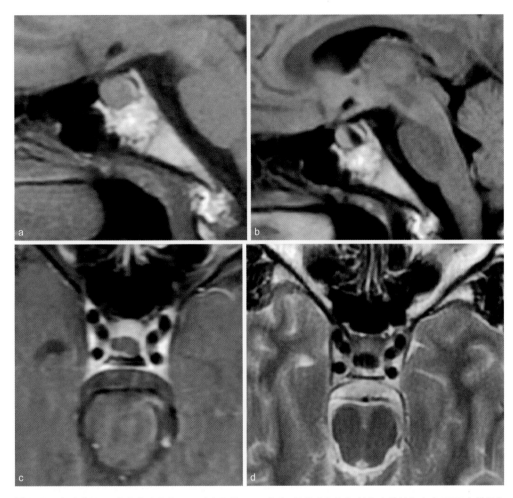

图20.3 相关病例 1。来自专用垂体 MRI 的矢状位 T1WI（a）、增强后矢状位（b）和横断位（c）T1WI 和横断位 T2WI（d）。

影像学表现

垂体中间部区域有一个芸豆形病变，T1WI 上呈等信号（▶ 图 20.4a，星号），T2WI 上呈黑色（▶ 图 20.4c，箭头）。在 T1WI 增强上呈黑色（▶ 图 20.4b，箭头），因其不像腺体其余部分那样强化。无结节性强化成分且无分隔。鉴于病灶大小仅 3 mm × 8 mm × 6 mm，因而腺体无明显增大。偶然注意到鞍底呈不均质骨髓信号，T1WI 更亮（▶ 图 20.4，星号）。

初步印象

可能为 Rathke 囊肿及颅底血管瘤。

鉴别诊断：见鞍内病变鉴别诊断（第 20.1.5 节）。

内分泌评估

RCC 通常是偶然发现的，不需要进一步的影像学或实验室检查。然而，RCC 可能导致垂体功能低下，或者更罕见的是与 PA 同时存在 [29, 30]。因此，建议对较大囊性病变（≥ 6 mm）患者进行垂体功能减退的检查 [2]。本例中，清晨血清皮质醇、游离 T4、睾酮正常。如果没有出现垂体功能障碍的体征或症状，则不需要进一步的内分泌功能检查。由于这些囊肿可能扩大，建议在 1 年后进行 MRI 随访，较小且稳定的病灶相应地更少进行影像学检查，具有鞍上延伸且邻近视交叉的较大囊肿则成像间隔时间更短。这些指南基于当前内分泌学会和 AANS/CNS 指南 [2, 3]。

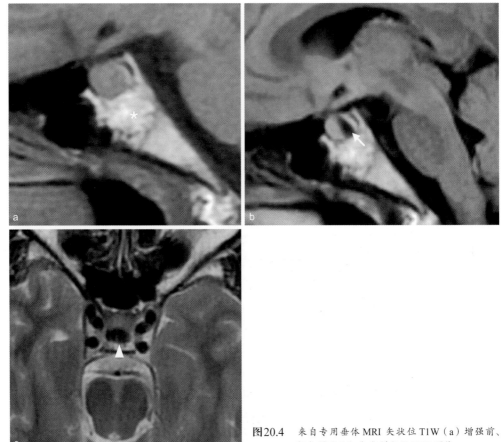

图20.4 来自专用垂体 MRI 矢状位 T1W（a）增强前、（b）增强后和（c）横断位 T2W 图像。

各学会有关实验室检查和影像随访的指南各不相同（见 ▶ 表 20.1）。最近出版的美国放射学会（ACR）指南指出，如果病变是小的"单纯性囊肿"，没有占位效应或周围结构的侵犯，不建议对内分泌功能障碍进行实验室检查或影像随访[5]。

神经外科评估

对于偶发小 RCC 的手术决策类似于偶发的垂体微腺瘤。对于小的、无临床症状且无垂体功能障碍证据的病变和老年患者，治疗选择就是观察。在年轻而且健康的患者中，对于较大的 RCC 进行手术切除是合理的。RCC 具有高复发率，与 PA 相比，积极的手术切除与更高的并发症发生率有关。

Rathke 囊肿（RCC）的影像学要点与难点

• 囊壁增厚、强化或钙化都是不典型的，应提示颅咽管瘤的可能性。在适当的临床环境中，也有报道 RCC 感染导致垂体功能障碍增多、囊壁增厚、强化且扩散受限，所有这些在单纯性 RCC 中都不可见。

• 间隔、液/液平面或偏离中线位提示病变更可能是出血性 PA 而不是 RCC[31]。

• 并不是总可以鉴别小 RCC 与无功能性囊性垂体微腺瘤，但也没有直接的临床意义，因为两者都不需要手术治疗。

• RCC 可能与 PA 共存。一个病灶对中线 T1 "明亮"囊肿产生占位效应可能提示这种不寻常的诊断[7]。

关于 RCC 的重要事实

- RCC 起源于 Rathke 囊袋的胚胎残余，是原始口腔的向外突起，位于腺垂体远侧部和神经垂体之间的中间部（▶ 图 20.5）[32]。
- 最常见的是鞍内，但也可延伸至鞍上区，或完全位于鞍上罕见[28]。
- 大多数在 T1W 和 T2W 图像上都呈相对于脑脊液（CSF）的高信号[28, 33]。
- 在高达 77% 的 RCC 中，存在囊内结节，在 T1WI 上呈高信号，T2WI 上呈低信号，具有诊断价值[34]。
- 无强化的垂体中线部位囊肿在 T2WI 上呈均匀低信号，高度提示 RCC[35]。
- 边界清晰的椭圆形、T1WI 高信号肿块位于垂体上部的凹陷处，呈现出"杯口征"，高度提示 RCC。

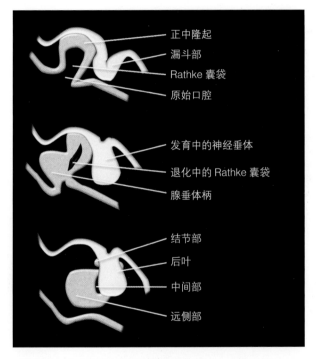

正中隆起
漏斗部
Rathke 囊袋
原始口腔

发育中的神经垂体
退化中的 Rathke 囊袋
腺垂体柄

结节部
后叶
中间部
远侧部

图20.5 垂体的胚胎发育（插图由 Roy F. Riascos 博士提供）。

20.9.2 相关病例 2

病史

53 岁女性，在评估晕厥发作时接受了脑部 MR 检查。虽然正常腺体向右移位，但左侧腺体有不对称的饱满。因此，进行专用的垂体 MR；图像如 ▶ 图 20.6 和 ▶ 图 20.7 所示。

影像学表现

影像显示部分空蝶鞍（▶ 图 20.8a，星号），使正常解剖发生扭曲，可能导致垂体柄的轻微偏移（▶ 图 20.8b，箭）及正常腺体右移。小肿块与腺体左侧相邻（▶ 图 20.8a～c，箭头），填充海绵窦下部。内侧海绵窦壁的硬脑膜正常，蝶鞍右侧清晰可见（▶ 图 20.8c，箭），但在蝶鞍左侧的肿瘤与正常腺体之间未见。值得注意的是，左侧鞍底不对称扩大，位于左侧海绵窦段颈内动脉下方（▶ 图 20.8b，星号）。

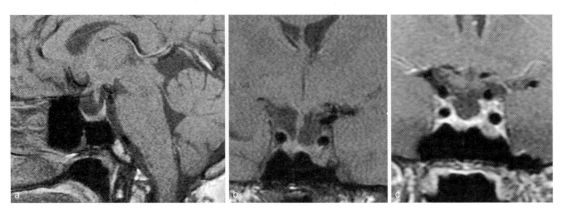

图20.6　相关病例2。垂体MRI。（a）鞍区平扫矢状位T1W图像，（b）T1W增强前和（c）冠状位T1W增强图像。

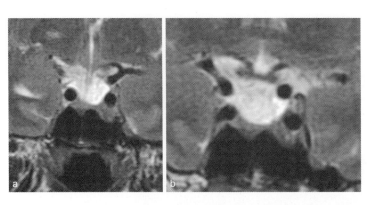

图20.7　相关病例2。MRI。冠状位T2W向后经腺体图像（a）位于垂体柄进入处，更前方（b）位于视交叉处。

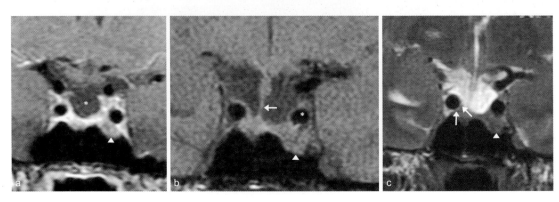

图20.8　（a～c）

影像诊断

微腺瘤可能，累及左侧海绵窦。需要确定其临床相关性以判断这是功能性或非功能性腺瘤。

建议

转诊至内分泌医生。

内分泌评估

这是53岁的女性，在评估晕厥时偶然发现鞍区肿块。她被诊断为房室传导阻滞，随后接受了永久性起搏器治疗。左心导管检查显示非阻塞性冠状动脉疾病。患者自述没有鞋、戒指或手套的尺寸变化，没有睡眠呼吸暂停、腕管样症状、睡眠困难或下肢肿胀。绝经年龄为50岁。她的病史包括高血压和肾结石。药物应用史包括氢氯噻嗪、氨氯地平和普萘洛尔。

体格检查

血压 152/88 mmHg，脉搏 72 次 /min。她有突出的面部特征，包括稍宽的鼻梁。

进一步检查结果（上午 8 点获得样本）

- IGF-1：948 ng/mL（50～317 ng/mL）
- 催乳素：42.0 ng/mL（4.8～23.3 ng/mL）。
- 皮质醇：19.0 μg/dL（5～25 μg/dL）。
- 游离 T4：1.0 ng/dL（0.8～1.8 ng/dL）。

临床印象及进一步处理

IGF-1 异常升高；因此，我们进行了 GH 抑制试验。她的最低 GH 是 2.2 ng/mL，这是不正常的，而正常的人在口服 75 g 葡萄糖后会抑制到 < 1 ng/mL[36]。

虽然没有明显肢端肥大症的体格特征，并且认为该肿瘤起先是偶然的发现，但内分泌评估显示存在一种分泌 GH 的微腺瘤。肢端肥大症表现通常是隐匿出现的；因此，诊断延迟很常见，平均达到 6 年[37]。这个病例中肢端肥大症的常见表现包括高血压和肾结石。此外，长期生长激素过量可能导致房室传导阻滞。心血管疾病在肢端肥大症患者中非常普遍，是该人群死亡率增加的主要原因。最常见的心血管异常包括高血压和心肌肥大。也可观察到心脏瓣膜疾病和心律失常[38]。

推荐对 GH 分泌肿瘤进行神经外科会诊。

神经外科评估

手术切除是治疗 GH 分泌肿瘤的处理标准及最确定的治疗方法，与药物治疗相比提供了更好的长期疗效[39]。内镜下经蝶窦切除术作为主要手术入路已经取代了显微镜下经蝶窦或经颅手术。内镜手术直接提高了肿瘤的可视度，允许更大范围的肿瘤切除，微腺瘤的缓解率高达 90%。与显微镜下入路相比，如果由专家、经验丰富的内镜垂体外科医生施行，则鞍隔穿孔的发生率较低，并发症发生率低于 5%[40]。最常见的并发症是垂体功能减退和（或）尿崩症（diabetes insipidus，DI），分别发生于 7.2% 和 7.6% 的患者中[41]。4%～12% 的患者术后 7 天开始出现迟发的抗利尿激素不当综合征（syndrome of inappropriate antidiuretic hormone, SIADH）[42]。罕见的并发症包括中枢神经系统损伤、视力丧失、颈动脉损伤、脑膜炎和死亡。

这个病例进行了经蝶窦手术，证实了 PA 伴有 GH 和 PRL 的免疫反应性。术后 12 周血清 IGF-1 正常。

偶发无症状垂体巨腺瘤

20.10 引言

在本节中展示两例偶然发现的无功能性垂体大腺瘤。回顾鞍区大肿块的鉴别诊断，并强调影像特征，以帮助鉴别垂体大腺瘤与非垂体源性鞍区肿块，最常见的是脑膜瘤。随后，回顾临床评估和实验室检查的建议，包括激素分泌过多和垂体功能减退的评估。最后，讨论手术治疗的指征，并为首选影像学和临床监测的患者提供建议。

20.11 病例表现

患者为 71 岁男性，因右侧听力丧失行 MR 脑部检查。颞骨和脑干区无异常。矢状位 T1WI 发现异常（► 图 20.9）。体格检查无异常。

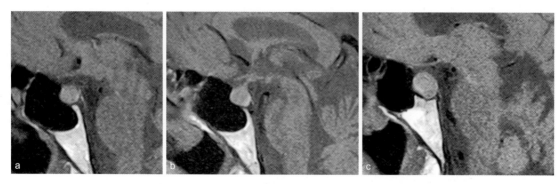

图20.9 （a～c）常规脑部 MRI 从右至左矢状位 T1W 图像。

20.12 影像分析

影像学表现

矢状位中线及左旁矢状旁 T1WI 显示垂体突出，左侧不对称增大。腺体上部凸出，这在 71 岁的男性是不正常的。

推荐进一步影像学检查

增强前后的专用垂体 MR 显示见 ▶ 图 20.10。在使用对比剂时采集 DCE 图像。

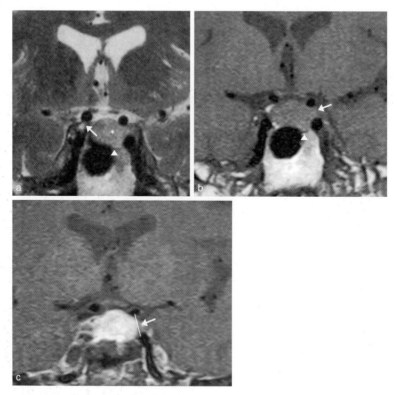

图20.10　冠状位 T2WI（a）、增强前（b）和增强后（c）T1WI。冠状位 T2W 图像（a）显示，鞍左侧有一个 1.4 cm× 1.2 cm×1.2 cm 的肿块（星号）导致腺体增大。注意腺体上部呈凸状，左侧鞍底部有轻微的不对称性扩张（a 和 b，箭头）。在 T1W 增强前和增强后图像上，肿块与正常腺体呈等高信号，因此在 T2WI 上显示最清晰（a 星号），此时肿块相对于正常腺体呈轻度高信号，而正常腺体向患者右侧移位。注意肿块延伸至颈动脉间线外侧（ ▶ 图 20.16 和 ▶ 图 20.10c 的白线）[43, 44] 进入左侧海绵窦区（b、c 箭）。在高分辨率 T2W 冠状位图像中，正常可见的蝶鞍与左侧海绵窦之间的硬脑膜黑线未显示（a）。注意右侧腺体和海绵窦之间的黑色硬脑膜线的正常表现（a 箭）。肿块未接触视交叉。

垂体动态增强磁共振

印象

垂体巨腺瘤位于腺体左侧，可能伴有海绵窦浸润，残余正常腺体向右侧移位（▶ 图 20.11～▶ 图 20.13）。

推荐

转诊神经外科医生和内分泌科医生。

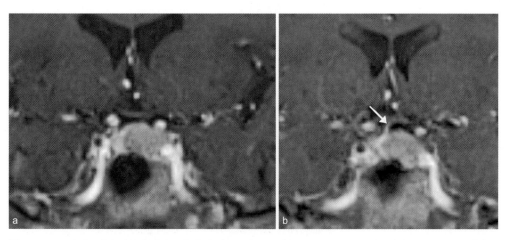

图20.11 通过蝶鞍中部（a）和蝶鞍后部（b）进行动态增强早期的冠状 T1WI。注意正常强化的垂体柄向患者右侧移位（b箭）。在此早期增强期，肿块的强化程度低于正常垂体腺和海绵窦。

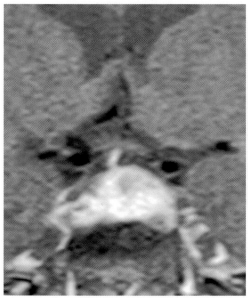

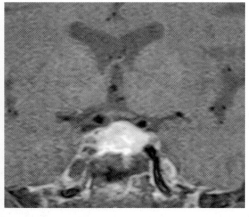

图20.13 常规冠状位增强 T1WI 显示不对称放大，但腺体更加均匀。

图20.12 10 s 后动态增强采集的冠状位 T1WI，增强显示鞍内左侧不均质强化肿块。与早期增强影像相比，可见正常垂体与肿块分界不太清晰。

20.13 临床评估

内分泌评估

71 岁男性，在评估右侧听力丧失时偶然发现鞍区肿块。精力、肌力和性欲正常。他否认有头晕、恶心、食欲不振、怕冷或皮肤干燥的症状。无多尿、夜尿、口干。自述没有鞋子或手套的尺寸变化、下肢肿胀、体重增加。他否认头痛或视力变化。无糖尿病、高血压或肾结石病史。

体格检查

体格检查无异常。

进一步检查结果（上午 8 点获得样本）

- 皮质醇：16.2 μg/dL（5～25 μg/dL）。
- 游离 T4：1.1 ng/dL（0.8～1.8 ng/dL）。
- 泌乳素：4.8 ng/mL（2.0～18.0 ng/mL）。
- IGF-1：78 ng/mL（62～184 ng/mL）。

由于肿瘤不邻近视交叉或视神经，不建议进行正规的视野检查。

临床印象

偶然发现无症状垂体巨腺瘤。

神经外科会诊

这是一位老年男性患者，患有无临床症状的垂体巨腺瘤。在年轻的、其他方面健康的个体，提供手术干预是合理的。海绵窦侵犯不伴神经功能缺损，不需要手术切除。在这个病例中，选择非手术治疗，6 个月内随访垂体 MRI 及垂体功能减退（血清皮质醇、游离 T4 和睾酮）的实验室检查。如果影像学表现、内分泌评估和神经状态保持不变，则可以增加间隔时间进行后续监测。这些建议遵循目前内分泌学会和 AANS/CNS 的指南（▶ 表 20.1）[2, 3]。

20.14 鞍区/鞍旁肿块的鉴别诊断

20.14.1 常见

- 垂体巨腺瘤。
- 脑膜瘤。

20.14.2 不常见/罕见

- RCC。
- 神经鞘瘤。
- 动脉瘤。
- 颅咽管瘤。
- 肉瘤。
- 生殖细胞瘤。
- 结核。
- 朗格汉斯细胞组织细胞增多症（Langerhans cell histiocytosis, LCH）/嗜酸性肉芽肿（eosinophilic granuloma, EG）。
- 毛细胞型星形细胞瘤。
- 转移性疾病。
- 蛛网膜囊肿。
- 淋巴细胞性/肉芽肿性下垂体炎。

20.15 影像诊断及临床要点与难点

20.15.1 垂体巨腺瘤

- 在成人鞍区肿块的鉴别诊断中应始终高度重视。
- 罕见于儿童人群；应考虑其他诊断。
- 极少出现尿崩症（DI）；应考虑其他诊断。
- 蝶鞍增大更有利于 PA。
- 腺体呈现异质性。
- 正常腺体和垂体柄可被肿块推移，通常是向蝶鞍外的上方和后部，尤其是很大的垂体巨腺瘤。
- 由于被鞍隔压迫而表现为带有"腰征"的"雪人"。
- 副鼻窦黏膜增厚与 PA 有关。

20.15.2 脑膜瘤[45, 46]

- 鞍结节脑膜瘤可能与 PA 相似。
- 病变中心位于鞍区轮廓之外，但可继发性累及鞍区。
- 可见明显强化的硬脑膜尾征，但不具有诊断价值，因其亦见于淋巴细胞性垂体炎（lymphocytic hypophysitis, LH）、PA、淋巴瘤和转移性疾病。
- CT 扫描显示骨质增生、邻近副鼻窦扩张和（或）钙化。
- 被包裹的海绵窦颈动脉狭窄或闭塞常见于脑膜瘤，而不是 PA 的特征。

20.15.3 淋巴细胞垂体类[47, 48]

- 虽然罕见，且从未被偶然发现，因其可能类似垂体巨腺瘤，考虑到此类疾病也很重要。
- 对称性腺体增大。
- 垂体柄增大。
- 垂体后亮点消失。
- 增大的腺体明显均匀强化，而海绵窦强化较弱。
- T2WI 上腺体周边明显低信号环。
- 重要的是，LH 不是偶然发现的！典型的临床情况是围产期女性出现头痛、视觉变化及可能的 DI。

20.16 相关病例

20.16.1 相关病例1

病史

患者为 55 岁女性，头痛评估时发现鞍区肿块（▶ 图 20.14）。

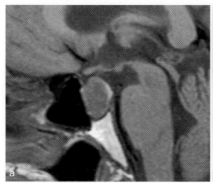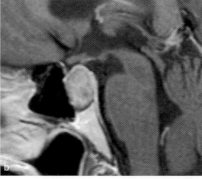

图20.14 （a、b）

体格检查

体格检查正常。

影像学表现

鞍内正中见一大的 1.7 cm×1.2 cm×1.1 cm 的不均质肿物，垂体柄向左移位（▶图 20.15a 箭）。巨腺瘤中经常可见垂体后叶亮点向蝶鞍上方移位（▶图 20.15b 箭）。尽管肿块膨出至右侧海绵窦上部（▶图 20.15c 箭），未向颈内动脉中线外侧延伸（▶图 20.16）[43, 44]。肿块未接触视交叉（▶图 20.15d 星号）。

影像诊断

可能为位于蝶鞍右侧的垂体巨腺瘤。

推荐转诊神经外科医生和内分泌科医生。

内分泌学评估

对通常是偶然发现的垂体巨腺瘤而言，很可能是无功能性的病变。针对激素分泌过多的常规实验室检查仍应包括测定血清 PRL 和 IGF-1 水平。

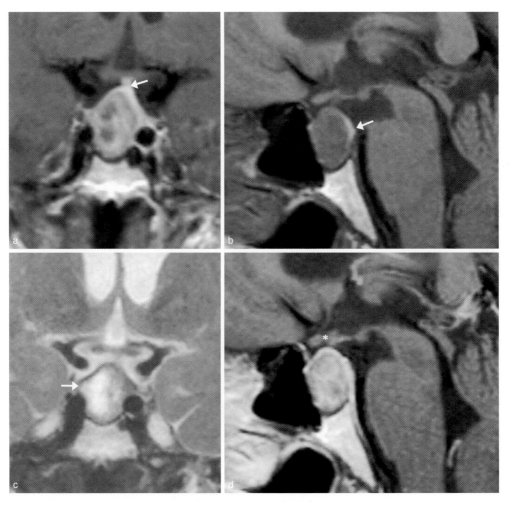

图20.15 冠状位 T1W 增强图像（a），矢状位 T1W 平扫图像（b），冠状位 T2W 图像（c）及矢状位 T1W 增强图像（d）。

此外，所有巨腺瘤都应进行垂体功能减退试验。在本病例中，病变并未紧靠视交叉；因此，不需要进行正规的视野检查。

体格检查及系统回顾都正常。然而，她确实注意到自己有疲劳和皮肤干燥症状。更年期发生在 51 岁。

进一步检查结果（上午 8 点获得样本）

- 皮质醇：13.2 μg/dL（5～25 μg/dL）。
- 促甲状腺激素（TSH）：1.3 mIU/L（0.5～5.0 mIU/L）。
- 游离 T4：0.6 ng/dL（0.8～1.8 ng/dL）。
- 泌乳素：26.4 ng/mL（2～20 ng/mL）。
- IGF−1：122 ng/mL（62～184 ng/mL）。

临床印象

这很可能是一个无功能性的巨腺瘤。游离 T4 水平低，伴有 TSH 不正常，确诊为中枢性甲状腺功能减退。随后她开始接受甲状腺素替代治疗。

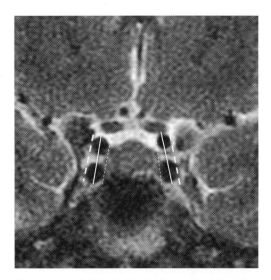

图 20.16 海绵窦的内、外侧切线和颈内动脉中线的划分[43, 44]（切线根据海绵窦上与海绵内颈内动脉画出。细虚线：内侧切线；粗虚线：外侧切线；实线：颈内动脉中线）。

神经外科会诊

55 岁女性，偶然发现巨腺瘤，没有对视交叉的占位效应或海绵窦侵犯的证据。内分泌检查显示患有中枢性甲状腺功能减退，患者已开始接受替代治疗。出现垂体功能减退是经内镜下蝶窦入路手术切除的相对指征。对于手术切除巨腺瘤治疗头痛的效用，目前尚缺乏证据。此巨腺瘤目前还没有接触视交叉；然而，即使最小的增长也可能产生占位效应。因此，建议手术切除后选择密切观察，并在 6 个月时重复影像学检查。如果患者出现任何新的神经系统症状或重复成像显示期间生长，则建议手术治疗。

20.17　神经外科与内分泌的问题与回答

（1）有助于做出决策的病因和自然病史是什么？

虽然大多数 PI 没有病理诊断，但在尸检系列中，大多数是临床 NFPA[49]。垂体腺瘤很常见，尸检时占 14.4%，放射学检查为 22.5%[14]。巨腺瘤，定义为大于或等于 1 cm 的肿瘤，并不常见，在尸检研究中报道的患病率为 0～1.3%。最常见的非垂体鞍区肿块是 RCC、颅咽管瘤和脑膜瘤[50-52]。

尽管有关 PI 自然史的证据有限，但大多数肿瘤仍然稳定或生长非常缓慢，因此不太可能具有临床相关性[53]。然而，一项系统回顾和荟萃分析显示，与微腺瘤和囊性病变（分别为每年 3.3/100 人和 0.05/100 人）相比，巨腺瘤（每年 12.5/100 人）生长的发生率更高。

PA 的主要并发症是发生垂体卒中，这是由肿瘤快速生长和（或）瘤内出血引起头痛和急性视力改变的临床综合征。幸运的是，这种并发症并不常见，估计在 1.8%～12.6% 的垂体巨腺瘤患者中发生。在微腺瘤中发生卒中认为是非常罕见的[55, 56]。

（2）鉴于其表现和影像学发现，病史与体格检查的哪些特异性发现对诊断以及是否真的无症状有重要意义？

绝大多数 PA 是偶然出现的，因为临床上是无功能性腺瘤，因此不会引起分泌过多综合征。然而，有趣的是，这些"静默"肿瘤或 NFPA 的大多数免疫组化染色呈阳性：44% 为空细胞；

44% 促性腺激素（分泌 FSH、LH）；5% 促肾上腺皮质激素（分泌 ACTH）；2%～4% 生长激素（分泌 GH）；2% 泌乳素（分泌 PRL）；1% 促甲状腺激素（分泌 TSH）和 2% 多激素[57, 58]。阳性染色对治疗有重要提示作用，因为与其他无功能性腺瘤相比，"静默"的促肾上腺皮质激素腺瘤和生长激素腺瘤的复发率更高[59~61]。此外，其中一些腺瘤可能转化为功能性肿瘤，导致库欣病或肢端肥大症[62, 63]。由于大多数 PI 为微腺瘤，因此，大多数缺乏占位效应的明显体征和症状常常导致无功能性垂体巨腺瘤的发生也就不足为奇了。

然而，重要的是要认识到，偶然发现 PA 的患者，在进一步的评估中，可能会表现出激素分泌过多的证据，但由于临床体征和症状很轻微，所以不能预先识别。泌乳素瘤是最常见的功能性 PA 类型，通常会在大多数患者中引起症状，如绝经前女性的月经周期紊乱或溢乳[64]。然而，在绝经后的女性中，可能就是偶然出现。在男性，泌乳素瘤可出现性欲和精力减退的主诉，而其他症状如男性乳房发育和溢乳症很少出现。

促肾上腺皮质激素腺瘤和生长激素腺瘤表现为一系列的临床表现。例如，在亚临床库欣病中，即使存在与皮质醇过量相关的情况（如糖尿病、高血压病），患者也不会出现明显的库欣综合征[65, 66]。生长激素腺瘤起初可能是偶然发现，因为肢端肥大症的表现可能是隐匿的，面部特征、戒指或鞋码发生改变需要很多年。在最近的一项研究中，18% 的肢端肥大症患者是通过与此无关的体格检查或放射学检查确诊的[67]。

对于偶然发现的巨腺瘤，考虑其可能存在轻度垂体功能减退很重要。垂体分泌不足的症状包括疲劳、怕冷、便秘、体重增加、脱发和思维迟钝。当视神经交叉受压时，应主动进行正规的视野检查，因为有些患者可能意识不到自己的视力下降。巨腺瘤压迫视交叉导致的典型视野缺损是双颞偏盲，通常从上颞视野象限开始。

（3）在微腺瘤或巨腺瘤的检查中需要或推荐哪些进一步的检查（如果有的话）？

激素分泌过多：内分泌学会和 CNS 推荐评估所有 PI 的 PRL 和 IGF-1 水平[2, 3]。ACR 建议对巨腺瘤患者进行激素分泌过多的常规检查[5]。泌乳素瘤必须与垂体柄效应引起的高泌乳素血症区分开来。PRL 水平应该根据肿瘤大小来解释。巨泌乳素瘤通常与 PRL 水平 > 200 ng/mL 有关。PRL 水平 < 100 ng/mL 可能是由于垂体柄效应或由微泌乳素瘤引起[68, 69]。

正如前述，肢端肥大症的特征通常是隐匿发展的。最好的初始检查是血清 IGF-1，因其白天的水平是稳定的，可以反映整体的 GH 分泌。年龄标化的正常 IGF-1 排除了肢端肥大症的诊断。IGF-1 升高或不明确的患者，在口服糖耐量试验中，GH 抑制 < 1 μg/L 可确诊[36]。

在进一步评估后，如果患者表现皮质醇过量的轻微表现，则应进行进一步检查，包括尿游离皮质醇、深夜唾液皮质醇或低剂量地塞米松抑制试验[70]。因为无症状，肿瘤通常体积更大，是由于占位效应而引起关注。一些静默的促皮质激素大腺瘤可以通过血浆 ACTH 水平升高来识别[59, 60, 71]，这提示由这些腺瘤产生的 ACTH 具有生物活性[72, 73]。

垂体功能减退：37%～85% 的 NFPA 患者已经发现垂体功能减退，这可能被人为夸大，因为这些估计主要来自手术系列，因此包括了高比例的巨腺瘤[74~79]。由于报道的病例数量非常少，垂体功能减退在微腺瘤患者中的真正患病率尚不清楚[76, 80, 81]。

考虑到较大的肿瘤更容易导致垂体功能减退的事实[74~79]，应该根据微腺瘤和巨腺瘤的连续大小来评估垂体功能减退。内分泌学会和 ACR 建议对巨腺瘤患者进行垂体功能减退的常规检测[2, 5]。内分泌学会还建议对较大的微腺瘤（6～9 mm）患者进行垂体功能减退检测[2]。考虑到垂体功能减退的普遍存在，CNS 建议对所有垂体前叶激素进行常规检测[3]。

垂体功能减退的检测包括男性血清皮质醇、游离 T4 和睾酮水平的测量。清晨（8～9 点）血清皮质醇水平＜ 3 μg/dL，符合肾上腺功能不全的诊断；而皮质醇水平高于 15 μg/dL，则排除诊断。对于皮质醇水平不确定的患者，建议进行促肾上腺皮质激素刺激试验。如果发现激素不足，需要进一步的检查来确认主要病因。例如，中枢性甲状腺功能减退症是由游离 T4 降低伴有 TSH 降低或正常而确诊的。绝经前女性有月经减少或闭经的检测包括血清卵泡刺激素、黄体生成素和雌二醇。绝经后女性促性腺激素水平的降低提供了垂体功能减退的证据。考虑到临床实践的多变性，检测 GH 缺乏包括血清 IGF-1 和刺激试验，要进行预期管理的指导 [2, 82]。

（4）如果选择随访，建议的时间间隔和方式是什么？

内分泌学会、AANS/CNS、ACR 均发布了实验室检查和影像学的建议，但意见并不统一（▶ 表 20.1）[2~5]。内分泌学会承认一些研究区分了囊性和实性病变，但对所有偶发瘤发布了统一的指南，而不考虑影像学特征。内分泌学会建议，即使患者没有临床症状，也要进行激素分泌过多的检测，包括 PRL 和 IGF-1 水平。认为对高泌乳素血症进行筛查是必要的，因为催乳素瘤可以通过药物进行治疗。推荐使用血清 IGF-1，因为早期发现 GH 分泌腺瘤可能改善手术结果并降低长期发病率。他们也注意到一些内分泌学家测量 ACTH，因为即使没有皮质醇过量的临床表现，有些静默的促皮质激素腺瘤也可能被 ACTH 水平升高所识别 [59, 70, 71]。内分泌学会建议在巨腺瘤和较大的微腺瘤（6~9 mm）患者中常规进行垂体功能减退检查 [2]。AANS/CNS 建议在所有患者中常规进行激素分泌过多和垂体功能减退的检查，无论腺瘤大小。AANS/CNS 提供了症状性病变的治疗指南，但未对选择观察的病变提供建议 [3]。

对于微腺瘤患者，考虑到该人群中肿瘤生长的发生率较低，长期的影像学监测不太可能影响临床结果 [54, 81]。在一项荟萃分析中，每年 2.4% 的患者出现新的内分泌功能障碍 [54]。对于微腺瘤患者，内分泌学会建议在肿瘤显著生长或临床表现发生变化时重复进行垂体功能减退的检测。如果初次评估或随访时 PI 与视神经或视交叉相邻，则建议进行正规的视野检查 [2]。

（5）如果选择手术（或内科）治疗，那么为什么选择手术及风险是什么？

手术干预的适应证包括：① 视野缺损。② 因肿瘤扩大引起的神经异常（垂体卒中）。③ 除泌乳素瘤外的高分泌腺瘤 [2]。考虑到多巴胺激动剂对激素分泌和肿瘤大小的影响，推荐多巴胺激动剂作为泌乳素瘤的初始治疗。卡麦角林比溴隐亭更有效，不良反应更少。治疗的目的是恢复性腺功能和缩小巨泌乳素瘤的大小。如果 PRL 水平保持正常，并且在 MRI 上未显示腺瘤，那么药物可在治疗 2 年后逐渐减少或停止 [83]。停止治疗后的长期缓解可在 30%~40% 的患者中实现 [84, 85]。尽管化学治愈率随着血清 PRL 水平的升高而降低，但如果患者不能忍受药物的不良反应，就应该提供手术治疗。在肢端肥大症患者中，手术治疗比药物治疗有更高的缓解率（67% 比 45%）[39]。在库欣病患者中，微腺瘤切除后报道的缓解率为 73%，巨腺瘤为 43%[86]。手术或药物治疗后残留肿瘤或持续激素分泌过多的患者可采用放射治疗。与常规放射治疗相比，立体定向放射治疗能更快地减少激素分泌，不良反应更少；然而，如果肿瘤接近或毗邻视神经，放射手术不能使用，是由于辐射有导致视力下降的风险。放射治疗后垂体功能减退的风险在 5 年内约为 20%，在 10~15 年内增加到 80%[87]。

在一项荟萃分析中，经蝶鞍手术具有较低的围手术期病死率（＜ 1%）和并发症（＜ 5%），包括脑脊液渗漏、脑膜炎、新发视野缺损和持续的 DI[40]。在一项大型调查中，新发垂体前叶功能不全的比率在 7%~20%[41]。4%~12% 的患者术后 5~8 天出现 SIADH 延迟 [42]。

（6）有没有什么特殊情况会让外科医生考虑采取更积极主动的措施？

患者的年龄、合并症、肿瘤与视交叉的接近度、计划怀孕和患者的偏好都可能影响采取手术治疗的决定。考虑到未来视野丧失的风险，推荐对肿瘤毗邻视交叉的患者采取手术治疗。如果肿瘤靠近视交叉，计划怀孕的女性可以选择手术，这是因为生理性增生可能导致神经功能下降[2]。在垂体功能低下的情况下可以考虑手术。术后垂体功能改善的患者高达30%[40]。

（7）患者随访时，给予什么指导？既与病变随访相关的风险。

考虑到肿瘤生长和垂体卒中的风险，如果患者出现严重头痛、视力下降或垂体功能减退的症状，特别是恶心、呕吐、食欲减退和眩晕，这些症状可能是由于急性肾上腺功能不全造成的，应立即寻求神经外科评估。

要点总结

- 大多数 PI 是临床 NFPA。
- RCC 是垂体常见的偶发囊性病变。位于垂体前叶和后叶之间中线的芸豆状病变，T1WI 上均匀明亮，出现小的囊内结节，基本上可以确定诊断。
- 根据内分泌学会和 AANS/CNS 指南，所有 PI 都应检测 PRL 和 IGF-1 水平。
- 根据内分泌学会指南，对于巨腺瘤和较大的微腺瘤（6～9 mm），应进行垂体功能减退的实验室检测。
- 手术干预的适应证包括：① 视野缺损。② 因肿瘤扩大引起的神经系统异常（垂体卒中）。③ 除泌乳素瘤外的高分泌腺瘤。
- 对于那些选择积极监测的人，建议应以肿瘤大小为指导。需注意不同学会对时间间隔和后续实验室检测的建议各不相同（▶ 表 20.1）。

参考文献

[1] Sanno N, Oyama K, Tahara S, Teramoto A, Kato Y. A survey of pituitary incidentaloma in Japan. Eur J Endocrinol. 2003; 149(2): 123−127

[2] Freda PU, Beckers AM, Katznelson L, et al. Endocrine Society. Pituitary incidentaloma: an endocrine society clinical practice guideline. J Clin Endocrinol Metab. 2011; 96(4): 894−904

[3] Fleseriu M, Bodach ME, Tumialan LM, et al. Congress of Neurological Surgeons Systematic Review and Evidence-Based Guideline for Pretreatment Endocrine Evaluation of Patients with Nonfunctioning Pituitary Adenomas. Neurosurgery. 2016; 79(4): E527−E529

[4] Paschou SA, Vryonidou A, Goulis DG. Pituitary incidentalomas: a guide to assessment, treatment and follow-up. Maturitas. 2016; 92: 143−149

[5] Hoang JK, Hoffman AR, González RG, et al. Management of incidental pituitary findings on CT, MRI, and 18F-fluorodeoxyglucose PET: a white paper of the ACR Incidental Findings Committee. J Am Coll Radiol. 2018; 15(7): 966−972

[6] Aghi MK, Chen CC, Fleseriu M, et al. Congress of Neurological Surgeons systematic review and evidence-based guidelines on the management of patients with nonfunctioning pituitary adenomas: executive summary. Neurosurgery 2016; 79(4): 521−523

[7] Bonneville JF, Bonnevile F, Cattin F, et al, eds. MRI of the Pituitary Gland. New York, NY: Springer; 2016

[8] Ahmadi H, Larsson EM, Jinkins JR. Normal pituitary gland: coronal MR imaging of infundibular tilt. Radiology. 1990; 177(2): 389−392

[9] Kulkarni MV, Lee KF, McArdle CB, Yeakley JW, Haar FL. 1.5-T MR imaging of pituitary microadenomas: technical considerations and CT correlation. AJNR Am J Neuroradiol. 1988; 9(1): 5−11

[10] Guy RL, Benn JJ, Ayers AB, et al. A comparison of CT and MRI in the assessment of the pituitary and parasellar region. Clin Radiol. 1991; 43(3): 156−161

[11] Earnest F, IV, McCullough EC, Frank DA. Fact or artifact: an analysis of artifact in high-resolution computed tomographic scanning of the sella. Radiology. 1981; 140(1): 109−113

[12] Sakurai K, Fujita N, Harada K, Kim SW, Nakanishi K, Kozuka T. Magnetic susceptibility artifact in spin-echo MR imaging of the pituitary gland. AJNR Am J Neuroradiol. 1992; 13(5): 1301−1308

[13] Hall WA, Luciano MG, Doppman JL, Patronas NJ, Oldfield EH. Pituitary magnetic resonance imaging in normal human volunteers: occult adenomas in the general population. Ann Intern Med. 1994; 120(10): 817−820

[14] Ezzat S, Asa SL, Couldwell WT, et al. The prevalence of pituitary adenomas: a systematic review. Cancer. 2004; 101(3): 613−619

[15] Chong BW, Kucharczyk W, Singer W, George S. Pituitary gland MR: a comparative study of healthy volunteers and patients with microadenomas. AJNR Am J Neuroradiol. 1994; 15(4): 675−679

[16] Teramoto A, Hirakawa K, Sanno N, Osamura Y. Incidental pituitary lesions in 1, 000 unselected autopsy specimens. Radiology. 1994; 193(1): 161−164

[17] Lee HB, Kim ST, Kim HJ, et al. Usefulness of the dynamic gadolinium-enhanced magnetic resonance imaging with simultaneous acquisition of coronal and sagittal planes for detection of pituitary microadenomas. Eur Radiol. 2012; 22(3): 514−518

[18] Gao R, Isoda H, Tanaka T, et al. Dynamic gadolinium-enhanced MR imaging of pituitary adenomas: usefulness of sequential sagittal and coronal plane images. Eur J Radiol. 2001; 39(3): 139−146

[19] Bartynski WS, Lin L. Dynamic and conventional spin-echo MR of pituitary microlesions. AJNR Am J Neuroradiol. 1997; 18(5): 965−972

[20] Vasilev V, Rostomyan L, Daly AF, et al. Management of endocrine disease: pituitary "incidentaloma" — neuroradiological assessment and differential diagnosis. Eur J Endocrinol. 2016; 175(4): R171−R184

[21] Rumboldt Z. Pituitary adenomas. Top Magn Reson Imaging. 2005; 16(4): 277−288

[22] Potts MB, Shah JK, Molinaro AM, et al. Cavernous and inferior petrosal sinus sampling and dynamic magnetic resonance imaging in the preoperative evaluation of Cushing's disease. J Neurooncol. 2014; 116(3): 593−600

[23] Tabarin A, Laurent F, Catargi B, et al. Comparative evaluation of conventional and dynamic magnetic resonance imaging of the pituitary gland for the diagnosis of Cushing's disease. Clin Endocrinol (Oxf). 1998; 49(3): 293−300

[24] Davis MA, Castillo M. Evaluation of the pituitary gland using magnetic resonance imaging: T1-weighted vs. VIBE imaging. Neuroradiol J. 2013; 26(3): 297−300

[25] Grober Y, Grober H, Wintermark M, Jane JA, Jr, Oldfield EH. Comparison of MRI techniques for detecting microadenomas in Cushing's disease. J Neurosurg. 2018; 128(4): 1051−1057

[26] Rossi Espagnet MC, Bangiyev L, Haber M, et al. High-resolution DCE-MRI of the pituitary gland using radial k-space acquisition with compressed sensing reconstruction. AJNR Am J Neuroradiol. 2015; 36(8): 1444−1449

[27] Yamamoto J, Kakeda S, Shimajiri S, et al. Tumor consistency of pituitary macroadenomas: predictive analysis on the basis of imaging features with contrast-enhanced 3D FIESTA at 3 T. AJNR Am J Neuroradiol. 2014; 35(2): 297−303

[28] Osborn AG. Osborn's Brain: Imaging, Pathology, and Anatomy. 1st ed. Salt Lake City, UT: Amirsys Pub.; 2013

[29] Babu R, Back AG, Komisarow JM, Owens TR, Cummings TJ, Britz GW. Symptomatic Rathke's cleft cyst with a co-existing pituitary tumor; Brief review of the literature. Asian J Neurosurg. 2013; 8(4): 183−187

[30] Eguchi K, Uozumi T, Arita K, et al. Pituitary function in patients with Rathke's cleft cyst: significance of surgical management. Endocr J. 1994; 41(5): 535−540

[31] Park M, Lee SK, Choi J, et al. Differentiation between cystic pituitary adenomas and Rathke cleft cysts: a diagnostic model using MRI. AJNR Am J Neuroradiol. 2015; 36(10): 1866−1873

[32] Ramji S, Touska P, Rich P, MacKinnon AD. Normal neuroanatomical variants that may be misinterpreted as disease entities. Clin Radiol. 2017; 72(10): 810−825

[33] Bonneville F, Cattin F, Bonneville JF, et al. Rathke's cleft cyst. J Neuroradiol. 2003; 30(4): 238−248

[34] Byun WM, Kim OL, Kim D. MR imaging findings of Rathke's cleft cysts: significance of intracystic nodules. AJNR Am J Neuroradiol. 2000; 21(3): 485−488

[35] Bonneville F, Chiras J, Cattin F, Bonneville JF. T2 hypointense signal of rathke cleft cyst. AJNR Am J Neuroradiol. 2007; 28(3): 397

[36] Katznelson L, Laws ER, Jr, Melmed S, et al. Endocrine Society. Acromegaly: an endocrine society clinical practice guideline. J Clin Endocrinol Metab. 2014; 99(11): 3933−3951

[37] Reid TJ, Post KD, Bruce JN, Nabi Kanibir M, Reyes-Vidal CM, Freda PU. Features at diagnosis of 324 patients with acromegaly did not change from 1981 to 2006: acromegaly remains under-recognized and under-diagnosed. Clin Endocrinol (Oxf). 2010; 72(2): 203−208

[38] Ramos-Leví AM, Marazuela M. Cardiovascular comorbidities in acromegaly: an update on their diagnosis and management. Endocrine. 2017; 55(2): 346−359

[39] Abu Dabrh AM, Mohammed K, Asi N, et al. Surgical interventions and medical treatments in treatment-naïve patients with acromegaly: systematic review and meta-analysis. J Clin Endocrinol Metab. 2014; 99(11): 4003−4014

[40] Murad MH, Fernández-Balsells MM, Barwise A, et al. Outcomes of surgical treatment for nonfunctioning pituitary adenomas: a systematic review and meta-analysis. Clin Endocrinol (Oxf). 2010; 73(6): 777−791

[41] Ciric I, Ragin A, Baumgartner C, Pierce D. Complications of transsphenoidal surgery: results of a national survey, review of the literature, and personal experience. Neurosurgery. 1997; 40(2): 225−236, discussion 236−237

[42] Cote DJ, Alzarea A, Acosta MA, et al. Predictors and rates of delayed symptomatic hyponatremia after transsphenoidal surgery: a systematic review [corrected]. World Neurosurg. 2016; 88: 1−6

[43] Knosp E, Steiner E, Kitz K, Matula C. Pituitary adenomas with invasion of the cavernous sinus space: a magnetic resonance imaging classification compared with surgical findings. Neurosurgery. 1993; 33(4): 610−617, discussion 617−618

[44] Micko AS, Wöhrer A, Wolfsberger S, Knosp E. Invasion of the cavernous sinus space in pituitary adenomas: endoscopic verification and its correlation with an MRI-based classification. J Neurosurg. 2015; 122(4): 803−811

[45] Cattin F, Bonneville F, Andréa I, Barrali E, Bonneville JF. Dural enhancement in pituitary macroadenomas. Neuroradiology. 2000; 42(7): 505−508

[46] Young SC, Grossman RI, Goldberg HI, et al. MR of vascular encasement in parasellar masses: comparison with angiography and CT. AJNR Am J Neuroradiol. 1988; 9(1): 35−38

[47] Gutenberg A, Larsen J, Lupi I, Rohde V, Caturegli P. A radiologic score to distinguish autoimmune hypophysitis from nonsecreting pituitary adenoma preoperatively. AJNR Am J Neuroradiol. 2009; 30(9): 1766−1772

[48] Nakata Y, Sato N, Masumoto T, et al. Parasellar T2 dark sign on MR imaging in patients with lymphocytic hypophysitis. AJNR Am J Neuroradiol. 2010; 31(10): 1944−1950

[49] Buurman H, Saeger W. Subclinical adenomas in postmortem pituitaries: classification and correlations to clinical data. Eur J Endocrinol. 2006; 154(5): 753−758

[50] Kovacs K, Ryan N, Horvath E, Singer W, Ezrin C. Pituitary adenomas in old age. J Gerontol. 1980; 35(1): 16−22

[51] Parent AD, Bebin J, Smith RR. Incidental pituitary adenomas. J Neurosurg. 1981; 54(2): 228−231

[52] Molitch ME, Russell EJ. The pituitary "incidentaloma.". Ann Intern Med. 1990; 112(12): 925−931

[53] Honegger J, Zimmermann S, Psaras T, et al. Growth modelling of non-functioning pituitary adenomas in patients referred for surgery. Eur J Endocrinol. 2008; 158(3): 287−294

[54] Fernández-Balsells MM, Murad MH, Barwise A, et al. Natural history of non-functioning pituitary adenomas and incidentalomas: a systematic review and metaanalysis. J Clin Endocrinol Metab. 2011; 96(4): 905−912

[55] Semple PL, Jane JA, Lopes MB, Laws ER. Pituitary apoplexy: correlation between magnetic resonance imaging and histopathological results. J Neurosurg. 2008; 108(5): 909−915

[56] Möller-Goede DL, Brändle M, Landau K, Bernays RL, Schmid C. Pituitary apoplexy: re-evaluation of risk factors for bleeding into pituitary adenomas and impact on outcome. Eur J Endocrinol. 2011; 164(1): 37−43

[57] Saeger W, Lüdecke DK, Buchfelder M, Fahlbusch R, Quabbe HJ, Petersenn S. Pathohistological classification of pituitary tumors: 10 years of experience with the German Pituitary Tumor Registry. Eur J Endocrinol. 2007; 156(2): 203−216

[58] Yamada S, Ohyama K, Taguchi M, et al. A study of the correlation between morphological findings and biological activities in clinically nonfunctioning pituitary adenomas. Neurosurgery. 2007; 61(3): 580−584, discussion 584−585

[59] Ioachimescu AG, Eiland L, Chhabra VS, et al. Silent corticotroph adenomas: Emory University cohort and comparison with ACTH-negative nonfunctioning pituitary adenomas. Neurosurgery. 2012; 71(2): 296−303, discussion 304

[60] Jahangiri A, Wagner JR, Pekmezci M, et al. A comprehensive long-term retrospective analysis of silent corticotrophic adenomas vs hormone-negative adenomas. Neurosurgery. 2013; 73(1): 8−17, discussion 17−18

[61] Langlois F, Lim DST, Varlamov E, et al. Clinical profile of silent growth hormone pituitary adenomas; higher recurrence rate compared to silent gonadotroph pituitary tumors, a large single center experience. Endocrine. 2017; 58(3): 528−534

[62] Righi A, Faustini-Fustini M, Morandi L, et al. The changing faces of corticotroph cell adenomas: the role of prohormone convertase 1/3. Endocrine. 2017; 56(2): 286−297

[63] Daems T, Verhelst J, Michotte A, Abrams P, De Ridder D, Abs R. Modification of hormonal secretion in clinically silent pituitary adenomas. Pituitary. 2009; 12(1): 80−86

[64] Ciccarelli A, Daly AF, Beckers A. The epidemiology of prolactinomas. Pituitary. 2005; 8(1): 3−6

[65] Toini A, Dolci A, Ferrante E, et al. Screening for ACTH-dependent hypercortisolism in patients affected with pituitary incidentaloma. Eur J Endocrinol. 2015; 172(4): 363−369

[66] Tamada D, Kitamura T, Otsuki M, Oshino S, Saitoh Y, Shimomura I. Clinical significance of screening for subclinical Cushing's disease in patients with pituitary tumors. Endocr J. 2016; 63(1): 47−52

[67] Nachtigall L, Delgado A, Swearingen B, Lee H, Zerikly R, Klibanski A. Changing patterns in diagnosis and therapy of acromegaly over two decades. J Clin Endocrinol Metab. 2008; 93(6): 2035−2041

[68] Hong JW, Lee MK, Kim SH, Lee EJ. Discrimination of prolactinoma from hyperprolactinemic non-functioning adenoma. Endocrine. 2010; 37(1): 140−147

[69] Pinzone JJ, Katznelson L, Danila DC, Pauler DK, Miller CS, Klibanski A. Primary medical therapy of micro- and macroprolactinomas in men. J Clin Endocrinol Metab. 2000; 85(9): 3053−3057

[70] Nieman LK, Biller BM, Findling JW, et al. The diagnosis of Cushing's syndrome: an Endocrine Society Clinical Practice Guideline. J Clin Endocrinol Metab. 2008; 93(5): 1526−1540

[71] Guttenberg KB, Mayson SE, Sawan C, et al. Prevalence of clinically silent corticotroph macroadenomas. Clin Endocrinol (Oxf). 2016; 85(6): 874−880

[72] Tateno T, Izumiyama H, Doi M, Akashi T, Ohno K, Hirata Y. Defective expression of prohormone convertase 1/3 in silent corticotroph adenoma. Endocr J. 2007; 54(5): 777−782

[73] Matsuno A, Okazaki R, Oki Y, Nagashima T. Secretion of high-molecular-weight adrenocorticotropic hormone from a pituitary adenoma in a patient without Cushing stigmata. Case report. J Neurosurg. 2004; 101(5): 874−877

[74] Webb SM, Rigla M, Wägner A, Oliver B, Bartumeus F. Recovery of hypopituitarism after neurosurgical treatment of pituitary adenomas. J Clin Endocrinol Metab. 1999; 84(10): 3696−3700

[75] Drange MR, Fram NR, Herman-Bonert V, Melmed S. Pituitary tumor registry: a novel clinical resource. J Clin Endocrinol Metab. 2000; 85(1): 168−174

[76] Nomikos P, Ladar C, Fahlbusch R, Buchfelder M. Impact of primary surgery on pituitary function in patients with non-functioning pituitary adenomas: a study on 721 patients. Acta Neurochir (Wien). 2004; 146(1): 27−35

[77] Del Monte P, Foppiani L, Ruelle A, et al. Clinically non-functioning pituitary macroadenomas in the elderly. Aging Clin Exp Res. 2007; 19(1): 34−40

[78] Fatemi N, Dusick JR, Mattozo C, et al. Pituitary hormonal loss and recovery after transsphenoidal adenoma removal. Neurosurgery. 2008; 63(4): 709−718, discussion 718−719

[79] Berkmann S, Fandino J, Müller B, Kothbauer KF, Henzen C, Landolt H. Pituitary surgery: experience from a large network in Central Switzerland. Swiss Med Wkly. 2012; 142: w13680

[80] Yuen KC, Cook DM, Sahasranam P, et al. Prevalence of GH and other anterior pituitary hormone deficiencies in adults with nonsecreting pituitary microadenomas and normal serum IGF-1 levels. Clin Endocrinol (Oxf). 2008; 69(2): 292−298

[81] Imran SA, Yip CE, Papneja N, et al. Analysis and natural history of pituitary incidentalomas. Eur J Endocrinol. 2016; 175(1): 1−9

[82] Fleseriu M, Hashim IA, Karavitaki N, et al. Hormonal replacement in hypopituitarism in adults: an Endocrine Society clinical practice guideline. J Clin Endocrinol Metab. 2016; 101(11): 3888−3921

[83] Melmed S, Casanueva FF, Hoffman AR, et al. Endocrine Society. Diagnosis and treatment of hyperprolactinemia: an Endocrine Society clinical practice guideline. J Clin Endocrinol Metab. 2011; 96(2): 273−288

[84] Biswas M, Smith J, Jadon D, et al. Long-term remission following withdrawal of dopamine agonist therapy in subjects with microprolactinomas. Clin Endocrinol (Oxf). 2005; 63(1): 26−31

[85] Kharlip J, Salvatori R, Yenokyan G, Wand GS. Recurrence of hyperprolactinemia after withdrawal of long-term cabergoline therapy. J Clin Endocrinol Metab. 2009; 94(7): 2428−2436

[86] Alexandraki KI, Kaltsas GA, Isidori AM, et al. Long-term remission and recurrence rates in Cushing's disease: predictive factors in a single-centre study. Eur J Endocrinol. 2013; 168(4): 639−648

[87] Loeffler JS, Shih HA. Radiation therapy in the management of pituitary adenomas. J Clin Endocrinol Metab. 2011; 96(7): 1992−2003

21 垂体弥漫性增大

Saint-Aaron L. Morris, Kaye D. Westmark, Spiros L. Blackburn, and Katie B. Guttenberg

21.1 引言

与垂体微腺瘤和巨腺瘤不同，对于偶然发现的垂体弥漫性增大，目前还没有明确的评估指南。考虑患者的年龄和性别是决定鉴别诊断和决定是否需要进一步检查的关键因素。本章将讨论垂体的正常表现及与弥漫性增大相关的最常见潜在疾病。

21.2 病例介绍

病史

29 岁女性，主诉头痛。对常规脑部 MRI 上发现的"垂体突出"进行专用垂体成像（▶ 图 21.1）。

21.3 影像分析

影像学表现与印象

垂体轻度增大，均匀强化，高度 11 mm × 横径 10 mm。T1WI、T2WI 上未见局灶性不均匀区。向上凸起与视交叉接触但没有压迫视交叉。腺体对称，垂体柄居中。海绵窦正常（▶ 图 21.2）。

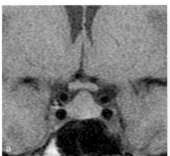
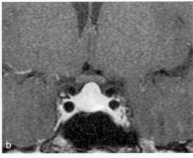

图21.1 鞍区 MRI：冠状位 T1W 增强前（a）和增强后图像（b）。

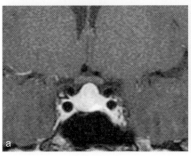
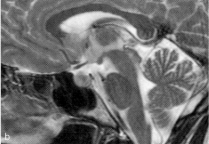
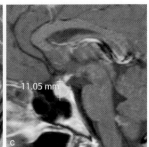

图21.2 （a~c）

偶然发现的、均匀对称的轻度垂体增大通常代表生理性增生或继发性垂体肥大。腺体上缘凸起在围青春期女性是正常的，但对于 29 岁的女性来说是非典型的。要考虑包括妊娠以及其他生理性增生和继发性肥大的原因。

进一步影像学检查建议

无。需要分析临床相关性。

21.4　临床评估

内分泌评估

29 岁女性，偶然发现垂体增大。否认溢乳或乳房压痛。月经规律。没有疲劳、便秘、皮肤干燥、恶心或食欲不振。否认有多饮或夜尿症。体格检查正常。

21.4.2　推荐的实验室检查及结果

- 妊娠试验：阴性。
- PRL：28.2 ng/mL（3～30 ng/mL）。
- 促甲状腺激素（TSH）：0.6 mIU/L（0.5～5.0 mIU/L）。
- 游离 T4：1.4 ng/dL（0.8～1.8 ng/dL）。

临床印象

这是一个表现正常的女性，无激素功能障碍的体征或症状。排除怀孕是很重要的，因为怀孕是垂体增生最常见的原因。在此无症状患者中，轻度增大的腺体很可能是生理性增生的正常变异。5 个月后进行 MR 随访，显示垂体的表现完全稳定。

建议

不建议进一步检测。

21.5　垂体弥漫性增大的鉴别诊断

21.5.1　常见的

- 真正的生理性增生
  - 在女性，青春期正常的生理性改变可能导致垂体上缘变得凸起。妊娠也应考虑，在此期间由于催乳素和促性腺激素增加，垂体体积增大。在围绝经期，由于雌激素缺乏，可能发生因促性腺激素细胞增生而引起的轻度增大。
- 病理性增生
  - 最常见的是继发于终末器官功能衰竭，特别是甲状腺功能减退症或性腺功能减退症。
- 巨腺瘤 / 微腺瘤
  - 罕见的情况下，病变可能具有与正常腺体相似的信号强度且强化均匀，使肿瘤作为一个单独的实体很难发现。

21.5.2　少见的

- 先天性小蝶鞍
  - 如果蝶鞍先天性变小，腺体可能向上隆起，但实际上体积并没有增加。
- 海绵窦颈动脉迂曲
  - 如果海绵窦颈动脉迂曲并向内聚集，可能导致腺体向上方凸出，但总体积不增加。

21.5.3　垂体增大为非偶然重要发现的不常见原因

- 脑脊液（CSF）低压。

- 淋巴细胞性下垂体炎。
- 朗格汉斯细胞组织细胞增生症（Langerhans cell histiocytosis, LCH）。
- 神经结节病
- 垂体细胞瘤。
- 淋巴瘤、白血病。
- 转移性疾病。

21.6 临床和影像学诊断要点

21.6.1 正常的

- 青春期前：≤ 6 mm。
- 绝经后女性及男性：≤ 8 mm。
- 绝经前女性：≤ 9 mm。
- 在女性青春期，腺体的上缘可能变得凸起。
- 妊娠期间腺体增大且少数情况下可达到 12～15 mm，但通常 < 10～11 mm。

21.6.2 临床关联

- 围产期女性无症状的弥漫性腺体增大极有可能是正常的生理性肥大。
- 腺体弥漫性增大的女性往往需要考虑到怀孕。
- 男性儿童的腺体弥漫增大，很可能是由终末器官衰竭（即甲状腺功能减退症）引起的垂体增生，因为垂体腺瘤在这一人群中很少见。
- 围产期女性，或因恶性肿瘤而接受免疫治疗的患者和（或）有自身免疫性疾病（如甲状腺炎）病史的患者，虽无症状，但继发于低血清钠而出现头痛、视力障碍和意识混乱，可能有淋巴细胞性垂体炎。这些患者的 MR 通常表现为垂体弥漫性增大，正常垂体后叶亮点消失以及垂体柄增厚。相关的临床异常包括肾上腺功能不全、尿崩症、泌乳素（PRL）升高和垂体功能减退。
- 如果患者表现为体位性头痛，可考虑 CSF 低压。MR 的其他重要发现包括小脑扁桃体脱垂，硬脑膜窦扩张，硬脑膜下 "聚集" 增强，脑干周围 CSF 池减少，中脑从前向后的伸长。

21.7 相关病例

21.7.1 相关病例1

病史

女性，42 岁，头痛行常规脑部 MR 检查时，发现可疑垂体病变。

影像分析

MRI 表现

在专用的垂体磁共振成像上进行进一步评估，在增强后矢状位 T1WI 上发现一个边界不清的 "病变"，在冠状位增强前后 T1WI 及 T2WI 上都不能确定（▶ 图 21.3，▶ 图 21.4）。注意垂体柄位置正常居中以及整体正常的腺体形状和大小，鞍底没有扩大。

建议进行 MR 随访。

随访 MRI

"可能偶发微腺瘤"，推荐的 1 年随访 MR，见 ▶ 图 21.5。

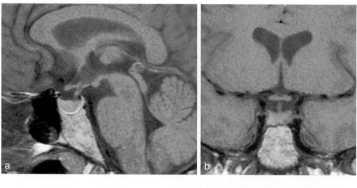

图21.3　鞍区 MRI：矢状位和冠状位平扫 T1W 图像（a、b）。

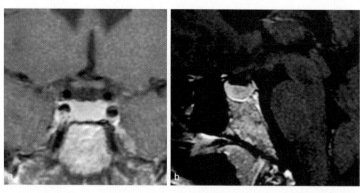

图21.4　冠状位和矢状位 T1W 增强图像（a、b）。

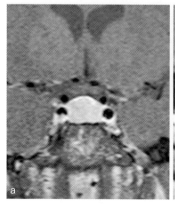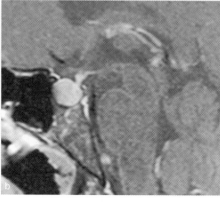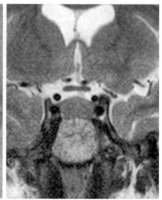

图21.5　冠状位（a）和矢状位增强 T1WI（b）及冠状位 T2WI（c）。

随访 MRI 表现与印象

垂体间距有增大，仍然是均匀的，无独立的病变。垂体柄居中，海绵窦正常。先前发现的"偶然垂体微腺瘤"不再可见，可能不是一个真正的异常，而是腺体强化的轻度异质性，其出现可能是因技术因素如缩小窗宽或增强后的动态成像所突显出来。

43 岁女性的垂体间距弥漫性增大具有不确定的意义；需要分析临床相关性。患者在磁共振检查前没有怀孕，为随后的检测所证实。

临床评估

内分泌学评估

这位 43 岁女性，最初因可能的垂体微腺瘤来进行评估。病史包括甲状腺功能减退，10 年前确诊。

1 年前，当患者无症状时，对可能的"微腺瘤"进行初步检测

- PRL：23.2 ng/mL（4.8～23.3 ng/mL）。
- 胰岛素样生长因子 1（IGF-1）：125 ng/mL（98～261 ng/mL）。
- TSH：2.3 mIU/L（0.5～5.0 mIU/L）。
- 游离 T4：1.2 ng/dL（0.8～1.8 ng/dL）。

为期 1 年的随访评估

自前次评估以来，自述新发便秘和疲劳。体格检查发现上肢和下肢皮肤干燥，深部腱反射轻度延迟、松弛。

进一步检验结果

- 妊娠试验：阴性。
- TSH：214 mIU/L（0.5～5.0 mIU/L）。
- 游离 T4：0.5 ng/dL（0.8～1.8 ng/dL）。
- 皮质醇：14.5 μg/dL（5～25 μg/dL）。

临床诊断

甲状腺功能减退症伴继发性垂体肥大。

没有微腺瘤的证据，这很可能是先前研究的"高估"，源于正常腺体强化的不均一性。

印象与处理

最初的表现显示出 MR 对小微腺瘤的特异性具有局限性，因此临床相关性具有重要意义。随访成像提供了这个患者偶然发现的 MR 图像，腺体弥漫性增大，继发于甲状腺功能减退症的间歇性发展。患者开始每日口服补充甲状腺激素。

21.7.2 相关病例2

病史

72 岁女性，有黑色素瘤病史，表现为头痛和疲劳。

影像分析

72 岁女性，垂体稍增大伴上缘凸起，垂体柄异常增厚，但仍位于中线（▶ 图 21.6）。对于原发性黑色素瘤患者腺体弥漫性肿大，其意义尚不确定。考虑的因素包括"终末器官衰竭"（即甲状腺功能减退症）引起的肥大、垂体炎以及可能性较小的转移性疾病。建议分析临床相关性。

临床评估

这位 72 岁女性，最近被诊断为转移性黑色素瘤。3 个月前开始使用抗 CTLA-4 抗体和伊匹单抗进行免疫治疗。最近 1 个月有头痛、疲劳和恶心。无多饮或多尿。

体格检查

血压 98/65 mmHg，脉搏 92 次/min。出现恶病质。

检验结果

- 钠：135 mEq/L（135～145 mEq/L）
- TSH：0.9 mIU/L（0.5～5.0 mIU/L）。
- 游离 T4：0.3 ng/dL（0.8～1.8 ng/dL）。
- 促肾上腺皮质激素（ACTH）：8 pg/mL（10～60 pg/mL）。
- 皮质醇：2.2 μg/dL（5～25 μg/dL）。
- PRL：3.1 ng/mL（2～20 ng/mL）。

临床表现和诊断

以头痛和垂体功能减退为表现的伊匹单抗诱导垂体炎（ipilimumab-induced hypophysitis, IH）。

患者游离 T4 降低与看似正常的 TSH 证实诊断为中枢性甲状腺功能减退症。同样，皮质醇水平降低伴有 ACTH 降低证实了中枢性肾上腺功能不全。随后开始接受甲状腺激素替代和大剂量糖皮质激素治疗。

本例中垂体弥漫性增大显然不是偶然发现而应属于垂体炎的表现。垂体炎最常见的形式是淋巴细胞性垂体炎，经常发生于孕期或产后。此外，垂体炎是已知的免疫治疗并发症。

垂体炎是垂体弥漫性增大的重要原因，通常伴有垂体柄的明显增厚和强化。在免疫治疗诱导的垂体炎中，垂体腺肿大通常是轻微的，而在淋巴细胞性垂体炎中，患者可能发展为严重的垂体增生，经常导致视觉异常。

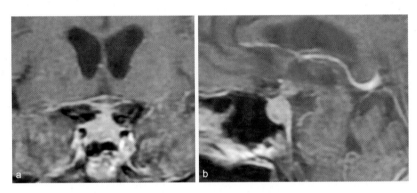

图21.6　冠状位（a）和矢状位 T1W 增强图像（b）。

21.7.3　相关病例3

病史

13 岁少女，有脑室-腹膜分流术病史及头痛。

影像学表现

小脑扁桃体轻微下降及垂体突起的表现。然而，垂体的实际尺寸只有 8 mm×6 mm，在正常范围内（▶ 图 21.7）。CT 扫描证实骨性蝶鞍先天性变浅。

影像诊断

轻度颅内低压合并先天性小蝶鞍导致垂体突起。

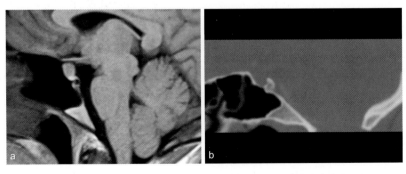

图21.7　矢状 T1W 平扫图像（a）。CT 扫描矢状位的中线重建（b）。

21.8 神经外科与内分泌的问题与回答

（1）垂体弥漫性增大最常见的原因是什么？

垂体增大可由生理变化引起，少数情况下可由终末器官功能不全引起。生理性增生发生在女性怀孕、青春期和停经期间。妊娠期间腺体体积增大，但高度通常不超过 10～11 mm。腺体最大高度在产后即刻出现，极少情况下甚至可增大至 12～15 mm。产后 6 个月内腺体大小、形状和体积恢复正常[1~3]。在围青春期女性，垂体表通常现为增大伴有上缘常常凸起，在围绝经期女性则是由于卵巢功能下降所引起[4, 5]。偶然发现绝经后女性或男性垂体增生应进一步评估。

病理性增生最常发生于长期的原发性甲状腺功能减退症，其原因是失去了对促甲状腺激素释放激素的负反馈抑制。随着甲状腺替代激素的使用[6]，这种反应通常是可逆的。虽然不常见，但在长期原发性性腺功能减退和原发性肾上腺功能不全的患者中，分别有过性腺激素和皮质激素增生的描述[7, 8]。

（2）口服避孕药是否会增加 MR 上垂体的大小，是否会增加垂体腺瘤的风险？

不会，口服避孕药没有显示出引起垂体增生或垂体腺瘤发病率的增加[9]。

（3）应该做哪些化验，哪些患者出现弥漫性增大？

目前对于垂体增生的评价尚无明确的指南。实验室检查应根据临床情况进行指导。

- 在第一个病例中，这位年轻的女性在评估头痛时发现垂体增大。临床评估中未发现有任何激素功能障碍的证据。进行甲状腺功能检查以排除原发性甲状腺功能减退引起病理性增生的可能性[6]。淋巴细胞性垂体炎患者常伴有头痛。然而，没有垂体功能减退、尿崩症或高泌乳素血症的证据支持淋巴细胞性垂体炎的诊断[10]。最后，该患者的垂体增大被认为是生理性增生的正常变异。

- 在第二个病例中，这名甲状腺功能减退症未得到治疗的女性被发现有病理性增生。垂体增生的后果是患者可能会出现新的垂体前叶激素不足[11]。使用甲状腺替代激素之前检查血清皮质醇以确认肾上腺功能正常。

- 在最后一个病例中，这名患有转移性黑色素瘤的女性被诊断为 IH。垂体肿大通常是轻度的，有些患者可发现垂体柄增厚。大多数患者表现为头痛和垂体功能减退。淋巴细胞性垂体炎也可引起腺体的弥漫性肿大；与之相反，尿崩症和高泌乳素血症在 IH 患者中很罕见[12, 13]。

（4）众所周知，许多药物可以导致 PRL 升高。最常见的元凶是什么？ PRL 升高时 MR 上的腺体增大与药物有关吗？

引起高泌乳素血症最常见的药物包括抗精神病药物、甲氧氯普胺（胃复安）、维拉帕米和一些抗抑郁药物（▶ 表 21.1）[14~18]。PRL 水平通常 < 100 ng/mL。在服用吩噻嗪类药物的患者中，服用利培酮和甲氧氯普胺的 PRL 水平可能 > 200 ng/mL[14, 19, 20]。经典的抗精神病药物可引起轻度垂体增大[21]。

（5）如果没有发现垂体明显增大的原因，是否建议进行影像学随访，如果是，间隔多长时间？

与垂体微腺瘤和巨腺瘤不同，目前尚无完善的放射学监测指南。如果归因于年轻女性的青春期，则不需要影像学随访。虽然非常罕见，垂体卒中可能发生于孕期，是由于生理性增生。如果患者在孕期出现神经症状，建议紧急进行平扫磁共振检查和激素评估[22]。如果腺体确实增大而未见局灶性病变，且既无明显的生理原因，也无病理原因，则应在 6 个月后进行 MR 动态增强的随访，以评估等信号垂体巨腺瘤存在的可能性。

表 21.1　最常引起高泌乳素血症的药物

药　物	高泌乳素血症的患病率
经典的抗精神病药物（如吩噻嗪类、丁苯类）	38%～47%[14, 15]
非经典的抗精神病药物	
• 利培酮	81%～97%[14, 15]
• 奥氮平	35%[15]
• 齐拉西酮	29%[15]
• 氯氮平	19%[14]
甲氧氯普胺	＞50%[16, 17]
盐酸维拉帕米	8.5%[18]
三环类抗抑郁药	
• 氯丙咪嗪	60%～87.5%[17]
• 阿米替林	14%[17]
• 去郁敏	罕见[17]
选择性 5-羟色胺再摄取抑制剂	罕见[17]
单胺氧化酶（MAO）抑制剂	罕见[17]

（6）垂体增生患者转化为垂体腺瘤的风险有多大？如果存在这样的风险，是否未产妇比经产妇患垂体腺瘤的风险更低？

垂体增生患者不太可能形成垂体腺瘤，因为经产妇泌乳素瘤的发生率没有增加[23]。然而，在少数因激素分泌不足（如原发性性腺功能减退）和分泌过多（如异位促肾上腺皮质激素释放激素）引起垂体增生的患者中发现了垂体腺瘤[7, 24]。

（7）淋巴细胞性垂体炎是垂体弥漫性、对称增大的一个众所周知的原因，最常发生在产后/围产期患者。临床表现包括哪些？这种情况与通常发生在产后/围产期女性的正常垂体生理性增生有何病理上的不同？

淋巴细胞性垂体炎以垂体自身免疫性浸润为特征，根据受累部位进行分类，包括淋巴细胞性腺垂体炎（lymphocytic adenohypophysitis, LAH）、淋巴细胞性漏斗神经垂体炎（lymphocytic infundibul neurohypophysitis, LINH）和淋巴细胞性全垂体炎（lymphocytic panhypophysitis, LPH）。临床表现多样，包括与占位效应、垂体功能减退、尿崩症和高泌乳素血症相关的症状。LAH 常发生于孕期或产后。最常见的症状是头痛、视觉障碍和垂体功能减退。垂体功能减退通常与垂体增大的程度不成比例。最常见的是 ACTH 功能障碍，其次是 TSH、促性腺激素和 PRL 缺乏。相反，多饮和多尿是 LINH 和 LPH 患者最常见的症状[10]。

虽然淋巴细胞性垂体炎是神经放射学家对垂体弥漫性增大的鉴别诊断之一，尤其是在围产期，但并不表现为偶然发现。淋巴细胞性垂体炎患者的典型 MRI 表现包括垂体后叶亮点消失，腺体弥漫性、对称性增大以及垂体柄增厚，这两者相对于海绵窦明显强化[25]。在 T2W 图像上，在增大的腺体周围及海绵窦内可见信号降低的边缘[26]。

免疫治疗药物是引起垂体炎的一个越来越被认可的原因。在接受伊匹单抗治疗的患者中，垂体炎发生于 10%～15% 的患者中，伊匹单抗是首批批准用于治疗转移性黑色素瘤的药物[13, 27, 28]。垂体炎在使用新药物治疗的患者中似乎是罕见事件，包括派姆单抗、尼鲁单抗和阿特珠单抗。患者通常表现为头痛和与垂体前叶缺陷相关的症状。垂体增大通常是轻度的，与淋巴细胞性垂体炎相比，导致视觉异常的发生率较低[12]。根据临床和影像学评估，如果怀疑垂体炎，推荐糖皮质激素作为初始治疗[10, 12]。其他免疫抑制药物（如硫唑嘌呤和甲氨蝶呤）已用于对糖皮质激素无反应的淋巴细胞性垂体炎患者[29, 30]。如果出现严重的视觉异常，并且即使经过医疗处理症状仍然存在，应进行经蝶手术[10]。

21.9 要点总结

- 垂体弥漫性增大最常见的原因是生理性肥大：妊娠、年轻女性围青春期、围更年期最常见。
- 男性患者的弥漫性腺体增大是不正常的。要考虑终末器官衰竭，其中最常见的是甲状腺功能减退。

参考文献

[1] Elster AD, Sanders TG, Vines FS, Chen MY. Size and shape of the pituitary gland during pregnancy and post partum: measurement with MR imaging. Radiology. 1991; 181(2): 531−535

[2] Dinç H, Esen F, Demirci A, Sari A, Resit Gümele H. Pituitary dimensions and volume measurements in pregnancy and post partum. MR assessment. Acta Radiol. 1998; 39(1): 64−69

[3] Osborn AG. Osborn's Brain: Imaging, Pathology, and anatomy. 1st ed. Salt Lake City, UT: Amirsys Pub.; 2013

[4] Elster AD, Chen MY, Williams DW, III, Key LL. Pituitary gland: MR imaging of physiologic hypertrophy in adolescence. Radiology. 1990; 174(3 Pt 1): 681−685

[5] Tsunoda A, Okuda O, Sato K. MR height of the pituitary gland as a function of age and sex: especially physiological hypertrophy in adolescence and in climacterium. AJNR Am J Neuroradiol. 1997; 18(3): 551−554

[6] Joshi AS, Woolf PD. Pituitary hyperplasia secondary to primary hypothyroidism: a case report and review of the literature. Pituitary. 2005; 8(2): 99−103

[7] Scheithauer BW, Moschopulos M, Kovacs K, Jhaveri BS, Percek T, Lloyd RV. The pituitary in klinefelter syndrome. Endocr Pathol. 2005; 16(2): 133−138

[8] Zhou J, Ruan L, Li H, Wang Q, Zheng F, Wu F. Addison's disease with pituitary hyperplasia: a case report and review of the literature. Endocrine. 2009; 35(3): 285−289

[9] Wingrave SJ, Kay CR, Vessey MP. Oral contraceptives and pituitary adenomas. BMJ. 1980; 280(6215): 685−686

[10] Caturegli P, Newschaffer C, Olivi A, Pomper MG, Burger PC, Rose NR. Autoimmune hypophysitis. Endocr Rev. 2005; 26(5): 599−614

[11] Neves CP, Massolt ET, Peeters RP, Neggers SJ, de Herder WW. Pituitary hyperplasia: an uncommon presentation of a common disease. Endocrinol Diabetes Metab Case Rep. 2015; 2015: 150056

[12] Faje A. Immunotherapy and hypophysitis: clinical presentation, treatment, and biologic insights. Pituitary. 2016; 19(1): 82−92

[13] Faje AT, Sullivan R, Lawrence D, et al. Ipilimumab-induced hypophysitis: a detailed longitudinal analysis in a large cohort of patients with metastatic melanoma. J Clin Endocrinol Metab. 2014; 99(11): 4078−4085

[14] Kearns AE, Goff DC, Hayden DL, Daniels GH. Risperidone-associated hyperprolactinemia. Endocr Pract. 2000; 6(6): 425−429

[15] Johnsen E, Kroken RA, Abaza M, Olberg H, Jørgensen HA. Antipsychotic-induced hyperprolactinemia: a cross-sectional survey. J Clin Psychopharmacol. 2008; 28(6): 686−690

[16] Aono T, Shioji T, Kinugasa T, Onishi T, Kurachi K. Clinical and endocrinological analyses of patients with galactorrhea and menstrual disorders due to sulpiride or metoclopramide. J Clin Endocrinol Metab. 1978; 47(3): 675−680

[17] Molitch ME. Drugs and prolactin. Pituitary. 2008; 11(2): 209−218

[18] Romeo JH, Dombrowski R, Kwak YS, Fuehrer S, Aron DC. Hyperprolactinaemia and verapamil: prevalence and potential association with hypogonadism in men. Clin Endocrinol (Oxf). 1996; 45(5): 571−575

[19] Melmed S, Casanueva FF, Hoffman AR, et al. Endocrine Society. Diagnosis and treatment of hyperprolactinemia: an Endocrine Society clinical practice guideline. J Clin Endocrinol Metab. 2011; 96(2): 273−288

[20] Pollock A, McLaren EH. Serum prolactin concentration in patients taking neuroleptic drugs. Clin Endocrinol (Oxf). 1998; 49(4): 513−516

[21] Pariante CM, Dazzan P, Danese A, et al. Increased pituitary volume in antipsychotic-free and antipsychotic-treated patients of the AEsop first-onset psychosis study. Neuropsychopharmacology. 2005; 30(10): 1923−1931

[22] Grand'Maison S, Weber F, Bédard MJ, Mahone M, Godbout A. Pituitary apoplexy in pregnancy: a case series and literature review. Obstet Med. 2015; 8(4): 177−183

[23] Coogan PF, Baron JA, Lambe M. Parity and pituitary adenoma risk. J Natl Cancer Inst. 1995; 87(18): 1410−1411

[24] Puchner MJ, Lüdecke DK, Valdueza JM, et al. Cushing's disease in a child caused by a corticotropin-releasing hormone-secreting intrasellar gangliocytoma associated with an adrenocorticotropic hormone-secreting pituitary adenoma. Neurosurgery. 1993; 33(5): 920−924, discussion 924−925

[25] Gutenberg A, Larsen J, Lupi I, Rohde V, Caturegli P. A radiologic score to distinguish autoimmune hypophysitis from nonsecreting pituitary adenoma preoperatively. AJNR Am J Neuroradiol. 2009; 30(9): 1766−1772

[26] Nakata Y, Sato N, Masumoto T, et al. Parasellar T2 dark sign on MR imaging in patients with lymphocytic hypophysitis. AJNR Am J Neuroradiol. 2010; 31(10): 1944−1950

[27] Albarel F, Gaudy C, Castinetti F, et al. Long-term follow-up of ipilimumab-induced hypophysitis, a common adverse event of the anti-CTLA-4 antibody in melanoma. Eur J Endocrinol. 2015; 172(2): 195−204

[28] Min L, Hodi FS, Giobbie-Hurder A, et al. Systemic high-dose corticosteroid treatment does not improve the outcome of ipilimumab-related hypophysitis: a retrospective cohort study. Clin Cancer Res. 2015; 21(4): 749−755

[29] Lecube A, Francisco G, Rodríguez D, et al. Lymphocytic hypophysitis successfully treated with azathioprine: first case report. J Neurol Neurosurg Psychiatry. 2003; 74(11): 1581−1583

[30] Tubridy N, Saunders D, Thom M, et al. Infundibulohypophysitis in a man presenting with diabetes insipidus and cavernous sinus involvement. J Neurol Neurosurg Psychiatry. 2001; 71(6): 798−801

22 偶发胶质瘤

Keith Kerr, Nitin Tandon, Raul F. Valenzuela, and Yoshua Esquenazi

22.1 引言

磁共振成像的广泛应用使得偶发胶质瘤的发现增加。历史上,"观察与等待"法被用于偶然发现的疑似低级别胶质瘤(low-grade gliomas, LGG)。现在知道,尽管生长缓慢,这些肿瘤经常发展成高级别恶性肿瘤。先进的肿瘤切除显微外科技术配合多种功能保留技术,以及对肿瘤基因型如何影响自然史的更好理解,带来这些偶发病变管理模式的转变。已有证据强烈支持早期更积极、保留功能的切除配合辅助放、化疗。

在这一章中,将介绍偶然发现的两例弥漫性胶质瘤的影像学表现和处理。从影像分析开始,并包括传统成像要点,帮助区分不同实体的鉴别诊断。将讨论先进的脑肿瘤成像技术,如扩散张量成像(diffusion tensor imaging, DTI)、纤维束成像、灌注和动脉自旋标记成像以及磁共振波谱,并展示这些技术如何协助术前诊断和手术计划。最后,回顾 2016 年 WHO 最新脑肿瘤的临床和影像学相关性,该更新从根本上改变了成人浸润性胶质瘤的分类。

22.2 病例介绍

病史与体格检查

54 岁男性患者跌倒后到急诊就诊,面部轻度表面撕裂伤,无意识丧失(▶ 图 22.1)。急诊科医生发现患者无发热,神经系统检查无明显异常。进行了脑部 CT 平扫。

影像学表现与印象

额下回(▶ 图 22.1 箭)和岛叶前部(▶ 图 22.1 箭头)白质内可见占位效应和低密度区。值得注意的是,灰质的密度仍保持正常。这种累及白质而不累及皮质的密度降低与血管源性水肿相一致,比卒中、挫伤或脑炎更像是肿瘤。此外,无症状与无发热的病史有助于临床排除脑炎或急性脑血管事件。

进一步影像学检查

增强前后脑部 MRI 成像。FLAIR 序列(▶ 图 22.2a)显示高信号肿块,主要累及额下回岛盖部的岛盖皮质和岛叶皮质的最前部,即岛短回,界限相当清楚。对左侧基底节区有极小的占位效应,而其他表现正常。增强后(▶ 图 22.2b),岛叶区有轻度强化(箭)。没有证据表明 DWI 上有受限或 SWI 上有磁敏感性(未显示)。

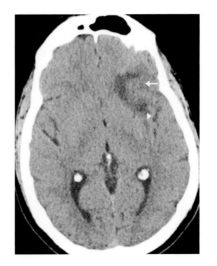

图22.1

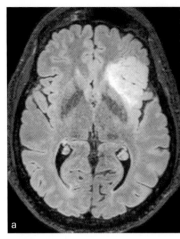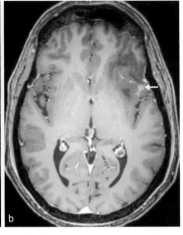

图22.2 （a、b）

22.3 临床评估

神经外科会诊在急诊室的患者。考虑到患者无发热或任何其他显著症状，挫伤、感染过程或急性静脉梗死都不太可能发生。

需要进一步检验，结果：阴性。

临床印象与处理

偶然发现的肿块最可能是原发性脑肿瘤。患者接受了清醒状态下的开颅手术切除并进行语言测试。

最终病理为间变性少突胶质细胞瘤，异柠檬酸脱氢酶（isocitrate dehydrogenase, IDH）突变，1p/19q 共缺失，WHO Ⅲ级。

22.4 鉴别诊断（▶表22.1）

- 原发性脑肿瘤，弥漫性"低级别"胶质瘤
  - 异常信号和轻微占位效应，累及灰质及下方白质，未见明显强化或扩散受限。
- 先天性：局灶性皮质发育不良（focal cortical dysplasia, FCD）
  - 难以与 LGG 相鉴别。
  - 移行征，在 T2WI 上可能出现，从异常增厚、发育不良的皮质向脑室延伸的线样高信号区。
  - 伴有癫痫的先天性异常。
  - 扩散无明显受限。
- 感染性：脑炎
  - 扩散受限。
  - 最常见的是单纯疱疹性脑炎，影响内侧颞叶，通常是双侧，以及岛叶皮质和扣带回。
- 血管性：静脉梗死
  - 扩散受限，常出现在矢旁高位凸面。
  - 通常为出血性并伴有静脉窦和皮质静脉栓塞。
- 创伤性；挫伤
  - 额叶下部和颞叶前部，有外伤和出血性病史。

表 22.1 常规影像学表现的诊断特点

鉴别诊断	增强	钙化	多灶多叶	白质水肿	扩散受限	评论
弥漫性胶质瘤：少突胶质细胞瘤 IDH 突变型，1p/19q 共缺失	+/-	++	-	+/-	-	多见于额叶；钙化常见，可呈带状；T2WI 异质性；边缘几乎总是模糊不清
弥漫性胶质瘤：弥漫性星形细胞瘤 IDH 突变体，1p/19q 完整	+/-	+/-	+/-	+/-	-	通常颞岛叶；T2-FLAIR 不匹配（FLAIR 信号强度＜T2）；边缘清晰提示为 1p/19q 完整的肿瘤
DNET	+/-	+/-	-	-	-	"泡状"颞叶皮质肿块；与局灶性皮质发育不良（FCD）有关；FLAIR 上明亮的边缘；颅骨内板重塑；年轻癫痫患者
PXA	++	罕见	-	+/-	-	颞叶常见；强化结节伴硬脑膜尾征；70% 表现为囊肿＋结节；更常见于儿童
节细胞胶质瘤	+	++	-	+/-	-	颞叶囊肿＋结节表现；更常见于年龄较大的儿童/年轻人
脑炎	+/-	-	+	+	++	HSV——内侧颞叶
静脉梗死	+/-	-	+	+	++	出血灶和硬膜窦血栓
动脉梗死	+/-	-	+/-	+	++	血管分布区的灰质、白质楔形水肿
FCD	-	+/-	-	-	-	可有移行征；灰白质交界模糊；增强可见上面覆以原始静脉
结节性硬化的皮质结节	-	+/-	+	-	-	室管膜下结节；SEGA
非特异性神经胶质增生	-	+/-	+/-	+/-	-	缺乏间期性变化；体积减少

缩写　DNET：胚胎发育不良神经上皮肿瘤；FLAIR：流体衰减反转恢复；HSV：单纯疱疹病毒；PXA：多形性黄色星形细胞瘤；SEGA：室管膜下巨细胞星形细胞瘤。

22.5 临床和影像学诊断的要点与难点

- 弥漫性胶质瘤可能伴有癫痫或其他神经系统异常，但也可能是完全无症状的偶然发现，而与感染、挫伤和静脉/动脉梗死不同，这些几乎都有相应"非偶然"临床病史的症状。
- 与动脉或静脉梗死及脑炎不同，弥漫性 LGG 不显示明显的扩散受限。
- 鉴别弥漫性 LGG 与 FCD 是具有挑战性的，因为两者通常都表现为增厚、高信号的皮质与其下白质不同程度的信号异常，也可能表现为癫痫发作。
- 移行征并不常见，却是 Ⅱ b 型 FCD 的典型特征，是 T2WI 上从异常增厚、发育不良的皮质向脑室延伸的线样高信号区。
- 磁共振波谱（magnetic resonance spectroscopy，MRS）显示出可能的价值，因为 LGG 有明显

的 Cho 增高和 N–乙酰天冬氨酸（NAA）降低，而 FC 有轻微的 Cho 增高和 NAA 降低。

22.6 关于胶质瘤的重要事实

- 胶质瘤是最常见的成人原发性脑肿瘤，传统上按照 WHO 分类体系进行组织病理学分类和分级。
- "LGG" 指的是 WHO Ⅱ级星形细胞瘤和少突胶质细胞瘤，由于在生长模式、行为和 IDH 突变状态上的相似性，现在被归于一类。
- 2016 年 WHO 最新的中枢神经系统肿瘤分类，除了组织学外，还利用分子参数来定义肿瘤实体 [1]。其中最重要的是在大多数弥漫性Ⅱ级和Ⅲ级胶质瘤中识别 IDH 突变和 1p19q 共缺失，现在用于少突胶质肿瘤的定义。
- IDH 突变出现在胶质瘤发病的早期，因此通常与星形细胞瘤中的 TP53 和 ATRX 突变以及少突胶质细胞中的 1p/19q 共缺失有关 [2, 3]。

22.7 基因突变的临床意义及其与常规和先进成像技术的相关性

22.7.1 胶质瘤中异柠檬酸脱氢酶（IDH）突变

- 临床意义
  - IDH 突变型胶质瘤在年轻患者中更常见。
  - IDH 突变型胶质瘤的预后（中位生存期 8.0～8.4 年）优于 IDH 野生型（IDHwt）（1.4～1.7 年） [4, 5, 6]。
  - Ⅱ级和Ⅲ级 IDHwt 与原发性胶质母细胞瘤（glioblastomas, GBM）表现相似，预后非常差。所有 IDHwt 肿瘤都应评估 GBM 的特征 [1]。
  - 超出增强边缘外的积极手术切除有利于 IDH 突变型肿瘤 [7]。
- 常规成像
  - 发现 IDH 突变型 LGG 在额叶和边缘结构具有显著的部位偏好。与 IDHwt 肿瘤相比，IDH 突变的Ⅱ级和Ⅲ级星形细胞瘤更有可能局限于单个脑叶，后者更有可能是多灶性的。
  - IDH 突变型胶质瘤通常在 MRI 上有明确的边界，可能有比 IDHwt 肿瘤更大的无强化成分，并且更可能有与肿瘤相关的囊性成分。
- 高级成像
  - 扩散：较低的表观扩散系数（apparent diffusion coefficient, ADC）反映水分子运动受到更大的限制，在高级别肿瘤中是源于细胞增多。
    - 发现 IDHwt GBMs 和Ⅲ级胶质瘤中 ADC 值较低 [9～13]。低 ADC 值与肿瘤分级无关，与Ⅲ级和Ⅳ级胶质瘤较差的生存率相关 [14]。
    - IDH 突变的Ⅱ级和Ⅲ级星形细胞瘤的最小 ADC（ADCmin）和相对 ADC（rADC）显著升高 [15]。
    - 扩散受限被发现是Ⅱ级胶质瘤 IDH 突变状态的独立预测因子，具有独立的预后价值。阈值 $< 0.9 \times (10～3)$ mm^2/s 的 ADCmin 对 IDHwt 的敏感性为 91%，特异性为 76%，且与 IDH 状态联合预测无进展与总生存率比单一突变状态更好 [16]。
  - MRS：
    - MRS 被用于直接检测 IDH 突变肿瘤产生的一种癌代谢物 2-HG（2-羟戊二酸）；然而，目前还不能代替病理标记来确定 IDH 突变状态 [17]。
  - 灌注成像提供了一种测量肿瘤新生血管的方法，已被用来衡量恶性潜能。

○ 然而，数据是矛盾的——一些研究显示，利用相对脑血容量（relative cerebral blood volume, rCBV）平均值或最大 rCBV，IDHwt 和 IDH 突变肿瘤之间没有明确的区别 [16]，而另一些研究显示，在突变的肿瘤中，rCBVmax 较低 [10, 15]。

22.7.2 1p19q 共缺失，IDH 突变（"少突胶质细胞瘤表型"）

- 临床意义
  - 更好的结果，中位生存期 12~14 年。
  - 与单纯放疗（radiotherapy, RT）相比，丙卡马嗪、洛莫司汀和长春新碱的早期辅助放疗极大提高了生存率 [4, 18~20]。
- 常规影像学
  - 最常位于额叶。
  - T2W 图像上不均匀。
  - 钙化常见；CT 检查最好。带状钙化为其特征 [21]。
  - 大量与 IDH 突变相关的肿瘤无强化部分。
- 高级成像
  - 灌注成像：rCBV 升高 > 1.6，符合共缺失肿瘤，在 Ⅱ 级肿瘤中，92% 的敏感性与 76% 的特异性 [22]。
  - MRS：在辨别共缺失与完整的 Ⅱ 级和 Ⅲ 级肿瘤时，最大 rCBV 区域 MRS Cho/Cr 的准确率为 69%[23]。

22.7.3 ATRX 突变，1p19q 完整，IDH 突变（"弥漫性星形细胞瘤表型"）

- 临床意义
  - 预后比共缺失肿瘤更差。中位生存期 3~8 年。
  - 预后优于 IDHwt。
- 常规影像学特征
  - 与共缺失肿瘤相比，更常位于颞叶、岛叶或颞岛区域。
  - 虽然大多数边界模糊，但边界锐利的肿瘤更易有 ATRX 突变，相对于 1p19q 共缺失而言。
  - T2FLAIR 上的不匹配对 1p19q 完整、IDH 突变的肿瘤具有高度特异性。即整个病灶 T2WI 高信号而 FLAIR 相对低信号，除了周边高信号之外 [13, 24]。

22.7.4 IDH 突变型 GBM（"继发性 GBM 表型"）

- 临床意义
  - 通常是继发性 GBM，起源于 Ⅱ 级或 Ⅲ 级弥漫性胶质瘤。
  - 相对于 IDHwt 肿瘤患者更加年轻。
  - 占 GBM 的 10%。
  - 通常为 GBM 的神经前基因表达亚型。
  - 预后优于非突变 IDHwt 肿瘤。
- 常规影像学
  - 最常见于侧脑室额角周围。
  - 肿瘤无强化部分更大。

22.7.5 IDHwt GBM（"原发性 GBM 表型"）

- 临床相关性
  - 老年患者。

- 占 GBM 的 90%。
- 原发性 GBM。
- GBM 经典基因表达亚型。
- 表皮生长因子受体（EGFR）过表达。
- 常规成像
  - 通常位于多叶。
  - 不均匀、中央坏死和囊性区。
  - 多灶性强化。

22.7.6 MGMT 启动子甲基化

- 临床相关性
  - 在Ⅲ级和Ⅳ级肿瘤中，MGMT 启动子甲基化预示着对替莫唑胺更好的反应，并与更好的疗效相关。
- 常规成像表现
  - 矛盾、不一致的结果，在常规成像中甲基化与非甲基化肿瘤之间没有明确的区别。
- 高级成像
  - 扩散成像：数据不一致，因此临床价值尚未建立。然而，使用直方图分析来测量最小 ADC，虽然目前尚未广泛应用，但可能更有前景 [25]。
  - 灌注成像：多项研究结果不一致，但提示 rCBV 降低可能与甲基化状态有关。Ktrans 被认为是血管通透性的标志，与未甲基化的 GBM 相比，甲基化的 GBM Ktrans 增加 [26]。

22.8 相关病例

病史与体格检查

24 岁女性，头痛、晕厥后到急诊室就诊。体格检查无殊。为进一步评估，进行了 MRI 检查。

影像学表现与印象

MRI 显示左额叶肿块累及眶回（▶ 图 22.3 箭）。在 T1W 序列上（▶ 图 22.3a），可见 "V" 形、眶回皮质和皮质下低信号病变。在 T2W 序列上（▶ 图 22.3c、d），病变为轻度高信号不伴病灶周围血管源性水肿。在增强后 T1WI 上（▶ 图 22.3b），无强化的证据。与本章的开篇病例类似，无症状患者的局灶性异常信号区累及皮质与其下白质，具有轻微的占位效应，这很可能是 LGG。第一个相关病例的鉴别诊断与开篇病例相同。

进一步成像

本病例进行了脑肿瘤的高级成像，如下所述。

- DTI 和白质纤维束成像：白质纤维束移位的可视化可能有助于术前手术计划。注意额枕下束（IFOF；长箭头；▶ 图 22.4a）在肿瘤上方（短箭头；▶ 图 22.4a）的移位。
- 灌注成像：动脉自旋标记（ASL）显示肿瘤区域血流增加（▶ 图 22.4b）。动态磁敏感增强（dynamic susceptibility contrast, DSC）成像显示眶回 rCBV 增加（▶ 图 22.4c）。
- MRS：单体素、低 TE（TE=35 ms）技术的 MRS 显示 NAA 减少（短箭；▶ 图 22.4d），肌醇相对升高（mI.；长箭；▶ 图 22.4d）。

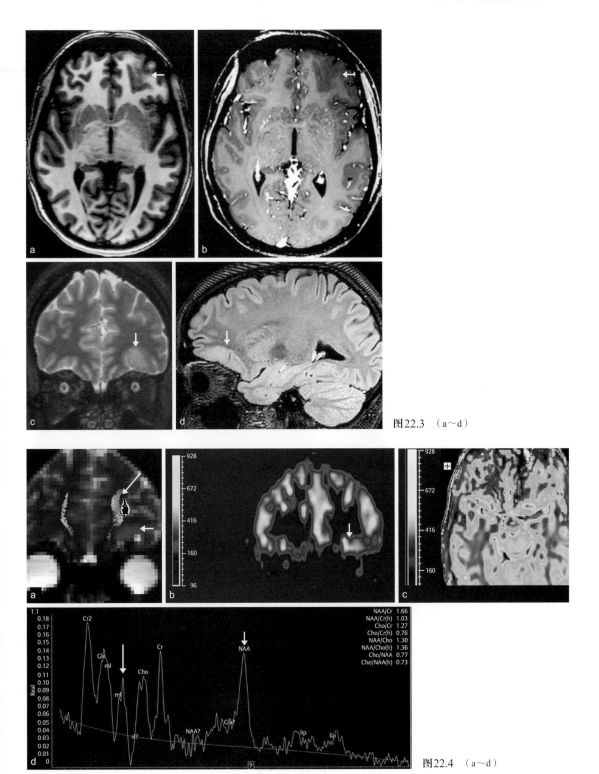

图22.3 （a~d）

图22.4 （a~d）

高级成像解读

无强化病变结合 DSC 上 rCBV、ASL 上 CBF（脑血流量）及 MRS 上 MI 轻度升高得出低级别弥漫性胶质瘤的诊断。

临床评估

患者行手术切除，病理为弥漫性星形细胞瘤，IDH 突变型，WHO Ⅱ级。

22.9 神经外科问题与回答

（1）考虑到患者的表现和影像学表现，哪些具体的体格检查结果和（或）病史因素对诊断有重要意义？如果有症状，LGG 患者的典型表现是什么？

LGG 的典型患者年龄在 40 岁以下，表现为癫痫发作。LGG 的其他症状和体征包括头痛、单侧无力或感觉变化，以及言语困难。患者也可能无症状[34]。在神经系统检查中很少有局灶性缺陷[35]。鉴别 LGG 的关键诊断包括感染（脓肿、疱疹性脑炎）、多发性硬化（multiple sclerosis, MS）、血管性病变和皮质发育不良[36, 37]。在详细的病史与体格检查中可以发现许多鉴别这些诊断的关键因素。

与任何患者一样，处理 LGG 患者首先要采集主诉和病史。病史中发热、精神状态改变、寒战、恶心或呕吐这些感染的鉴别症状，都不是 LGG 引起的[38]。免疫功能低下状态的患者更容易受到感染，所以询问既往 HIV 病史、器官移植史或者免疫功能调节药物史是重要的。MS 患者可出现双侧无力或感觉障碍的主诉，对应脑内多个不连续的部位。LGG 通常不会以多灶性方式发生，因此不太可能出现双侧症状。MS 可引起视神经炎相关的眼痛，而这在胶质瘤患者中不会发生。某些类型的 MS 还表现出症状的复发-缓解模式，也不会发生在胶质瘤这种原发进展性疾病[39]。LGG 和卒中在最初的脑部 CT 扫描中都表现为低密度病变。然而，脑卒中患者的症状表现为急性发作，而 LGG 的症状会更加隐匿。卒中在老年人中更为典型，既往医疗史中可能有其他的共病，如痴呆、高血压、糖尿病、冠状动脉疾病和系统性血管疾病[40]。患有血管炎的患者可能述及既往诊断的系统性综合征或与颅内病变相关疾病的病史如白塞综合征、韦格纳肉芽肿或系统性红斑狼疮[36]。FCD 通常表现为与 LGG 患者类似方式的癫痫发作。然而，FCD 患者更常出现在儿童期，或成人患者有发热性癫痫病史、中枢神经系统感染、癫痫持续状态、创伤性脑损伤或围产期并发症[41]。

在体格检查时，重要的是要意识到 LGG 患者在检查时通常会有局灶性缺陷[42]。在感染中出现发热、心动过速及方向性丧失比在 LGG 中更常见。MS 患者在检查时可能会因多发病变而出现双侧无力或感觉障碍，这对 LGG 患者来说是非常罕见的。如果 MS 患者表现为视神经炎，那么除了主诉眼睛疼痛外，还可能有视野缺损。虽然 LGG 患者可能会有视野缺损，但不会伴有疼痛。卒中患者在检查中通常有严重的运动和感觉障碍，恢复缓慢，而 LGG 引起轻度、微弱的无力和感觉障碍。

（2）如果有的话，检查中需要或推荐哪些进一步的检查？

在影像学研究方面，脑肿瘤高级成像有助于区分 LGG 和非肿瘤性病变，如皮质发育不良或 MS。此外，特异性序列如扩散加权 MRI 有助于鉴别脓肿与胶质瘤或其他恶性肿瘤如淋巴瘤，且必须包含在最初成像检查中[32]。

在诊断不明确的情况下，应进行腰椎穿刺。应送革兰染色和培养、细胞计数与分类、葡萄糖及蛋白质以确定感染过程。应送的其他检查包括细胞学和寡克隆带[43]。感染与 MS 会有不同的脑脊液特征或发现，这将证实诊断，而 LGG 预期有正常的脑脊液特征。

（3）这种疾病的自然病史是什么，这对决策有什么帮助？

LGG 的自然病史和合理管理仍然是一个备受争议的话题。根据 2017 年 Cochrane 图书馆的回顾性研究，目前没有随机对照试验来检验活检与切除对这些病变的处理效果[44]。既往的回顾性研究表明，这些肿瘤的线性增长率约为每年 4 mm，其自然病史是进展为恶性肿瘤[45, 46]。因此，虽然发现这些病变后的短期预测是积极的，但最终会变成恶性的、有症状的肿瘤。基于这些信息，许多研究已经检验了切除对生存率和症状控制的作用。目前的文献表明最大程度的安全切除 LGG 可提高无进展生存期、总生存期及癫痫的控制，并降低恶性转化的风险[47~51]。此外，一项专门针对 LGG 的研究偶然发现，LGG 往往更小且更不可能发生在关键部位，允许更大的切除范围以及更好的后续总生存率[45]。对 LGG 患者进行早期切除及等待与观察策略的唯一一前瞻性研究倾向于早期切除。该研究发现，早期切除的患者具有显著的生存优势，恶性转化显著减少[51]。

（4）如果选择随访，建议的时间间隔和方式是什么？美国神经外科医师协会（AANS）/ 神经外科医师大会（CNS）是否发布了这种疾病的治疗指南？

CNS 已经发布了关于 LGG 的治疗指南，最近的指南于 2015 年出版[52]，包括诊断检查、手术治疗、放疗和化疗在这些肿瘤初始治疗中的指南，以及对复发性肿瘤的建议。下面总结了这些指南。

对于怀疑 LGG 的患者，增强前、后的 MRI 检查应包含在最初检查之中，应包括 T1W 和 FLAIR 序列。扩散和灌注加权 MRI、MRS 和 PET 扫描也可以增加诊断特异性，应考虑用于这些肿瘤与其他病理的鉴别[53]。对于位于深部、不可切除且位于重要功能区的病变，或由于合并症而不能手术的患者，建议采用立体定向活检获得组织学诊断以指导进一步的治疗[54]。对患者建议手术切除而不是观察以提高总生存率。在可行的情况下，建议全切除或次全切除而非单纯活检以减少肿瘤进展的频率和提高总生存率。应考虑术中应用 MRI，以最大限度地切除肿瘤，并建议术中对位于功能脑区的肿瘤进行成像以保留功能[55]。术后低剂量放疗（45~50.4 Gy）延长无进展生存期，整体毒性较小。限定野照射应用于全脑放疗，可以在术后立即开始或在复发或进展发生时以延迟的方式开始。推荐立体定向放射手术和近距离放射治疗作为外放射的替代是可接受的[56]。推荐化疗作为一种潜在的治疗来推迟放疗的使用，并且已经证明可以减缓肿瘤生长、提高无进展生存期和总生存期，特别推荐给不能接受全切除（gross total resection, GTR）和那些有 IDH 突变的患者。如果患者携带 1p/19q 共缺失，那么推荐使用替莫唑胺。这些治疗应在手术或诊断后不迟于 12 周开始。目前，没有足够的证据来推荐化疗的持续时间和剂量。对于具有不良特征的患者（< 40 岁且 < GTR，或任何 > 40 岁的患者），应在放疗的基础上增加化疗，以改善无进展生存期[57]。

（5）为什么是手术指征？手术选择 / 风险是什么？

上述指南和其他研究表明，疑似 LGG 应进行手术切除以提高总生存率[45~47, 51]。目前的成像方式无法确认胶质瘤为低级别，这是反对等待与观察方法的另一个理由。高达 30%~40% 无强化的所谓 LGGs 可能有间变性成分[58]。手术的选择很大程度上取决于病变部位与患者是否有手术资格。对于不具备进行完整切除资格的患者，或其病灶位于较深部位，都不允许进行风险可控重大切除，可提供立体定向活检。对病变位于非功能皮质的患者，提供以 GTR 为目标的标准切除。对于位于初级感觉、运动或语言皮质附近的病变，建议手术切除伴有清醒或睡眠时运动成像、清醒时语言成像和体感诱发电位的不同组合，以最大限度地扩大切除范围并降低发病率[59~62]。这些技术的确切组合取决于肿瘤的部位。▶ 图 22.5 展示了偶发 LGGs 的诊断流程。

22.10　要点总结

• 在针对与偶发病变无关的各种症状或体征完成监测扫描之时，偶然发现的弥漫性胶质瘤越来越普遍。

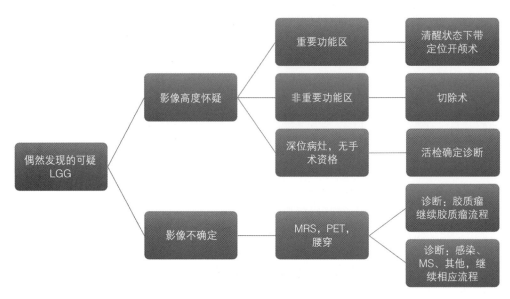

图22.5

- 对早期、更积极的胶质瘤切除术而言，其优势明显大于风险。
- 偶然发现时，这些肿瘤不应继续观察，通常需要早期干预。
- 当肿瘤位于重要功能结构之内或其附近时，应采用术中成像技术，以便在保留功能的同时进行更积极的切除。

参考文献

[1] Louis DN, Perry A, Reifenberger G, et al. The 2016 World Health Organization Classification of Tumors of the Central Nervous System: a summary. Acta Neuropathol. 2016; 131(6): 803−820

[2] Larsen J, Wharton SB, McKevitt F, et al. "Low grade glioma": an update for radiologists. Br J Radiol. 2017; 90(1070): 20160600

[3] Arevalo OJ, Valenzuela R, Esquenazi Y, et al. The 2016 World Health Organization Classification of Tumors of the Central Nervous System: A Practical Approach for Gliomas, Part 1. Basic Tumor Genetics. Neurographics. 2017; 7: 334−343

[4] Brat DJ, Verhaak RG, Aldape KD, et al. Cancer Genome Atlas Research Network. Comprehensive, integrative genomic analysis of diffuse lowergrade gliomas. N Engl J Med. 2015; 372(26): 2481−2498

[5] van den Bent MJ, Brandes AA, Taphoorn MJ, et al. Adjuvant procarbazine, lomustine, and vincristine chemotherapy in newly diagnosed anaplastic oligodendroglioma: long-term follow-up of EORTC brain tumor group study 26951. J Clin Oncol. 2013; 31(3): 344−350

[6] Olar A, Wani KM, Alfaro-Munoz KD, et al. IDH mutation status and role of WHO grade and mitotic index in overall survival in grade II-III diffuse gliomas. Acta Neuropathol. 2015; 129(4): 585−596

[7] Beiko J, Suki D, Hess KR, et al. IDH1 mutant malignant astrocytomas are more amenable to surgical resection and have a survival benefit associated with maximal surgical resection. Neuro-oncol. 2014; 16(1): 81−91

[8] Wang Y, Zhang T, Li S, et al. Anatomical localization of isocitrate dehydrogenase 1 mutation: a voxel-based radiographic study of 146 low-grade gliomas. Eur J Neurol. 2015; 22(2): 348−354

[9] Yamashita K, Hiwatashi A, Togao O, et al. MR imaging-based analysis of glioblastoma multiforme: estimation of IDH1 mutation status. AJNR Am J Neuroradiol. 2016; 37(1): 58−65

[10] Lee S, Choi SH, Ryoo I, et al. Evaluation of the microenvironmental heterogeneity in high-grade gliomas with IDH1/2 gene mutation using histogram analysis of diffusion-weighted imaging and dynamic-susceptibility contrast perfusion imaging. J Neurooncol. 2015; 121(1): 141−150

[11] Tan WL, Huang WY, Yin B, Xiong J, Wu JS, Geng DY. Can diffusion tensor imaging noninvasively detect IDH1 gene mutations in astrogliomas? A retrospective study of 112 cases. AJNR Am J Neuroradiol. 2014; 35(5): 920−927

[12] Hempel JM, Bisdas S, Schittenhelm J, et al. In vivo molecular profiling of human glioma using diffusion kurtosis imaging. J Neurooncol. 2017; 131(1): 93−101

[13] Lasocki A, Gaillard F, Gorelik A, Gonzales M. MRI features can predict 1p/19q status in intracranial gliomas. AJNR Am J Neuroradiol. 2018; 39(4): 687−692

[14] Zulfiqar M, Yousem DM, Lai H. ADC values and prognosis of malignant astrocytomas: does lower ADC predict a worse prognosis independent of grade of tumor?: a meta-analysis. AJR Am J Roentgenol. 2013; 200(3): 624−629

[15] Xing Z, Yang X, She D, Lin Y, Zhang Y, Cao D. Noninvasive assessment of IDH mutational status in WHO grade II and III astrocytomas using DWI and DSC-PWI combined with conventional MR imaging. AJNR Am J Neuroradiol. 2017; 38: 1138−1144

[16] Villanueva-Meyer JE, Wood MD, Choi BS, et al. MRI features and IDH mutational status of grade II diffuse gliomas: impact on diagnosis and prognosis. AJR Am J Roentgenol. 2018; 210(3): 621−628

[17] Choi C, Ganji SK, DeBerardinis RJ, et al. 2-hydroxyglutarate detection by magnetic resonance spectroscopy in IDH-mutated patients with gliomas. Nat Med. 2012; 18(4): 624−629

[18] Wick W, Hartmann C, Engel C, et al. NOA-04 randomized phase III trial of sequential radiochemotherapy of anaplastic glioma with procarbazine, lomustine, and vincristine or temozolomide. J Clin Oncol. 2009; 27(35): 5874−5880

[19] van den Bent MJ. Chemotherapy for low-grade glioma: when, for whom, which regimen? Curr Opin Neurol. 2015; 28(6): 633−938

[20] Cairncross G, Wang M, Shaw E, et al. Phase III trial of chemoradiotherapy for anaplastic oligodendroglioma: long-term results of RTOG 9402. J Clin Oncol. 2013; 31(3): 337−343

[21] Saito T, Muragaki Y, Maruyama T, et al. Calcification on CT is a simple and valuable preoperative indicator of 1p/19q loss of heterozygosity in supratentorial brain tumors that are suspected grade II and III gliomas. Brain Tumor Pathol. 2016; 33(3): 175−182

[22] Jenkinson MD, Smith TS, Brodbelt AR, Joyce KA, Warnke PC, Walker C. Apparent diffusion coefficients in oligodendroglial tumors characterized by genotype. J Magn Reson Imaging. 2007; 26(6): 1405−1412

[23] Chawla S, Krejza J, Vossough A, et al. Differentiation between oligodendroglioma genotypes using dynamic susceptibility contrast perfusion-weighted imaging and proton MR spectroscopy. AJNR Am J Neuroradiol. 2013; 34(8): 1542−1549

[24] Patel SH, Poisson LM, Brat DJ, et al. T2-FLAIR mismatch, an imaging biomarker for IDH and 1p/19q status in lower-grade gliomas: a TCGA/TCIA project. Clin Cancer Res. 2017; 23(20): 6078−6085

[25] Rundle-Thiele D, Day B, Stringer B, et al. Using the apparent diffusion coefficient to identifying MGMT promoter methylation status early in glioblastoma: importance of analytical method. J Med Radiat Sci. 2015; 62(2): 92−98

[26] Ahn SS, Shin NY, Chang JH, et al. Prediction of methylguanine methyltransferase promoter methylation in glioblastoma using dynamic contrast-enhanced magnetic resonance and diffusion tensor imaging. J Neurosurg. 2014; 121(2): 367−373

[27] Burger PC. Malignant astrocytic neoplasms: classification, pathologic anatomy, and response to treatment. Semin Oncol. 1986; 13(1): 16−26

[28] Boxerman JL, Shiroishi MS, Ellingson BM, Pope WB. Dynamic susceptibility contrast MR imaging in glioma: review of current clinical practice. Magn Reson Imaging Clin N Am. 2016; 24(4): 649−670

[29] Noguchi T, Yoshiura T, Hiwatashi A, et al. Perfusion imaging of brain tumors using arterial spin-labeling: correlation with histopathologic vascular density. AJNR Am J Neuroradiol. 2008; 29(4): 688−693

[30] Vuori K, Kankaanranta L, Häkkinen AM, et al. Low-grade gliomas and focal cortical developmental malformations: differentiation with proton MR spectroscopy. Radiology. 2004; 230(3): 703−708

[31] Castillo M, Smith JK, Kwock L. Correlation of myo-inositol levels and grading of cerebral astrocytomas. AJNR Am J Neuroradiol. 2000; 21(9): 1645−1649

[32] Cha S, Pierce S, Knopp EA, et al. Dynamic contrast-enhanced T2*-weighted MR imaging of tumefactive demyelinating lesions. AJNR Am J Neuroradiol. 2001; 22(6): 1109−1116

[33] Miller TR, Mohan S, Choudhri AF, Gandhi D, Jindal G. Advances in multiple sclerosis and its variants: conventional and newer imaging techniques. Radiol Clin North Am. 2014; 52(2): 321−336

[34] Shah AH, Madhavan K, Heros D, et al. The management of incidental low-grade gliomas using magnetic resonance imaging: systematic review and optimal treatment paradigm. Neurosurg Focus. 2011; 31(6): E12

[35] Chang EF, Potts MB, Keles GE, et al. Seizure characteristics and control following resection in 332 patients with low-grade gliomas. J Neurosurg. 2008; 108(2): 227−235

[36] Rapalino O, Mullins ME. Intracranial infectious and inflammatory diseases presenting as neurosurgical pathologies. Neurosurgery. 2017; 81(1): 10−28

[37] Upadhyay N, Waldman AD. Conventional MRI evaluation of gliomas. Br J Radiol. 2011; 84(Spec No 2): S107−S111

[38] Udoh DO, Ibadin E, Udoh MO. Intracranial abscesses: retrospective analysis of 32 patients and review of literature. Asian J Neurosurg. 2016; 11(4): 384−391

[39] Confavreux C, Vukusic S. The clinical course of multiple sclerosis. Handb Clin Neurol. 2014; 122: 343−369

[40] Gupta A, Nair S, Schweitzer AD, et al. Neuroimaging of cerebrovascular disease in the aging brain. Aging Dis. 2012; 3(5): 414−425

[41] Bast T, Ramantani G, Seitz A, Rating D. Focal cortical dysplasia: prevalence, clinical presentation and epilepsy in children and adults. Acta Neurol Scand. 2006; 113(2): 72−81

[42] Masdeu JC, Moreira J, Trasi S, Visintainer P, Cavaliere R, Grundman M. The open ring. A new imaging sign in demyelinating disease. J Neuroimaging. 1996; 6(2): 104−107

[43] Ikeguchi R, Shimizu Y, Shimizu S, Kitagawa K. CSF and clinical data are useful in differentiating CNS inflammatory demyelinating disease from CNS lymphoma. Mult Scler. 2018; 24(9): 1212−1223

[44] Jiang B, Chaichana K, Veeravagu A, Chang SD, Black KL, Patil CG. Biopsy versus resection for the management of low-grade gliomas. Cochrane Database Syst Rev. 2017; 4: CD009319

[45] Potts MB, Smith JS, Molinaro AM, Berger MS. Natural history and surgical management of incidentally discovered low-grade gliomas. J Neurosurg. 2012; 116(2): 365−372

[46] Pallud J, Fontaine D, Duffau H, et al. Natural history of incidental World Health Organization grade II gliomas. Ann Neurol. 2010; 68(5): 727−733

[47] Ius T, Isola M, Budai R, et al. Low-grade glioma surgery in eloquent areas: volumetric analysis of extent of resection and its impact on overall survival. A single-institution experience in 190 patients: clinical article. J Neurosurg. 2012; 117(6): 1039−1052

[48] Smith JS, Chang EF, Lamborn KR, et al. Role of extent of resection in the long-term outcome of low-grade hemispheric gliomas. J Clin Oncol. 2008; 26(8): 1338−1345

[49] Soffietti R, Baumert BG, Bello L, et al. European Federation of Neurological Societies. Guidelines on management of low-grade gliomas: report of an EFNS-EANO task force. Eur J Neurol. 2010; 17(9): 1124−1133

[50] Keles GE, Lamborn KR, Berger MS. Low-grade hemispheric gliomas in adults: a critical review of extent of resection as a factor influencing outcome. J Neurosurg. 2001; 95(5): 735−745

[51] Jakola AS, Myrmel KS, Kloster R, et al. Comparison of a strategy favoring early surgical resection vs a strategy favoring watchful waiting in low-grade gliomas. JAMA. 2012; 308(18): 1881−1888

[52] Rock J. Low grade glioma guidelines: foreword. J Neurooncol. 2015; 125(3): 447−448

[53] Fouke SJ, Benzinger T, Gibson D, Ryken TC, Kalkanis SN, Olson JJ. The role of imaging in the management of adults with diffuse low grade glioma: a systematic review and evidence-based clinical practice guideline. J Neurooncol. 2015; 125(3): 457−479

[54] Ragel BT, Ryken TC, Kalkanis SN, Ziu M, Cahill D, Olson JJ. The role of biopsy in the management of patients with presumed diffuse low grade glioma: a systematic review and evidence-based clinical practice guideline. J Neurooncol. 2015; 125(3): 481−501

[55] Aghi MK, Nahed BV, Sloan AE, Ryken TC, Kalkanis SN, Olson JJ. The role of surgery in the management of patients with diffuse low grade glioma: a systematic review and evidence-based clinical practice guideline. J Neurooncol. 2015; 125(3): 503−530

[56] Ryken TC, Parney I, Buatti J, Kalkanis SN, Olson JJ. The role of radiotherapy in the management of patients with diffuse low grade glioma: a systematic review and evidence-based clinical practice guideline. J Neurooncol. 2015; 125(3): 551−583

[57] Ziu M, Olson JJ. Update on the evidence-based clinical practice parameter guidelines for the treatment of adults with diffuse low grade glioma: the role of initial chemotherapy. J Neurooncol. 2016; 128(3): 487−489

[58] Scott JN, Brasher PM, Sevick RJ, Rewcastle NB, Forsyth PA. How often are nonenhancing supratentorial gliomas malignant? A population study. Neurology. 2002; 59(6): 947−949

[59] Hervey-Jumper SL, Berger MS. Maximizing safe resection of low- and high-grade glioma. J Neurooncol. 2016; 130(2): 269−282

[60] De Witt Hamer PC, Robles SG, Zwinderman AH, Duffau H, Berger MS. Impact of intraoperative stimulation brain mapping on glioma surgery outcome: a meta-analysis. J Clin Oncol. 2012; 30(20): 2559−2565

[61] Esquenazi Y, Friedman E, Liu Z, Zhu JJ, Hsu S, Tandon N. The survival advantage of "supratotal" resection of glioblastoma using selective cortical mapping and subpial technique. Neurosurgery. 2017; 81(2): 275−288

[62] Tandon N, Esquenazi Y. Resection strategies in tumoral epilepsy: is a lesionectomy enough? Epilepsia. 2013; 54(9) Suppl 9: 72−78

23 偶发脑膜瘤

Phillip A. Choi, Pejman Rabiei, Shekhar D. Khanpara, Mohamed Elgendy, Roy F. Riascos, and Dong H. Kim

23.1 引言

随着影像学诊断的质量和普及性的提高，需要处理的意外发现也越来越多。偶然发现与检查的初衷无关。脑膜瘤是偶然发现的最常见脑肿瘤之一，因其可能体积小且无症状。这些肿瘤的治疗包括观察、放疗或手术。许多这样的肿瘤可以保守治疗。然而，一小部分高生长率或与部位和患者人口学有关的脑膜瘤最好采取早期手术切除治疗。

在本章中，将展示两例偶发脑膜瘤的放射学表现及处理。从放射学分析开始，包括常规影像学要点，以帮助区分鉴别诊断中的不同实体。还包括一个脑膜瘤的相关病例，对其进行影像学随访，以探讨针对偶然发现脑膜瘤生长潜能的影响因素和最终的随访时间架构。

23.2 病例介绍

病史与体格检查

37 岁女性，机动车事故史，头皮撕裂伤做脑部 CT 检查。因脑部 CT 的偶然发现，随后进行 MRI 检查。

神经系统检查正常。

影像学表现

增强脑部 MRI 显示右侧顶枕部的巨大轴外肿块，将近 4.5 cm×5.2 cm 大小。肿块在 T2WI（▶ 图 23.1a）上呈等信号，T1WI 上呈低信号（▶ 图 23.1b），FLAIR 上呈高信号（▶ 图 23.1c），均匀强化伴硬脑膜尾征（▶ 图 23.1e、f 白色箭）。

诊断：右侧顶枕脑膜瘤。

需考虑的进一步检查

不建议进行进一步检查。

23.3 神经外科会诊

相对年轻健康女性的右侧顶枕凸面巨大脑膜瘤，故需要手术干预。病变位于手术很容易到达的区域，且尚未涉及任何重要的血管或神经结构。这种肿瘤的生长风险中等。此时手术切除肿瘤是合适的，风险相对较低，并提供组织学诊断以指导进一步治疗。立体定向放射治疗不用于此病，因其＞3 cm，且治疗后水肿和放射性坏死的风险增加。

23.4 基底位于硬膜肿块的鉴别诊断

• 脑膜瘤

- CT 上常呈高密度，可钙化，且常伴有邻近副鼻窦的骨质增生和扩张。

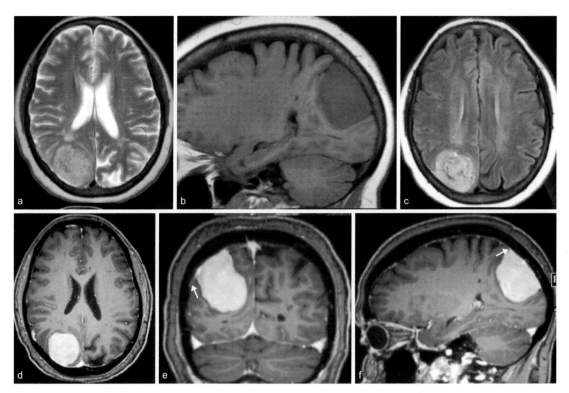

图23.1 （a~f）

- 在 MRI 上，均匀强化，通常为 T1/T2 等信号，可见硬脑膜尾征，但不具有诊断价值。
- 硬脑膜转移性病变
  - 常为多发性，伴有浸润行为和邻近硬脑膜的广泛增厚，而不是边界清晰的球形肿块。
- 结节病
  - 相关软脑膜强化，垂体柄增厚，临床特征包括血管紧张素转化酶（angiotension-converting enzyme, ACE）升高及胸部 X 线异常。
- 血管外皮细胞瘤 / 孤立性纤维性肿瘤
  - 常侵犯骨骼，表现出更强的侵袭性。
  - 可见微分叶和大量的周围血管。
- 原发性硬膜淋巴瘤
  - 常为多灶性，无颅骨浸润。
  - 因高细胞密度而显示扩散受限，T2 低信号。

23.5　诊断要点与难点
- 脑膜瘤是为数不多的以女性为主的肿瘤之一。
- 与既往放疗相关。
- 硬脑膜尾征不具诊断价值，可见于 PXA、淋巴瘤和垂体腺瘤，以及肉芽肿、炎症性疾病如结节病。
- 没有可靠的方法区分恶性脑膜瘤和典型脑膜瘤；然而，与生长潜能增加相关的因素包括 T2WI 信号增高、周围广泛水肿、患者年龄更小、钙化缺失及复发性病变。提示生长潜能较小的特征包括尺寸更小、高度钙化的病变及老年患者。

- 当脑膜瘤位于邻近时，密切检查硬脑膜静脉窦是很重要的，因为脑膜瘤可能阻塞静脉窦。确定静脉窦的通畅程度对于手术计划是很重要的。

- 要考虑到 2 型神经纤维瘤（NF2）：① 如果患者患有脑膜瘤与以下任何一种：白内障、神经鞘瘤、神经胶质瘤，以及父母、兄弟姐妹或孩子患有 NF2；或患者在 30 岁前确诊为前庭神经鞘瘤。② 或患者患有多发性脑膜瘤和以下任何一种：30 岁前确诊为前庭神经鞘瘤、白内障或胶质瘤。

23.6 相关病例

病史

46 岁女性，表现为意外发现的脑膜瘤。

影像学表现与印象

增强脑部 MRI 显示一个约 1.26 cm × 1.22 cm 大小的轴外肿块，起源于蝶骨小翼伴硬脑膜尾征（▶ 图 23.2b 白色箭），部分包裹右侧大脑中动脉（MCA）。肿块在 T1WI（▶ 图 23.2a）和 T2WI（▶ 图 23.2e）上呈中等信号且强化均匀（▶ 图 23.2c、d），最可能为脑膜瘤。

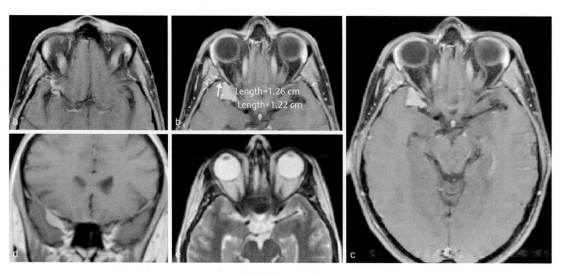

图23.2 （a~e）

23.6.3 神经外科会诊

一位相对健康的 46 岁女性，偶然发现一个起源于蝶骨内侧小翼的小脑膜瘤。由于该患者年轻且肿瘤靠近大脑中动脉和眶上裂，建议手术干预。理想的治疗是在肿瘤包住这些重要结构并出现症状之前。患者没有选择手术干预，因此建议 3 个月后进行 MRI 随访。如未见生长，则在 1 年后复查 MRI。如果间期内有生长，则再次建议手术切除。

23.7 神经外科问题与回答

（1）脑膜瘤的病因和自然病史对临床决策有什么帮助？

脑膜瘤是典型的良性轴外肿瘤，起源于蛛网膜帽细胞[1]。与颅内间隙内的静脉窦有关，并由颈外动脉的分支供血。偶然发现的脑膜瘤最常见的部位是颅底和凸面，其次是镰状、矢旁、脑室内和其他部位[2]。脑膜瘤的发病率随着年龄和女性的增加而急剧增加[3, 4]。脑膜瘤一般在病理上分为Ⅰ、Ⅱ、Ⅲ级[5]。Ⅰ级脑膜瘤为良性，Ⅱ级和Ⅲ级脑膜瘤分别为不典型和恶性/间变性。Ⅱ级和Ⅲ级脑膜瘤约占所有脑膜瘤的5%[6]。较高的分级与生长速率、治疗后复发率和死亡率相关[1, 7~9]。

脑膜瘤的生长速率复杂且依赖于多种影像和病理因素。Nakasu等人提出脑膜瘤可能遵循三种不同的生长模式中的一种：无生长、线性生长或指数生长[7]。Hashiba等人对肿瘤大小的体积生长分析发现，随访中70%的肿瘤有生长[10]。肿瘤线性模式的年生长率为每年15%，而肿瘤的指数生长率为25%。Sughrue等人的系统性回顾表明，大多数小脑膜瘤（直径< 2.5 cm）在5年随访后没有症状且可观察到[11]。

脑膜瘤的多个放射学参数与生长潜能的增加有关。Oya等观察到年龄< 60岁、缺乏钙化、内部T2高信号、大小> 25 mm以及周围水肿与肿瘤生长相关[12]。其他多项研究已经不同地报道了这些因素与肿瘤生长相关[13]。病变内钙化的存在总是与无生长有关。脑膜瘤通常是散发性的，但也可伴有NF2。NF2的22号染色体突变导致被称为神经鞘蛋白或梅林蛋白发生变化[1]。NF2患者可能患有多发性脑膜瘤，需要监测。除了指数和线性生长模式外，NF2患者的脑膜瘤也可能表现出跳跃生长模式（生长和静止的交替期）[14]。与普通人群相比，NF2患者的新生脑膜瘤形成率较高[14, 15]。这些脑膜瘤的治疗通常取决于病变是否有症状，因为预期这些患者在其一生中会持续生长并重新形成多个病变。

（2）在已发现脑膜瘤的患者中，哪些体格检查和（或）病史因素的特异性发现在决策中有重要意义，对这个有问题的偶然发现是否真的无症状而言？

表示有症状脑膜瘤的体征和症状取决于病变的部位。凸面或矢旁病变可引起附近皮质的神经功能障碍。颅底脑膜瘤在包裹或压迫邻近脑神经时会引起症状。脑膜瘤巨大时，患者也可能出现颅内压增高的症状，如头痛进行性加重、恶心和呕吐。

（3）检查中需要或推荐哪些进一步的检查？

对于具有典型MRI表现的病灶，进行增强前、后脑部MRI后不需要进一步的评估。诊断性脑血管造影有助于评估邻近或侵犯静脉窦脑膜瘤的静脉解剖。

（4）美国神经外科医师协会（AANS）/神经外科医师大会（CNS）是否发布了治疗这种疾病的指南？

没有公开发表的指南。

（5）如果选择随访，建议的时间间隔和方式是什么？

建议最早在3个月后进行脑部增强前、后MRI的影像随访，以评估是否有快速生长。如果最初的随访图像是稳定的，那么成像监测的间隔可以增加到6个月，之后是每年。

（6）脑膜瘤有哪些治疗方案？

脑膜瘤可以通过开放性手术切除和（或）伽马刀放射治疗。当病变容易触及、体积较大且患者身体健康能承受全身麻醉时，开放切除脑膜瘤是一个很好的选择。手术的目的包括最大限度安全切除并获得病理诊断的组织。附着于敏感结构上的残留肿瘤可以在手术中保留，然后用放射手术治疗。伽马刀放射手术可以安全地用于直径< 3 cm的病灶或位于难以手术进入的病灶。对于那些身体太不健康而不能进行全身麻醉的患者，放射手术也是首选。

23.8 要点总结

- 随着MRI脑部成像技术的应用，偶发脑膜瘤的发现越来越普遍。

- 这些患者在检查时往往没有症状或表现。
- MRI 是诊断脑膜瘤的主要手段，以确定其特征并评估其范围。
- 脑膜瘤的大小、患者人口学特征、生长速度和邻近硬脑膜窦及其他关键结构决定了偶发脑膜瘤是否需要手术治疗或放疗。

参考文献

[1] Mawrin C, Perry A. Pathological classification and molecular genetics of meningiomas. J Neurooncol. 2010; 99(3): 379−391

[2] Spasic M, Pelargos PE, Barnette N, et al. Incidental meningiomas: management in the neuroimaging era. Neurosurg Clin N Am. 2016; 27(2): 229−238

[3] Claus EB, Bondy ML, Schildkraut JM, Wiemels JL, Wrensch M, Black PM. Epidemiology of intracranial meningioma. Neurosurgery. 2005; 57(6): 1088−1095, discussion 1088−1095

[4] Staneczek W, Jänisch W. Epidemiologic data on meningiomas in East Germany 1961−1986: incidence, localization, age and sex distribution. Clin Neuropathol. 1992; 11(3): 135−141

[5] Louis DN, Perry A, Reifenberger G, et al. The 2016 World Health Organization Classification of Tumors of the Central Nervous System: a summary. Acta Neuropathol. 2016; 131(6): 803−820

[6] Wiemels J, Wrensch M, Claus EB. Epidemiology and etiology of meningioma. J Neurooncol. 2010; 99(3): 307−314

[7] Nakasu S, Fukami T, Nakajima M, Watanabe K, Ichikawa M, Matsuda M. Growth pattern changes of meningiomas: long-term analysis. Neurosurgery. 2005; 56(5): 946−955, discussion 946−955

[8] Durand A, Labrousse F, Jouvet A, et al. WHO grade II and III meningiomas: a study of prognostic factors. J Neurooncol. 2009; 95(3): 367−375

[9] Perry A, Stafford SL, Scheithauer BW, Suman VJ, Lohse CM. Meningioma grading: an analysis of histologic parameters. Am J Surg Pathol. 1997; 21(12): 1455−1465

[10] Hashiba T, Hashimoto N, Izumoto S, et al. Serial volumetric assessment of the natural history and growth pattern of incidentally discovered meningiomas. J Neurosurg. 2009; 110(4): 675−684

[11] Sughrue ME, Rutkowski MJ, Aranda D, Barani IJ, McDermott MW, Parsa AT. Treatment decision making based on the published natural history and growth rate of small meningiomas. J Neurosurg. 2010; 113(5): 1036−1042

[12] Oya S, Kim S-H, Sade B, Lee JH. The natural history of intracranial meningiomas. J Neurosurg. 2011; 114(5): 1250−1256

[13] Chamoun R, Krisht KM, Couldwell WT. Incidental meningiomas. Neurosurg Focus. 2011; 31(6): E19

[14] Dirks MS, Butman JA, Kim HJ, et al. Long-term natural history of neurofibromatosis type 2-associated intracranial tumors. J Neurosurg. 2012; 117(1): 109−117

[15] Goutagny S, Bah AB, Henin D, et al. Long-term follow-up of 287 meningiomas in neurofibromatosis type 2 patients: clinical, radiological, and molecular features. Neuro-oncol. 2012; 14(8): 1090−1096

第三篇
头颈部相关偶然发现

引言

放射科医生不仅负责全面研究感兴趣区并解决临床问题，还会有偶然发现，从临床上与疾病无关的良性病变到具有显著临床影响的病变，此时头颈放射科医生和耳鼻喉科医生的专业知识变得至关重要。在本篇中，将展示几个在其他适应证进行的神经影像研究中偶然发现的病变；将讨论每个实体的关键影像学特征和鉴别诊断；将描述耳鼻喉科医生对每个患者的临床评估和管理。每个病例都总结了关于临床和病理最终诊断的重要事实。

24 头颈部相关偶然发现

Mumtaz B. Syed, Maria O. Patino, Jeanie M. Choi and Ron J. Karni

腮腺肿块

24.1 病例介绍

病史

44 岁男子出现声音嘶哑。进行颈部 CT 增强扫描。

影像学表现与印象

颈部横断位增强 CT 图像显示右侧腮腺浅叶边界清楚的肿块（▶图 24.1a，箭）。肿块内有钙化区（▶图 24.1b，箭）。浅表或深层软组织均无浸润迹象。这是腮腺内孤立的实性肿块。鉴别诊断如下；然而，需要耳鼻喉科医生的临床评估才能做出明确的组织学诊断。

24.2 临床评估

病史

44 岁男子就诊耳鼻喉科诊所评估声音嘶哑。颈部增强 CT 检查发现腮腺偶发肿块。否认最近腮腺区有任何疾病、疼痛或肿胀。

体格检查

右侧腮腺发现 1 个小而坚实的肿块，没有触痛，略有活动。无腮腺腺病或表面皮损。感觉

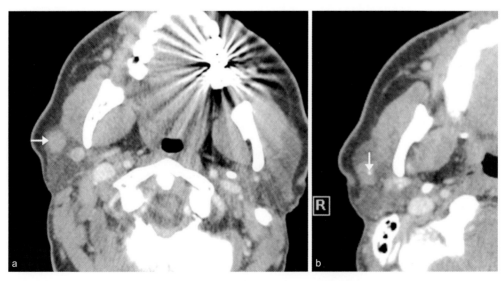

图24.1 （a、b）

完好无损，没有发现三叉神经或面神经麻痹的证据。气道检查偶然发现右侧声带息肉。

印象

偶然发现右侧腮腺浅叶实性肿块。

处理

进行细针抽吸检查，病理诊断为腺泡细胞癌。采用腮腺浅层切除术，识别并保留面神经。病理学报告边缘清晰，并将患者转到头颈部监护诊所进行监测。

24.3 鉴别诊断

- 腮腺腺泡细胞癌
  - 大多数发生在腮腺。
  - 一种罕见的、生长缓慢的腺癌变种。
  - 在 CT 上，边界清楚，通常均匀强化，可能有囊性区域。
  - 重要的是评估肿瘤的范围与脑神经Ⅶ周围侵犯。
- 腮腺良性混合瘤（多形性腺瘤）
  - 最常见的腮腺良性肿瘤。
  - 最常表现为均匀增强。
  - 边界清晰，MRI 上典型的 T2 明显高信号。
  - 可有钙化。
- Warthin 瘤（淋巴瘤性乳头状囊腺瘤）
  - 第二常见的腮腺良性肿瘤。
  - 双侧或多灶性腮腺实性肿块最常见的疾病。
  - 倾向于位于腮腺尾部。
  - 常见囊肿壁结节。
  - 钙化罕见。
  - 增强通常不强化。
  - 恶变发生率低。
  - 好发于老年男性。40 岁以下的患者极为罕见。
  - Warthin 瘤评分（除了年龄超过 49 岁和男性外，还包括低 ADC 均值和标准差），在区分 Warthin 瘤与多形性腺瘤和多形性腺癌有 100% 的特异性和 85.7% 的敏感性。
- 黏液表皮样癌
  - 最常见的腮腺恶性肿瘤。
  - 影像学表现取决于肿瘤级别：
    - 低级别肿瘤：类似良性混合瘤，边界清楚，T2 高信号。
    - 高级别肿瘤：边缘不清，T2 低信号。
- 腺样囊性癌
  - 累及小唾液腺的最常见恶性肿瘤，但在腮腺相对少见。
  - 局部侵袭性肿瘤，有神经周围扩散、局部浸润、切除后复发和远处、晚期转移的倾向。

24.4 临床和影像学诊断要点与难点

- CT 是评价腺体内病变范围和判断颈部淋巴结病变的影像检查方法。

- MRI 在评价肿瘤的周围神经浸润方面更具优势。
- 缺乏肿瘤或周围神经肿瘤浸润时，仅凭影像缺乏区分恶性肿瘤和良性病变的特异性。
- 组织学诊断仍然是大多数腮腺病变的标准方法。
- 提示恶性的临床表现包括：
  - 淋巴结病变。
  - 快速增大。
  - 新发疼痛病史。

24.5 重要事实
- 影像学表现无特异性。需要进行组织学诊断。
- 低度恶性肿瘤。
- 单纯手术切除预后良好。
- 如果担心切缘或神经受侵犯，可进行术后 XRT（放射治疗）。
- 神经或血管侵犯时预后较差。

甲状舌管囊肿

24.6 病例介绍
病史
69 岁女性表现为颈部疼痛。颈部 CT 平扫。

影像学表现与印象
颈椎 CT 平扫显示舌骨下颈部中线右旁的边界清楚的分叶状低密度肿块（▶ 图 24.2a～c，箭头）。肿块埋入带状肌（▶ 图 24.2b，箭头）。低密度肿块内无实性结节。这是偶然发现的囊性中线肿块，囊肿或实性成分无炎症的表现。最可能是简单的甲状舌管囊肿（thyroglossal duct cyst, TDC）。

24.7 临床评估
该 69 岁女性因舌骨下颈部中线囊性病变而转诊至耳鼻喉科诊所。病变无触痛，柔软，有轻微的活动性。无淋巴结肿大。气道检查未见异常。肿块抬高了舌隆起。

推荐处理
患者接受了 Sistrunk 手术（切除囊肿和舌骨中线部分）。病理显示良性甲状舌管囊肿。

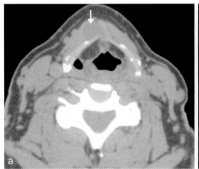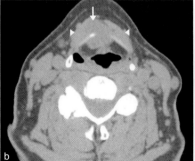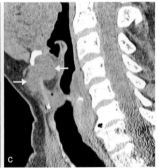

图24.2 （a～c）

24.8　鉴别诊断

- 甲状舌管囊肿
  - 舌根部盲孔与舌骨下颈部甲状腺床之间残留的甲状舌管。
  - 舌骨上中线或舌骨下中线 / 中线旁的颈部囊性肿块。
  - 舌骨下颈部，埋入带状肌显示为"爪征"。
- 淋巴管畸形
  - 单房或多房。
  - 局灶或跨区。
  - 常见液-液平；继发于出血。
  - 除非感染或合并部分静脉淋巴血管畸形，否则无强化。
- 皮样囊肿和表皮样囊肿
  - 皮样囊肿含脂肪、液体或混合物质。
  - 表皮样囊肿含流体。
  - 两者都不直接累及舌骨。
  - 下颌下、舌下间隙或舌根。
- 舌根鳞状细胞癌

24.9　影像学要点与难点

- 颈部超声是评估颈部中线肿块和确认下颈部正常甲状腺组织的首选影像。
- 如果怀疑感染或诊断不确定，可进行 CT 或 MRI 检查。
- 如果怀疑是异位甲状腺，可以进行核素扫描。

24.10　重要事实

- 最常见的先天性颈部囊肿，通常位于中线。
- 起源于甲状舌管的残留物，可出现在导管行径的任何区域，舌骨下位置最为常见。
- 甲状舌管囊肿壁感染后可强化。
- < 1% 可伴发甲状腺乳头状癌，表现为实性偏心性肿块，常伴囊内钙化。

鼻咽软组织隆起

24.11　病例介绍

病史

36 岁男性，头晕目眩。进行脑部 MRI 平扫检查。

影像学表现与印象

脑部 MRI 矢状位 T1W 显示隆起的鼻咽软组织（▶ 图 24.3a，箭）。脑部 MRI 横断位 T2W 显示隆起的鼻咽软组织是对称的（▶ 图 24.3b，箭）。左侧上颌窦可见多个黏液滞留囊肿（▶ 图 24.3b，箭头）。横断位 T2WI 显示 10 mm 的右侧咽后淋巴结（▶ 图 24.3c，箭）。对成人而言，患者鼻咽软组织明显隆起，但为对称性。虽然这很可能是反应性或与 HIV 相关的，但不能排除恶性的可能性。进一步影像学检查不能排除淋巴瘤或鼻咽癌。因此，需要耳鼻喉科医生进行临床评估。

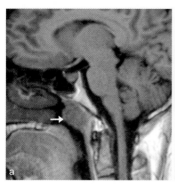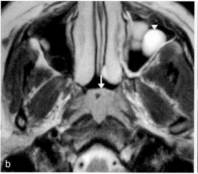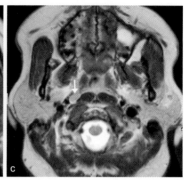

图24.3 （a～c）

24.12 临床处理

该 36 岁的男性被送往耳鼻喉科诊所，进一步评估脑部 MRI 偶然发现的鼻咽软组织异常隆起。腺样体组织通常在 16 岁以后消退，36 岁患者的鼻咽软组织隆起是异常的，应调查 HIV 感染的可能性。诊所鼻咽镜检查显示鼻咽淋巴组织对称性非溃疡性弥漫性增大。HIV 检测呈阴性。没有进行活组织检查，但建议患者在 3 个月后回来进行间隔检查。

24.13 鉴别诊断

- 腺样体良性淋巴组织增生
  - 在儿童、青少年和 HIV 患者中可见增大的腺样体。
  - 对称性增大，无邻近组织浸润。
  - 与 HIV 相关的骨髓信号变化有时可作为影像上的额外线索。
- 鼻咽部非霍奇金淋巴瘤
  - 中线对称性肿块，深部浸润至椎前肌。
  - 斜坡倾向于膨胀，而不是浸润。
- 鼻咽癌
  - 鼻咽外侧隐窝的黏膜肿瘤。
  - 更不对称，阻塞咽鼓管，伴随单侧乳突积液。
  - 淋巴结病变，尤其是 90% 在发病时累及咽后外侧淋巴结。

24.14 影像学要点与难点

- 在最近的一项研究中，大、小不对称是鉴别良性淋巴组织增生和鼻咽癌的最佳综合标准。
- 耳鼻喉科转诊及随后的组织学诊断是淋巴瘤处理的标准，因淋巴瘤在影像上可表现为对称的软组织隆起。

24.15 基本事实

- 鼻咽淋巴组织在出生后 4 岁内肥大，通常 6～16 岁退化。
- 已报道的导致成人腺样体肥大的因素包括
  - 由于慢性炎症导致儿童腺样体持续存在。
  - 由于刺激物、感染或吸烟，退化的腺样体组织再生。
- 研究还报告了免疫功能不全患者的病毒感染，特别是艾滋病病毒感染或器官移植后。

偶发性淋巴结肿大

24.16 病例介绍

病史

53 岁男性因脑膜瘤随访脑部 MRI 就诊。

进行脑部 MRI 增强扫描，在确认意外发现后，扫描颈部的附加序列。

影像学表现与印象

脑部增强后 T1W 图像显示轴外强化肿块伴脑膜尾征，与患者已知的脑膜瘤一致。在图像的最下方，颈部左侧发现一紧贴血管外侧的肿块（▶ 图 24.4a，箭）。

颈部冠状位增强后 T1W 图像（▶ 图 24.4b）显示左侧颈部 level Ⅱ 区强化肿块。增强横断位 T2W 图像（▶ 图 24.4c）和横断位 T1W 图像（▶ 图 24.4d）显示左侧颈部 level Ⅱ 区的 2 cm 肿块。

这是病理上 level Ⅱ 区增大的淋巴结。进一步的影像学与临床评估将是必要的，以确定可能的原发恶性肿瘤部位。

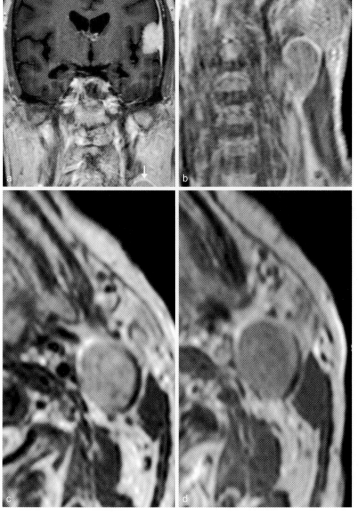

图24.4 （a～d）

24.17 临床处理

该 53 岁的男性被转诊至耳鼻咽喉科诊所以进一步评估肿大的 level Ⅱ 区淋巴结。该患者的病史值得注意，因为他有 30 包 / 年的吸烟史。他否认有任何发烧、喉咙痛、颈部压痛或其他身体症状。

体格检查发现左侧腭扁桃体有 1 cm 结节状肿块。颈部淋巴结细胞学检查显示 p16+ 鳞状细胞癌（squamous cell carcinoma, SCC）。患者接受了经口腔机器人根治性扁桃体切除术和左侧选择性颈淋巴清扫术，随后进行了单侧放射治疗，并进行了 4 年的随访。

24.18 鉴别诊断

- 转移结节
  - 肿大 > 1.0 cm。level Ⅱ 区淋巴结倾向于较大，如果 > 1.5 cm 则被认为增大。
  - 圆形而不是长圆形、椭圆形，对于恶性肿瘤来说是令人担忧的。
  - 出现坏死。
  - 影像学显示包膜外侵犯的征象，包括边缘不规则、周围脂肪包裹以及侵犯邻近结构。
- 反应性淋巴结病变
  - 肿大、边界清楚的椭圆形结节。包括 EB 病毒和巨细胞病毒（cytomegalovirus, CMV）的病毒性疾病可导致全身淋巴结病变和脾肿大。
  - 细菌感染，如金黄色葡萄球菌和 A 组链球菌。如果临床怀疑脓肿，与这些感染相关的淋巴结可能为波动性和化脓性。
  - HIV、弓形虫病、亨氏巴尔通菌和结核分枝杆菌。
  - 也可见于风湿性疾病，如干燥病（Sjögren's disease）。
- 淋巴组织增生性过程
  - 淋巴瘤（霍奇金淋巴病或非霍奇金淋巴瘤）。
  - 圆形结节状肿块，有不同程度的强化和不同程度的中央坏死。
  - 单个或多个淋巴结。

24.19 影像学要点与难点

- 单个肿大和坏死的颈部淋巴结需要进一步进行组织取样，以评估头颈部恶性肿瘤的转移情况。
- CT 的主要缺陷是，在已知的头颈部恶性肿瘤患者中，转移性颈部淋巴结的大小 < 10 mm 的可能性为 20%。
- PET-CT 成像可以识别口咽部的隐匿性原发病灶，并进一步确定淋巴结转移的范围。

24.20 基本事实

- level Ⅱ 区转移性淋巴结病变是发生在口咽部的鳞状细胞癌患者一种非常常见的临床症状。
- level Ⅱ 区淋巴结通常引流口咽、口腔后部、声门上喉部和腮腺。
- level Ⅰ 至 Ⅲ 区病理性增大的淋巴结最常归因于位于上呼吸消化道黏膜的一种可能的原发性鳞状细胞癌。
- level Ⅳ 和 Ⅴ b 区病理性增大的淋巴结可能源于近端食管癌和甲状腺癌。
- 含有人乳头状瘤病毒（HPV）DNA（p16 阳性）的口咽癌比不含 HPV（p16 阴性）的口咽癌预后更好。

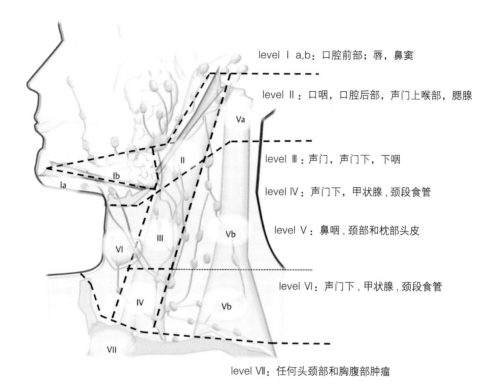

level Ⅰ a,b：口腔前部；唇，鼻窦

level Ⅱ：口咽，口腔后部，声门上喉部，腮腺

level Ⅲ：声门，声门下，下咽

level Ⅳ：声门下，甲状腺，颈段食管

level Ⅴ：鼻咽，颈部和枕部头皮

level Ⅵ：声门下，甲状腺，颈段食管

level Ⅶ：任何头颈部和胸腹部肿瘤

图24.5　颈部淋巴结 level 分区（来源：Illustration courtesy of Dr. Roy F. Riascos）。

要点总结

- 在儿童中，对称的鼻咽软组织隆起是最常见的一种正常的偶然发现。在成人中，特别是在不对称的情况下，鉴别诊断包括鼻咽癌、淋巴瘤和 HIV 相关疾病。转诊至耳鼻咽喉科对于确诊是必要的。
- 无症状成人的舌骨下中线囊性肿块很可能是甲状舌管囊肿。很少会出现感染或肿瘤。
- 腮腺孤立性实体瘤最常见的多形性腺瘤。然而，确定诊断和治疗需要组织学诊断。
- 扁桃体窝癌可能是隐匿的，由于病理上 level Ⅱ 区淋巴结肿大而引起注意。
- 除了大小异常增大外，圆形和中央坏死的淋巴结特征，可能提示转移性疾病。

参考文献

[1] Bavle RM, Makarla S, Nadaf A, Narasimhamurthy S. Solid blue dot tumour: minor salivary gland acinic cell carcinoma. BMJ Case Rep. 2014; 2014: bcr2013200885

[2] Christe A, Waldherr C, Hallett R, Zbaeren P, Thoeny H. MR imaging of parotid tumors: typical lesion characteristics in MR imaging improve discrimination between benign and malignant disease. AJNR Am J Neuroradiol. 2011; 32(7): 1202–1207

[3] Hoang JK, Vanka J, Ludwig BJ, Glastonbury CM. Evaluation of cervical lymph nodes in head and neck cancer with CT and MRI: tips, traps, and a systematic approach. AJR Am J Roentgenol. 2013; 200: W17–W25

[4] King AD, Wong LYS, Law BKH, et al. MR imaging criteria for the detection of nasopharyngeal carcinoma: discrimination of early-stage primary tumors from benign hyperplasia. AJNR Am J Neuroradiol. 2018; 39(3): 515–523

[5] Wang CW, Chu YH, Chiu DY, et al. JOURNAL CLUB: The Warthin tumor score: a simple and reliable method to distinguish warthin tumors from pleomorphic adenomas and carcinomas. AJR Am J Roentgenol. 2018; 210(6): 1330–1337

[6] Yildirim N, Sahan M, Karslioğlu Y. Adenoid hypertrophy in adults: clinical and morphological characteristics. J Int Med Res. 2008; 36(1): 157–162

[7] Zander DA, Smoker WR. Imaging of ectopic thyroid tissue and thyroglossal duct cysts. Radiographics. 2014; 34(1): 37–50

第四篇

脊柱偶然发现

25 齿状突小骨

Daniel R. Monsivais, Kaye D. Westmark, Susana Calle, and Daniel H. Kim

25.1 引言

　　齿状突小骨是一种罕见的齿状突异常，可表现为颈部疼痛和脊髓病，但也可偶然发现。本章将讨论与患者处理相关的诊断治疗过程。此外，还介绍了颅颈交界处的发育解剖学，有助于理解齿状突小骨与其他病因的鉴别诊断。

25.2 病例介绍

病史与体格检查

　　一名 15 岁男孩跌倒后于急诊室就诊，额头上有一道很深的撕裂伤，但没有颈部疼痛的主诉。急诊脑部 CT 显示颅颈交界处可能存在异常。因此，进行了颈椎 CT 扫描（▶ 图 25.1）。体格检查正常，颈部无触痛，活动范围完全。

影像学表现与印象

　　上颈椎矢状位重建 CT 图像显示皮质完整、突出的小骨（▶ 图 25.2 中箭）与发育不良但上缘皮质完整的齿状突分离并位于齿状突上方。小骨位于颅底附近，但不与之融合，也不与 C1 前弓融合。颅底正常。没有软组织肿胀的证据。这些发现是典型的齿状突小骨。

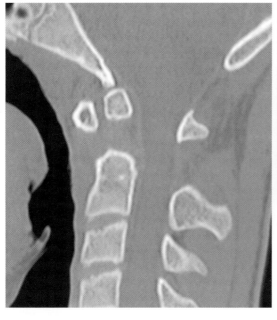

图25.1　上颈椎矢状位 CT 平扫。

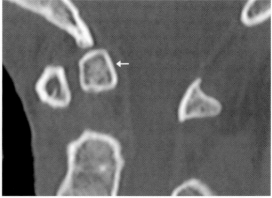

图25.2

需要进一步评估的影像学检查

- 颈椎过屈-过伸侧位 X 线片

颈椎过屈-过伸侧位片是检测齿状突小骨最重要的诊断检查。绝大多数（93%）病例图像存在 C1 和 C2 之间的异常运动。前路不稳最常见，发生率 70%，后路不稳（10%）和后路与前路都不稳（13%）较少发生。运动受限不常见，仅 7% 发生[1]。大多数病例中，小骨会随着 C1 的前弓移动。

侧位过曲和过伸位显示 C1 和小骨相对于 C2 椎体有明显的向前半脱位（▶ 图 25.3）。过曲时 C2 椎体后方与 C1 后弓的脊髓距离 < 13 mm。

- 颈椎 CT

颅颈交界的 CT 扫描不是诊断必要的，但可以提供更多的解剖学细节，特别当 C1～C2 的骨性解剖在平片上模糊不清的时候。如果考虑手术，CT 多平面重建对确定骨骼解剖结构非常有帮助。如果考虑 C1～C2 融合，仔细检查 C1 后弓是很重要的，以确保该弓是否完整或融入颅底。

- 颈椎 MRI

MRI 可显示平片未发现的相关软组织 / 滑膜增生。如果有脊髓病变的细微征象，应进行 MRI 检查，T2WI 寻找脊髓内增高的信号。齿状突小骨可伴发椎动脉异常或持续性胎儿循环；因此，如果考虑手术，MRI 加或不加 MRA 可能有帮助。过屈-过伸位 MRI 也可能有帮助。增强 MRI 或 CT 不适用。颈椎 MRI 矢状位 T2WI（▶ 图 25.4）显示，当患者颈部处于相对弯曲的位置时，C1 和小骨（星号）相对于齿状突根部和 C2 椎体的异常半脱位。脑脊液信号在齿状突根部的脊髓前方消失，位于齿状突下软骨联合 [（subdental synchondrosis，SDS），箭] 的正上方。脊髓有效空间 [（space available forcord，SAC），用粗的水平白线表示] < 13 mm。最常见的情况是，齿状突小骨会随着寰椎前弓移动，而屈曲会最大程度危及 SAC。在平片上，用一条从齿状突基底 / C2 椎体背侧到 C1 后弓皮质前缘切线的垂直线（▶ 图 25.4 所示的垂直细白线）来测量 SAC。与平片所显示的相比，MRI 上同样方法的线条，由于 MRI 显示了韧带组织，SAC 进一步缩小。

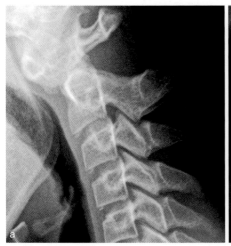
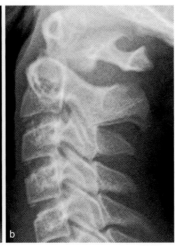
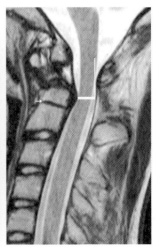

图25.3　屈曲（a）和伸展（b）的侧位平片，进一步评估 C1～C2 的不稳定性。　　　　图25.4

25.3　临床评估

这是一位 15 岁的青春期男孩，偶然发现齿状突小骨。C1 在 C2 上有明显的运动，C2 处可供脊髓活动的空间＜ 13 mm，这与脊髓病变的发生有关。

虽然齿状突小骨是偶然发现，没有症状，但由于患者年龄较轻，过曲 / 过伸位 X 线片上明显的向前半脱位和不稳定，因此决定进行 C1～C2 后路融合术（▶ 图 25.5）。

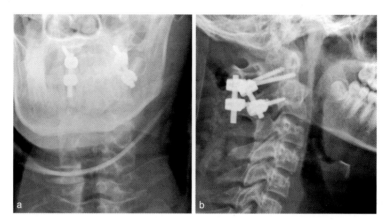

图25.5　C1～C2 后路融合术后的前后位（a）和侧位（b）颈椎 X 线片。

25.4　鉴别诊断

- 齿状突小骨
  - 颅底的圆形或椭圆形，皮质完整的小骨，位于皮质光滑但发育不良的齿状突和颅底之间。
- 齿状突骨折合并骨不连的 2 型骨折（见相关病例 1 和相关病例 2）
  - 齿状突小骨的分离平面通常远高于 C2 的上关节面，而通过"齿状突颈部"的 2 型骨折通常延伸到该平面以下 [2]。
  - 齿状突开口呈圆形或椭圆形，而 2 型齿状突骨折碎片呈"钉形"表现。
  - 齿状突骨折患者的 C1 前弓肥大和变圆，而不是通常的半月形，这可将其与 2 型骨折碎片区分开来 [3]。
  - 重要的是，慢性病例中，通常临床区分齿状突小骨和齿状突压缩骨折的慢性骨不连并不可能或不重要，因为两者可能有相似的创伤后病因，并且对 C1～C2 不稳定的潜力而言，在功能上是相等的 [4]。
- 末端小骨 / 永久小骨末端（见相关病例 3 和相关病例 4）
  - 次级骨化中心，末端小骨（Bergmann 小骨末端）有时形成于齿状突远端尖端，此骨骺称为软骨末端。它通常在 3～6 岁时出现，在 11～12 岁时与齿状突体部结合 [5~7]。如果没有与齿状突基底融合，齿状突尖联合软骨（apicodental synchondrosis, ADS）在成人仍然开放，这被称为永久末端小骨 [5, 8]。
  - 当小骨较小时，永久末端小骨较容易诊断，近端的齿状突几乎正常，冠状位图像可见特征性"V"型未融合的 ADS。
  - 重要的是，与伴有明显齿状突发育不良的较大齿状突小骨不同，轻微或无发育不良的末端小骨发生寰枢椎不稳（atlantoaxial instability, AAI）的可能性很小 [1, 5, 6]。
  - 大的末端小骨与小的齿状突小骨：在许多情况下，永久小骨末端和齿状突小骨之间的区别是语义上的，因为错位的小骨末端可能异常扩大，形成齿状突小骨，近端的齿状突会随着时间逐渐发育不良 [5, 6, 9~13]。

- 未融合 SDS，也称为齿状突中心或低位齿状软骨联合
  - SDS 是一块宽阔的软骨骺板，是 C1～C2 椎间盘的残留物，在 ≤ 3 岁的儿童中 100% 可见，在 4～5 岁的儿童中 50% 可见，因此 5 岁以下儿童可能被误认为骨折。在 5～11 岁的儿童中可持续存在，CT 显示细的硬化线，MR 的 T2W 图像显示为黑线[7, 14]。
  - SDS 位于 C2 上关节突平面的尾侧，深入 C2 椎体内[5]。
  - 未融合的 SDS 在屈曲和伸展时不显示任何运动[1]。
  - 在 7 岁以下的儿童中，SDS 是相对薄弱的部位，也是最常见的损伤部位[15, 16]。
  - 如果有症状或临床高度怀疑损伤，MRI 有助于发现位于椎体内、SDS 周围或通过 SDS 以及颅颈交界处韧带内的伴发水肿。
- 陈旧性损伤或关节炎引起的韧带营养不良钙化（见相关病例 8）
  - 齿状突似乎已正常形成，但可能硬化和（或）被侵蚀。
  - 营养不良钙化不是很圆和皮质化且位置是可变的。
- 二水焦磷酸钙晶体沉积病（calcium pyrophosphate dihydrate crystal deposition disease, CPPD）/"假性痛风"：
  - "假性痛风"患者中，齿状突的营养不良性钙化和侵蚀。
  - 可能导致"齿状突加冠综合征"，即齿状突周围出现软组织钙沉积，导致颈部疼痛。
- 第三髁（见相关病例 7）
  - 罕见的先天性畸形，源于脊索腹侧胚胎间充质组织缺乏整合[4, 17～24]。
  - 表现为一个牢固附着于基底部的小的中线骨结节，本质上是第三个枕髁，可能与 C1 的前弓和（或）齿状突形成真正的滑膜关节，并限制颅颈交界的活动范围。
  - 如果齿状突表现正常而斜坡发育不良或变形，伴基底部呈逗号状，则第三髁的诊断优于与颅底融合的齿状突小骨（即 avis 小骨）[8, 17, 18]。

25.5　临床和影像学诊断要点

- 光滑、皮质清晰的圆形小骨与发育不良的齿状突上缘倾向于原位亚型齿状突小骨的诊断。
- 由于齿状突小骨几乎总是存在某种程度的 C1～C2 不稳定性，这严重影响了外科医生的治疗决策，因此需要做过屈-过伸位 X 线片。

25.6　关于齿状突小骨的重要信息

25.6.1　C2 及其齿状突的胚胎学

- C2 在胚胎学上的独特性
  - 大多数椎体起源于两个生骨节，但是 C2 及其齿状突来自三个生骨节：C0[前寰椎（PA）]、C1 和 C2（ ▷ 图 25.6）。
- PA
  - PA 通常退化，在人类不作为一个完整的椎体出现，而是形成枕髁和围绕枕骨大孔的颅底部分，包括基底；齿状突的末端和顶端韧带；C1 侧块的上部和 C1 后弓的上部。
  - 齿状突的末端（或顶段）来自前寰椎的椎体。
- PA 脊索下弓
  - PA 脊索下弓（PA-HB）是指脊索腹侧的间充质组织，位于 PA 和 C1 生骨节，通常分别形成斜坡结节和 C1 前弓。

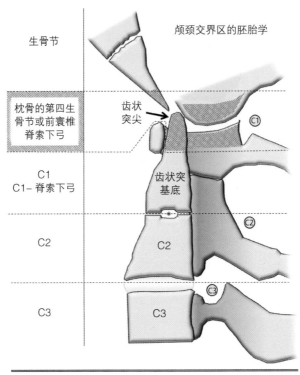

阴影区域 = 前寰椎衍生物　　　　* = 齿状突下软骨联合

图25.6　*颅颈交界处的胚胎学* [4, 8, 14, 15, 17~24]。（来源：Illustration by Dr. Susana Calle）

- 异常的永存 PA-HB，无论是完全性、中线还是外侧，分别形成枕前弓、第三髁突或齿状突基底。
- C1 尾侧未发现脊索腹侧组织衍生物。
• C2 体部及其齿状突
- 齿状突的基底段起源于 C1 生骨节，有两个双侧初级骨化中心，通常于出生前的孕 8 月左右在子宫内融合。
- 齿状突与 C2 椎体（中心）之间由 SDS 分隔，SDS 也称为低位齿状软骨联合或齿状突中央软骨联合。
- SDS 是 C1～C2 椎间盘的残留物，是一种骨骺生长板，开放到 5～7 岁。成人中完好地位于 C2 椎体内。
- C2 的椎体和神经弓来源于 C2 生骨节。

25.6.2　齿状突小骨：分类方案
根据小骨的位置，有两种解剖类型。
• 原位：小骨处于正常预期、解剖上的齿状突位置。
• 异位：小骨位于枕大孔附近，可与斜坡或 C1 前弓融合，甚至向前半脱位至残留的齿状突基底。avis 小骨，因其为鸟类的正常结构而得名，是异位类型的一个例子，其齿状突与斜坡融合。

25.6.3　有争议的病因学
齿状突小骨是先天畸形还是早期创伤的后遗症？

- 关于先天性病因的争论
  - 齿状突小骨经常与其他先天性节段畸形并存，如 C1 与颅底的同化和 Klippel-Feil 综合征。
  - C1 同化和 avis 小骨（齿状骨小骨的异位类型，小骨与枕骨基底融合）已经在 Hox 基因敲除的小鼠实验中被模仿[28, 29]。
  - 有多个病例报告包括同卵双胞胎以及多代家族性齿状突小骨[29~32]。
  - 并不是所有齿状突小骨发育延迟的病例都可以用"齿状突终端创伤后脱位理论"来解释，因为有"永久末端小骨和齿状突小骨共存"的例子[33, 34]。
- 关于创伤性起源的争论
  - 有许多病例报道有关既往平片记录齿状突正常而在创伤后出现齿状突小骨的儿童[16, 23, 35~38]。
  - 有两例 CT 和 MRI 记录的创伤性末端小骨脱位的儿童病例，随后产生齿状突小骨[9, 10]。
  - 齿状突的血供导致基底段容易坏死和吸收，可能发生创伤性破坏。然而，尖端是通过血管弓供应的，可以保持单独的血液流向齿状突末端，并允许其在与底部分离的情况下继续生长[35]。

25.7 相关病例

25.7.1 病例1：2型齿状突骨折

冠状位（▶图 25.7a）和矢状位（▶图 25.7b）重建的 CT 图像显示远端骨折碎片（▶图 25.7b 中的星号）不是圆形的，而是呈钉状形状，其近端边缘参差不齐，与齿状突近端的远端互补。C1 前弓（▶图 25.7b 中的箭）伴有营养不良性钙化，但仍保持半月形，不呈圆形或肥大。

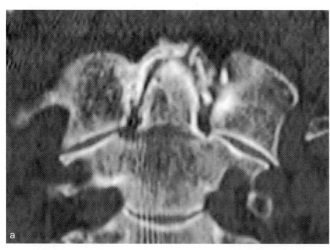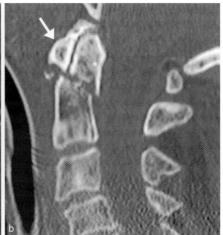

图25.7 （a、b）

25.7.2 病例2：慢性齿状突骨折伴骨不连

小骨（▶图 25.8 中的星号）具有齿状突末端的形状，与齿状突的近端相匹配，不是很圆。有较久前的创伤病史。这种表现最符合陈旧性 2 型齿状突骨折伴慢性骨不连。

25.7.3 病例3：永久小骨末端

颅颈交界处 CT 扫描冠状面重建（▶图 25.9）显示 1 例 16 岁青春期男孩偶然发现永久小骨末端（箭头）。注意齿状突下软骨联合的硬化残留物（箭）。

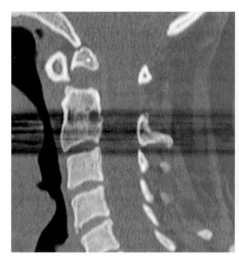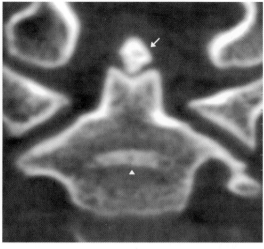

图25.8   图25.9

25.7.4 病例4：齿状突小骨与大的末端小骨

齿状突小骨具有完整皮质的圆形外观（▶ 图 25.10 中的星号），近端齿状突轻微发育不良。这种外观与大的小骨末端最一致。然而，它应该被称为齿状突小骨。实际上，下一步的治疗不依赖于命名，而是取决于屈曲和伸展位 X 线片以及患者的体格检查和症状。

25.7.5 病例5：齿状突小骨

该病例中，C1 的前弓肥大（▶ 图 25.11 中的箭），形状奇特，与小骨（星号）相匹配，与之前齿状突小骨中所描述的拼图征相一致[39]。

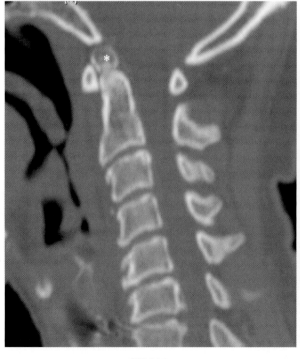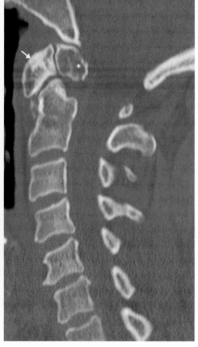

图25.10   图25.11

25.7.6 病例6：巨大"齿状突小骨"

矢状位 CT 扫描重建（▶图 25.12a）和矢状位 T1W MR 图像（▶图 25.12b）。该患者有长期颈部疼痛病史，体格检查显示轻微的慢性脊髓压迫的迹象，这是由于长期存在的寰枢椎不稳和脊髓腹侧受压所致。与 C1 前弓融合的巨大"小骨"（星号）与近端齿状突和斜坡发育不良有关。斜坡发育不良导致前寰椎分段的异常，该异常也可能合并入"肿块"内。

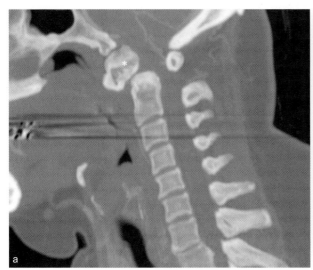
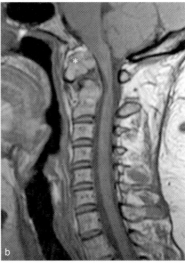

图25.12 （a、b）

25.7.7 病例7：类似第三髁突的基底突

矢状位中线重建 CT 图像（▶图 25.13a），似乎有一个小骨（箭）与斜坡融合。这增加了伴齿状突顶端退变的第三髁的可能性，与 avis 小骨相对而言。然而，冠状位重建（▶图 25.13b）揭示了两个与基底皮质连续的不对称突起。较大的一个（长箭）与齿状突不对称地关节性连接类似第三髁突，而较小的突起（短箭）和其间的中央裂隙具有与基底突一致的外观。偶然注意到 C1 后弓与颅底的同化，这被认为是一个前寰椎分段异常[17]。

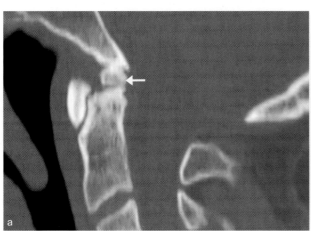
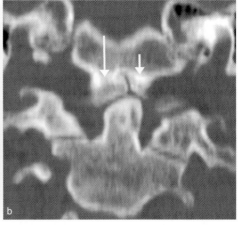

图25.13 （a、b）

25.7.8 病例8：齿状突区营养不良性骨化

来自两个不同患者的 CT 重建图像（▶ 图 25.14）显示形态良好的齿状突，有助于区分附近齿状突小骨的营养不良钙化。在 ▶ 图 25.14b 中，营养不良性钙化（箭所示）已经在翼韧带的预期位置形成，可能继发于陈旧性撕脱伤。

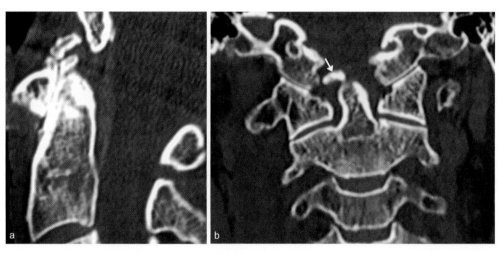

图25.14 （a、b）

25.8 神经外科问题与回答

（1）齿状突小骨的典型表现是什么？

常见症状包括枕颈疼痛、脊髓病、椎基底动脉供血不足的体征和症状以及偶然发现的。大多数患者在神经学上都是完好无损的[26]，但通常患有寰枢椎不稳[40]。

（2）如果有的话，需要或建议进行哪些进一步检查？

颈椎过曲-过伸位的侧位片对于确定是否存在明显的寰枢椎不稳是非常重要的，这将有助于确定治疗方案。在出现感觉异常或任何其他神经学发现时，确定神经系统受压是至关重要的。颈椎 MRI 显示无脊髓受压。

关键是要排除 C1～C2 不稳。脊髓病的存在与不稳定程度无关，但已知椎管直径＜ 13 mm 与脊髓病有关。颈椎向下弯曲的侧位和前后位、齿状突张口位有助于评估齿状突的解剖[41]。

另外，也可以使用颈椎 CT 平扫。过屈-过伸位对于确定运动时在 C1～C2 交界处发生的动态变化至关重要。颈椎 MRI 可能有助于确定脊髓撞击的程度或寻找脊髓软化或脊髓挫伤的证据[42]。

（3）有助于决策的病因和自然病史有哪些？

根据文献记载，自然病史是很多样的。准确预测无症状患者病情恶化的因素尚未确定。一些系列报道称，有症状和无症状的患者多年来一直没有新的问题。其他报告显示轻微创伤后的脊髓损伤。正因为如此，所有在过屈-过伸位 X 线片上显示寰枢椎不稳的患者都应该被认为有脊髓损伤的风险[42]。

（4）如果选择随访，建议的时间间隔和方式是什么？有没有 AANS（美国神经外科医生协会）/CNS（神经外科医生大会）发布的、针对该病的治疗指南？

没有 C1～C2 不稳定证据的患者可以保守随访，但应重新评估是否发展为不稳定[43]。对于在过屈-过伸位 X 线片上有 C1~C2 不稳证据的无症状患者应该采取什么措施存在争议。目前，Ⅲ级的建议是，即使存在 C1~C2 不稳定，也可以对没有神经系统症状的患者进行临床和放射学监测。然而，有文献表明至少存在某种程度脊髓损伤的风险[44]。

对于那些没有症状与在过屈-过伸位 X 线片上稳定且神经组织没有受压的患者，可以考虑保守治疗[42]。279 例齿状突引起的颅颈不稳患者接受手术后，显示高融合率、低并发症发生率及功能评分改善（▶ 图 25.15）[45]。

（5）手术适应证是什么？手术选择/风险是什么？

在无症状的患者年轻、有不稳的证据且解剖学有利于手术时，应考虑手术，对于年轻健康的患者来说，手术是非常安全的，融合率接近 100%[1]。

如果需要治疗，建议进行手术。对于先天性或慢性骨不连的患者，外固定不太可能发生融合。如果存在继发于 C1~C2 不稳的脊髓病的神经体征或症状，患者需要 C1~C2 后路脊柱融合术（PSF）[1, 40]。

手术选择史上包括后路钢丝和环形融合术，这在很大程度上被 C1~C2 关节螺钉固定和融合术所取代。然而，这项技术存在椎动脉损伤的风险，因此，C1 侧块和 C2 椎弓根螺钉固定逐渐普及[8, 46]。对于有不可复位的压迫或合并寰枕不稳的患者，应该考虑枕颈融合。对于不可复位的颈髓腹侧减压术，应考虑经口减压[8, 41, 42]。齿状突螺钉为禁忌，因为齿状突小骨皮质良好，类似伴有慢性骨不连的Ⅱ型齿状突骨折的硬化性骨折碎片。

（6）如果建议保守治疗和随访成像，齿状突小骨的患者有什么限制？能运动吗？

根据小样本病例，所有寰枢椎不稳的儿童患者（有症状或无症状），即使轻微的创伤，也有脊髓损伤的风险。这些作者建议年轻的寰枢椎不稳患者应该接受预防性手术[44, 47]。这与希望进行接触性运动的儿童尤其相关。如果儿童患者希望进行接触性运动，最好进行 C1~C2 稳定化。对于在过屈-过伸位片上没有异常运动的齿状突小骨患者，答案尚不太清楚。应该在个例基础上对患者进行评估，并就手术治疗与保守治疗的风险/益处进行咨询。

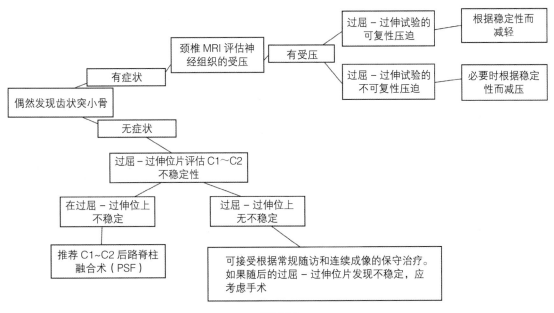

图 25.15

（7）如何指导那些回到神经外科医生处寻求帮助的患者？

齿状突小骨患者如果有以下任何症状需要及时寻求神经外科评估：颈部疼痛持续或恶化、感觉障碍、运动无力、步态不稳、肌肉痉挛以及膀胱或肠道功能障碍。这些都可能是脊柱不稳定和脊髓受压导致神经损伤的迹象，应立即寻求神经外科评估。

25.9　要点总结

- 齿状突小骨是位于颅底和发育不良的齿状突之间的皮质平滑的小骨。
- 对可能出现的寰枢椎不稳的评估是决定管理的最重要因素。
- 如果是不伴不稳的偶然发现，由于没有高质量的Ⅰ类或Ⅱ类证据来确定管理指南，可基于个例进行决策。

❖ 参考文献 ❖

[1] Klimo P, Jr, Coon V, Brockmeyer D. Incidental os odontoideum: current management strategies. Neurosurg Focus. 2011; 31(6): E10

[2] Anderson LD, D'Alonzo RT. Fractures of the odontoid process of the axis. J Bone Joint Surg Am. 1974; 56(8): 1663–1674

[3] Holt RG, Helms CA, Munk PL, Gillespy T, III. Hypertrophy of C-1 anterior arch: useful sign to distinguish os odontoideum from acute dens fracture. Radiology. 1989; 173(1): 207–209

[4] Wollin DG. The os odontoideum: separate odontoid process. J Bone Joint Surg Am. 1963; 45(7): 1459–1471

[5] Torklus D, Gehle W. The Upper Cervical Spine. Stuttgart: Thieme; 1972: 47–50

[6] Swischuk LE, John SD, Moorthy C. The os terminale-os odontoideum complex. Emerg Radiol. 1997; 4(2): 72–81

[7] Cattell HS, Filtzer DL. Pseudosubluxation and other normal variations in the cervical spine in children. A study of one hundred and sixty children. J Bone Joint Surg Am. 1965; 47(7): 1295–1309

[8] Kim DH, Vaccaro AR, Dickman CA, Cho D, Lee S, Kim I. Surgical Anatomy and Techniques to the Spine. 2nd ed. Philadelphia, PA: Saunders; 2013

[9] Hammerstein J, Russo S, Easton K. Atlantoaxial dislocation in a child secondary to a displaced chondrum terminale. A case report. JBJS. 2007; 89-A: 413–417

[10] Wada E, Matsuoka T, Kawai H. Os odontoideum as a consequence of a post-traumatic displaced ossiculum terminale. A case report. J Bone Joint Surg Am. 2009; 91(7): 1750–1754

[11] Sherk HH, Nicholson JT. Rotatory atlanto-axial dislocation associated with ossiculum terminale and mongolism. A case report. J Bone Joint Surg Am. 1969; 51(5): 957–964

[12] Zygourakis CC, Cahill KS, Proctor MR. Delayed development of os odontoideum after traumatic cervical injury: support for a vascular etiology. J Neurosurg Pediatr. 2011; 7(2): 201–204

[13] Ricciardi JE, Kaufer H, Louis DS. Acquired os odontoideum following acute ligament injury. Report of a case. J Bone Joint Surg Am. 1976; 58(3): 410–412

[14] Karwacki GM, Schneider JF. Normal ossification patterns of atlas and axis: a CT study. AJNR Am J Neuroradiol. 2012; 33(10): 1882–1887

[15] Weinstein SL. The Pediatric Spine: Principles and Practice. 2nd ed. Philadelphia, PA: Lippincott, Williams and Wilkins; 2001: 26

[16] Schippers N, Könings P, Hassler W, Sommer B. Typical and atypical fractures of the odontoid process in young children. Report of two cases and a review of the literature. Acta Neurochir (Wien). 1996; 138(5): 524–530

[17] Pang D, Thompson DNP. Embryology and bony malformations of the craniovertebral junction. Childs Nerv Syst. 2011; 27(4): 523–564

[18] Prescher A. The craniocervical junction in man, the osseous variations, their significance and differential diagnosis. Ann Anat. 1997; 179(1): 1–19

[19] Akobo S, Rizk E, Loukas M, Chapman JR, Oskouian RJ, Tubbs RS. The odontoid process: a comprehensive review of its anatomy, embryology, and variations. Childs Nerv Syst. 2015; 31(11): 2025–2034

[20] Bradford D, Hensinger R. The Pediatric Spine. New York, NY: Thieme; 1985

[21] Muhleman M, Charran O, Matusz P, Shoja MM, Tubbs RS, Loukas M. The proatlas: a comprehensive review with clinical implications. Childs Nerv Syst. 2012; 28(3): 349–356

[22] Tubbs RS, Lingo PR, Mortazavi MM, Cohen-Gadol AA. Hypoplastic occipital condyle and third occipital condyle: review of their dysembryology. Clin Anat. 2013; 26(8): 928–932

[23] Weinstein SL. The Pediatric Spine: Principles and Practice. 2nd ed. Philadelphia, PA: Lippincott, Williams and Wilkins; 2001: 15

[24] Christ B, Wilting J. From somites to vertebral column. Ann Anat. 1992; 174(1): 23–32

[25] Hawkins RJ, Fielding JW, Thompson WJ. Os odontoideum: congenital or acquired. A case report. J Bone Joint Surg Am. 1976; 58(3): 413–414

[26] Fielding JW, Hensinger RN, Hawkins RJ. Os odontoideum. J Bone Joint Surg Am. 1980; 62(3): 376–383

[27] Matsui H, Imada K, Tsuji H. Radiographic classification of os odontoideum and its clinical significance. Spine. 1997; 22(15): 1706–1709

[28] Condie BG, Capecchi MR. Mice homozygous for a targeted disruption of Hoxd-3 (Hox-4.1) exhibit anterior transformations of the first and

second cervical vertebrae, the atlas and the axis. Development. 1993; 119(3): 579–595

[29] Wang S, Wang C. Familial dystopic os odontoideum: a report of three cases. J Bone Joint Surg Am. 2011; 93(9): e44

[30] Morgan MK, Onofrio BM, Bender CE. Familial os odontoideum. Case report. J Neurosurg. 1989; 70(4): 636–639

[31] Straus D, Xu S, Traynelis VC. Os odontoideum in identical twins: comparative gene expression analysis. Surg Neurol Int. 2014; 5: 37

[32] Kirlew KA, Hathout GM, Reiter SD, Gold RH. Os odontoideum in identical twins: perspectives on etiology. Skeletal Radiol. 1993; 22(7): 525–527

[33] Wackenheim A. Dens tripartitus. Neuroradiology. 1974; 8: 181

[34] Sakaida H, Waga S, Kojima T, Kubo Y, Niwa S, Matsubara T. Os odontoideum associated with hypertrophic ossiculum terminale. Case report. J Neurosurg. 2001; 94(1) Suppl: 140–144

[35] Schiff DCM, Parke WW. The arterial supply of the odontoid process. J Bone Joint Surg Am. 1973; 55(7): 1450–1456

[36] Freiberger RH, Wilson PD, Jr, Nicholas JA. Acquired absence of the odontoid process: a case report. J Bone Joint Surg Am. 1965; 47: 1231–1236

[37] Fielding JW. Disappearance of the central portion of the odontoid process: a case report. J Bone Joint Surg Am. 1965; 47: 1228–1230

[38] Fielding JW, Griffin PP. Os odontoideum: an acquired lesion. J Bone Joint Surg Am. 1974; 56(1): 187–190

[39] Fagan AB, Askin GN, Earwaker JWS. The jigsaw sign. A reliable indicator of congenital aetiology in os odontoideum. Eur Spine J. 2004; 13(4): 295–300

[40] Menezes AH, Ryken TC. Craniovertebral abnormalities in Down's syndrome. Pediatr Neurosurg. 1992; 18(1): 24–33

[41] Hadley MN, Walters BC, Grabb PA, et al. Section on Disorders of the Spine and Peripheral Nerve of the AANS and CNS. Os odontoideum. Neurosurgery. 2002; 50(3) Suppl: S148–S155

[42] Greenberg MS. Hand Book of Neurosurgery. 7th ed. New York, NY: Thieme; 2010: 966–967

[43] Clements WDB, Mezue W, Mathew B. Os odontoideum: congenital or acquired? — that's not the question. Injury. 1995; 26(9): 640–642

[44] Karmakar PS, Karmakar PS, Mitra R, Basu S, Ghosh A. Sudden onset quadriparesis after minor injury to neck in a male with os odontoideum. J Assoc Physicians India. 2013; 61(2): 138–139

[45] Zhao D, Wang S, Passias PG, Wang C. Craniocervical instability in the setting of os odontoideum: assessment of cause, presentation, and surgical outcomes in a series of 279 cases. Neurosurgery. 2015; 76(5): 514–521

[46] Inamasu J, Kim DH, Klugh A. Posterior instrumentation surgery for craniocervical junction instabilities: an update. Neurol Med Chir (Tokyo). 2005; 45(9): 439–447

[47] Zhang Z, Wang H, Liu C. Acute traumatic cervical cord injury in pediatric patients with os odontoideum: a series of 6 patients. World Neurosurg. 2015; 83(6): 1180.e1–1180.e6

26　Tarlov囊肿

Leo Hochhauser, Kaye D. Westmark, and Karl Schmitt

26.1　引言

Tarlov囊肿（Tarlov's cysts, TC）是脊柱MRI检查中最常见的偶然发现之一。这些囊肿绝大多数不会引起症状，也不需要治疗。回顾TC的影像特征，并讨论其区别于囊性肿瘤和其他类型脊髓脑膜囊肿的影像特征。罕见的有症状的TC病例中讨论了治疗方案及其风险。

26.2　病例介绍

病史与体格检查

45岁女性，有下腰痛和双侧下肢麻木与刺痛的病史。既往史中的肥胖和糖尿病有重要意义。患者双侧下肢出现斑片状、非皮肤病性感觉减退，呈"长裤型"分布。

影像分析

旁矢状位T1WI（▶图26.1a）和T2WI（▶图26.1b）显示与左侧S1神经根相关的1 cm小囊肿（▶图26.1a、b中的箭头）。左侧L3神经根出口有一个较小的囊肿（▶图26.1a、b中的箭）。在T1WI和T2WI上，囊肿的信号强度与脑脊液（cerebrospinal fluid，CSF）信号一致。

横断位T2WI显示左侧S1神经孔被囊肿光滑扩大（▶图26.1c中的箭）。

Tarlov囊肿，或Nabors分类方案中的Ⅱ型神经周围囊肿，是一种常见的偶然发现。

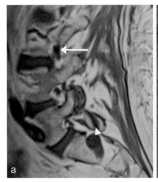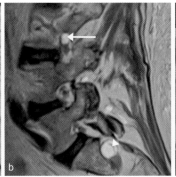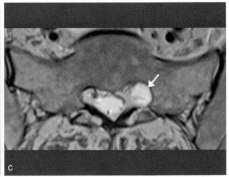

图26.1　（a～c）

26.3　临床评估

绝大多数TC都是偶然发现。即使有神经根性主诉，也应该为患者的症状寻求其他解释，因为这些囊肿很少有症状。在此例中，患者主诉原发性双侧袜型感觉丧失的特征，被认为是源于糖尿病周围神经病变的继发症状。没有必要进行进一步检查或手术干预。

26.4　鉴别诊断

- TC（Nabors Ⅱ型脊膜囊肿）
  - 椎管内囊肿，最常见于下腰椎、骶椎和尾椎区域。
  - 神经纤维存在于 TC 的壁内，并与脊神经密切相关。
  - 通常位于中线以外，并可能使神经孔扩大。
- 邻近关节、滑膜小关节囊肿
  - 起源于充液的、肥大的小关节。
  - 由于滑膜肥大和（或）既往出血，通常囊壁和间隔增厚，在 T2WI 上可能呈低信号。
- 骶内脊膜膨出（Nabors Ⅰb 型脊膜囊肿）
  - 骶内脊膜膨出通常位于中线。虽然可能会引起骨压力性重塑，但这比 TC 更少见。
- 表皮样囊肿
  - 与脊膜囊肿不同，表皮样囊肿在所有脉冲序列上不完全类似脑脊液的信号。重要的是，其引起扩散受限，因此在 DWI 上信号较高。与脊膜囊肿相似，没有强化。
    表皮样囊肿通常位于中线，在鞘膜内，靠近圆锥水平。
- 囊性神经鞘瘤
  - 在所有序列上液体内容物不完全符合 CSF 的信号。
  - 实心的、结节的、强化的成分最常见。

26.5　诊断要点

- 尽管 TC 在所有脉冲序列上的信号强度与 CSF 相似，但其在 T2WI 上的信号强度通常略高于 CSF，这是因为缺乏搏动性流动，导致鞘膜内 CSF 信号的一些正常失相位。
- 原创文献表明，TC 不会被油性脊髓造影对比剂所填充。在使用水溶性对比剂后，显示其可被填充，尽管通常是很延迟的方式。现已知，Ⅰ型和Ⅱ型脊膜囊肿均可被含水的脊髓造影对比剂所填充。
- 不容易填充脊髓造影对比剂的囊肿可能通过"球瓣机制"缓慢填充。这些囊肿可能更容易出现症状，并对骶骨和神经孔造成压力性侵蚀。

26.6　关于脊膜囊肿的重要信息

- 脊膜囊肿的 Nabors 分类系统
  - Ⅰ型：无脊神经根纤维的硬膜外脊膜囊肿。
    - Ⅰa：硬膜外蛛网膜囊肿。
    - Ⅰb：骶椎脊膜膨出。
  - Ⅱ型：伴有脊神经根纤维的硬膜外脊膜囊肿（如 TC）。
  - Ⅲ型：脊髓硬膜内蛛网膜囊肿。

26.7　相关病例

病史与体格检查

35 岁女性，有臀部疼痛病史。患者神经系统正常。

影像分析

脊髓造影的原始图像显示，肿块压迫尾椎大部分鞘膜囊，没有对比剂填充（▶ 图 26.2，▶ 图

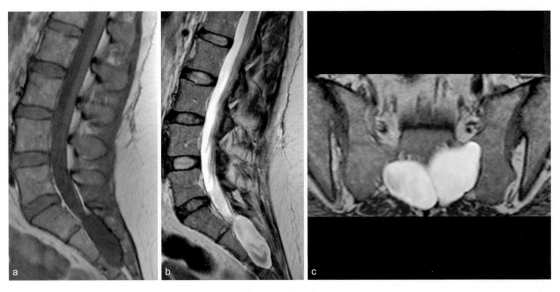

图26.2 （a~c）

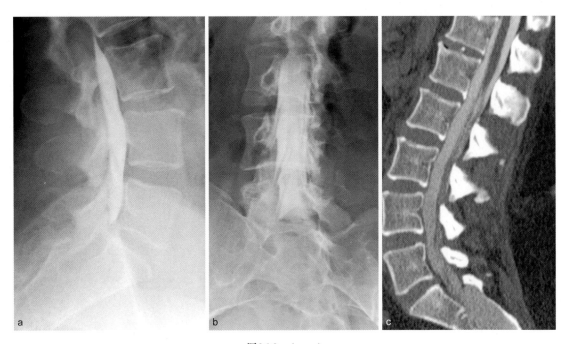

图26.3 （a~c）

26.3a、b）。

脊髓造影后的CT扫描中线矢状位重建（▶ 图26.3c）显示对比剂确实进入骶管囊肿，尽管通常是以延迟的方式。

这些发现与大的骶骨TC一致，导致骶骨的骨质重塑。

临床评估

TC多见于骶椎区域。在此例中，转诊进行保守的疼痛处理，没有提供手术干预。

26.8 神经外科问题与回答

（1）TC 的自然病史、患病率及其可能的病因是什么？

TC 最早于 1938 年由 I.M.Tarlov 描述[1]。这是一种常见的偶然发现，最常累及骶尾神经根，约占人口的 4.6%～9%[2~4]。这些病变绝大多数被认为是无症状的偶然发现。这些囊肿中只有 1% 出现症状，可能继发于囊性扩张、神经根刺激或脑脊液渗漏导致脑脊液低压[3,5,6]。可能出现的症状是非特异性的，包括盆腔疼痛、神经根性主诉、肠道、膀胱或性功能障碍。脑脊液渗漏的症状被描述为包括耳鸣、直立性头痛，严重时脑神经功能障碍[5,6]。几项研究发现，女性似乎比男性更容易出现有症状的 TC[7,8]。

最初的描述中 TC 的病因被认为是炎症性或者可能是继发于既往的创伤[1,9]。

其他人认为可能是先天性起源，因为多发性 TCs 与其他结缔组织疾病和神经根鞘重复有关[9~11]。

（2）TC 的脊柱病理学是硬膜内或硬膜外单纯性囊性病变吗？这与脊膜或蛛网膜囊肿有什么不同？

根据定义，TC 必须在囊壁或囊腔内存在脊神经根纤维，因此，在最恰当的意义上，它是一种病理学诊断，而不是放射学诊断[2,5,6]。囊肿位于脊神经根鞘的周围和内膜之间，在神经和背根神经节（DRG）的交界处或远端[1,9]。最近，Nabors 等将脊髓脊膜囊肿分为三类：Ⅰ 型——无脊神经根纤维的硬膜外脊膜囊肿；Ⅱ 型——有脊神经根纤维的硬膜外脊膜囊肿（即 TC）；和 Ⅲ 型——脊髓硬膜内脊膜囊肿[12]。已证实 TC 和脊神经根憩室是同一病变，与蛛网膜下腔相通，即在脊髓造影后的 CT 上可显示水溶性对比剂填充，但通常是以延迟的方式。然而，脊膜憩室，对比剂快速填充，位于 DRG 近端，组织病理学检查显示囊肿内无神经根纤维[1,9]。硬膜内蛛网膜囊肿是 Nabors Ⅲ 型囊肿，通常继发于既往的感染或出血。硬膜外蛛网膜囊肿为 Nabors Ⅰ 型囊肿。同样，缺乏与脊神经的联系是这些疾病与 TC 的不同之处。

TC 多见于下腰椎、骶椎和尾椎区域，可能会造成邻近骨质结构的压力性侵蚀和变形。

（3）哪些体格检查结果或病史因素对确定 TC 是否真的是偶然发现且无症状是重要的？

在绝大多数情况下，TC 应被视为常见的偶然发现。如果 TC 患者表现为神经根分布的神经根性疼痛，应全面回顾患者的图像寻找有无该水平分布的其他病症（椎间盘突出、骨赘、侧隐窝狭窄、小关节滑膜囊肿等）。在绝大多数情况下，我们主张治疗原发病变，而不是 TC，因其通常被发现是有效的[13]。

经过广泛的评估，有 TC 被认为是引起根性疼痛的病例报道。与手术治疗成功可能性较大的相关放射学特征包括，囊肿大小为 ≥ 1.5 cm 和单发而不是多灶性 TC 形成[7]。此外，一些作者指出，在 CT 脊髓造影上显示延迟充盈的囊肿更有可能引起症状[14]。

提示手术成功的临床特征包括：主诉持续时间较短的年轻患者，伴有体位改变或 Valsalva 手法症状加重的患者，明确的根性症状与受压的 TC 有明确的解剖关系，没有其他确切的可以解释患者症状的病症[7,15,16]。

（4）对 TC 有哪些治疗方案？

对于无症状偶然发现的 TC，既不需要也不建议进行干预。有症状 TC 的外科治疗也是有争议的，只有当囊肿和患者的主诉之间有明确的解剖关系，没有其他病症，保守治疗失败时，才应考虑手术治疗。

神经外科技术包括椎板切除减压术、囊肿和（或）神经根切除、囊肿开窗和折叠缝合术[2,7~9,17]。椎板切除减压术成功率低，有硬膜撕裂或神经损伤的风险[2,15]。在接受椎板切除术、显微手术暴露和（或）折叠缝合术及棘旁肌瓣闭合的 23 名患者中，术后并发症的发生率为

22%，包括感染和由于持续的脑脊液渗漏导致的颅内低压 [17]。

很少情况下，外科医生选择治疗有症状的 TC 病例，推荐 Acosta 等和 Mummaneni 等之前描述的脂肪或肌肉移植加强闭合的囊肿开窗和囊壁切除显微手术 [2, 5, 6]。密切随访脑脊液漏是必要的，如果发生这种情况，可能需要长时间的脑脊液引流或再手术。

侵入性较小的操作可作为治疗来进行，且有时作为一种诊断工具，包括经皮 CT 抽吸，不幸的是，这与非常高的复发率相关 [3]。Voyadzis 等报道的一组 10 例有症状接受治疗的 TC 患者，接受经皮穿刺抽吸治疗的 3 例患者中，没有 1 例患者好转，1 例患者由于囊壁出血或神经根损伤而感觉明显恶化 [7]。

也有报道用纤维蛋白胶经皮引流防止复发，但在一组病例中，发现术后无菌性脑膜炎的发病率很高，为 75%[18, 19]。Murphy 等人报道了一大组接受 CT 引导下纤维蛋白胶囊肿注射治疗的患者，发现 65% 的患者症状有所改善，因此建议在考虑开放手术之前将该手术作为首选治疗方案 [20]。虽然需要考虑引流感染的风险，脑脊液引流试验后进行腰腹腔分流术以降低脑脊液压力仍是一种可行的治疗。Kunz 等对 16 名患者手术治疗与保守治疗进行比较的系列研究中，没有发现两组之间的改善有显著差异；然而，他们认为对于主诉疼痛持续时间较短且明显与囊肿相关神经缺陷的患者，手术可能只有轻微的获益 [22]。

（5）对于偶然发现的 TC，是否需要随访？

偶然发现的 TC 不需要治疗，对于无症状的患者，不需要进一步随访。然而，在临床上担心脑脊液低压的患者中，寻找脊膜憩室尤为重要，因为这可能是脑脊液渗漏的根源 [23]。

❖ 参考文献 ❖

[1] Tarlov IM. Perineurial cysts of the spinal nerve roots. Arch Neurol Psychiatry. 1938; 40: 1067–1074

[2] Acosta FL, Jr, Quinones-Hinojosa A, Schmidt MH, Weinstein PR. Diagnosis and management of sacral Tarlov cysts. Case report and review of the literature. Neurosurg Focus. 2003; 15(2): E15

[3] Paulsen RD, Call GA, Murtagh FR. Prevalence and percutaneous drainage of cysts of the sacral nerve root sheath (Tarlov cysts). AJNR Am J Neuroradiol. 1994; 15(2): 293–297, discussion 298–299

[4] Smith DT. Cystic formations associated with human spinal nerve roots. J Neurosurg. 1961; 18: 654–660

[5] Mummaneni PV, Pitts LH, McCormack BM, Corroo JM, Weinstein PR. Microsurgical treatment of symptomatic sacral Tarlov cysts. Neurosurgery. 2000; 47(1): 74–78, discussion 78–79

[6] Neulen A, Kantelhardt SR, Pilgram-Pastor SM, Metz I, Rohde V, Giese A. Microsurgical fenestration of perineural cysts to the thecal sac at the level of the distal dural sleeve. Acta Neurochir (Wien). 2011; 153(7): 1427–1434, discussion 1434

[7] Voyadzis JM, Bhargava P, Henderson FC. Tarlov cysts: a study of 10 cases with review of the literature. J Neurosurg. 2001; 95(1) Suppl: 25–32

[8] Nishiura I, Koyama T, Handa J. Intrasacral perineurial cyst. Surg Neurol. 1985; 23(3): 265–269

[9] Tarlov IM. Spinal perineurial and meningeal cysts. J Neurol Neurosurg Psychiatry. 1970; 33(6): 833–843

[10] Bergland RM. Congenital intraspinal extradural cyst. Report of three cases in one family. J Neurosurg. 1968; 28(5): 495–499

[11] Nathan H, Rosner S. Multiple meningeal diverticula and cysts associated with duplications of the sheaths of spinal nerve posterior roots. J Neurosurg. 1977; 47(1): 68–72

[12] Nabors MW, Pait TG, Byrd EB, et al. Updated assessment and current classification of spinal meningeal cysts. J Neurosurg. 1988; 68(3): 366–377

[13] Langdown AJ, Grundy JR, Birch NC. The clinical relevance of Tarlov cysts. J Spinal Disord Tech. 2005; 18(1): 29–33

[14] Lucantoni C, Than KD, Wang AC, et al. Tarlov cysts: a controversial lesion of the sacral spine. Neurosurg Focus. 2011; 31(6): E14

[15] Caspar W, Papavero L, Nabhan A, Loew C, Ahlhelm F. Microsurgical excision of symptomatic sacral perineurial cysts: a study of 15 cases. Surg Neurol. 2003; 59(2): 101–105, discussion 105–106

[16] Mezzadri J, Abbati SG, Jalon P. Tarlov cysts: endoscope-assisted obliteration of the communication with the spinal subarachnoid space. J Neurol Surg A Cent Eur Neurosurg. 2014; 75(6): 462–466

[17] Burke JF, Thawani JP, Berger I, et al. Microsurgical treatment of sacral perineural (Tarlov) cysts: case series and review of the literature. J Neurosurg Spine. 2016; 24(5): 700–707

[18] Patel MR, Louie W, Rachlin J. Percutaneous fibrin glue therapy of meningeal cysts of the sacral spine. AJR Am J Roentgenol. 1997; 168(2): 367–370

[19] Kumar K, Malik S, Schulte PA. Symptomatic spinal arachnoid cysts: report of two cases with review of the literature. Spine. 2003; 28(2):

E25-E29

[20] Murphy KJ, Nussbaum DA, Schnupp S, Long D. Tarlov cysts: an overlooked clinical problem. Semin Musculoskelet Radiol. 2011; 15(2): 163-167

[21] Bartels RH, van Overbeeke JJ. Lumbar cerebrospinal fluid drainage for symptomatic sacral nerve root cysts: an adjuvant diagnostic procedure and/or alternative treatment? Technical case report. Neurosurgery. 1997; 40(4): 861-864, discussion 864-865

[22] Kunz U, Mauer UM, Waldbauer H. Lumbosacral extradural arachnoid cysts: diagnosis and indication for surgery. Eur Spine J. 1999; 8: 218-222

[23] Schievink WI, Maya MM, Louy C, Moser FG, Tourje J. Diagnostic criteria for spontaneous spinal CSF leaks and intracranial hypotension. AJNR Am J Neuroradiol 2008; 29(5): 853-856

27　MRI 上孤立性椎体病变的探讨

Behrang Amini, Krina Patel, Richard M. Westmark, Kaye D. Westmark, and Anneliese Gonzalez

27.1　引言

MRI 发现多发性骨病变，结合临床资料，最常得出转移性疾病或多发性骨髓瘤的诊断。如果 MRI 上没有良性的影像特征，脊柱中单个骨质病变的评估可能更具挑战性，并且通常需要进一步诊断检查 [1]。当脊椎病变没有良性特征时，尤其是在老年患者，转移性疾病总是一个重要的考虑。重要的是要认识到，大多数脊柱和整个非轴向骨骼在常规腰椎 MR 不能显示。因此，偶然检测到、不确定的"孤立"脊椎病变实际上可能是多个病变中的一个。然而，即使在已知的原发性恶性肿瘤患者中，仅凭影像学也不能确定诊断，因为已发现孤立性骨病变有 12% 的机会是良性，或者是由与已知原发性恶性肿瘤不同组织病理学的转移性疾病所致 [2]。

本节以一例脊柱中最常见的偶发骨肿瘤即血管瘤的病例介绍开始。然后，将介绍一种针对任何孤立性、MRI 上偶然发现骨病变的更通用的方法。随着脊柱 MRI 使用的提高，预计偶发性骨病变将被频繁发现。因此，将不需要治疗或随访的良性病变与需要额外评估并可能影响患者治疗的良性病变区分开很重要。

27.2　案例介绍

病史与体格检查

30 岁女性，L5～S1 水平出现下腰痛，为此进行脊柱 MRI 检查。体格检查正常。偶然发现 T12 内病变。

影像分析

T12 椎体内有一局灶性病变，T1WI 和 T2WI 上均为高信号（ ▶ 图 27.1）。T2WI 上病灶内可见线状低信号区域。此病变的表现与典型的脊椎血管瘤一致。

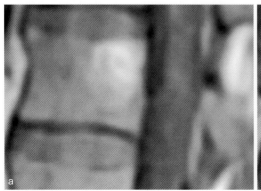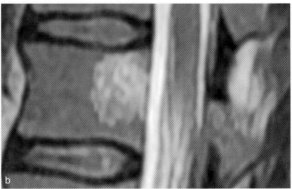

图27.1　（a、b）

27.3 推荐处理

椎体内局灶性、边界清晰的病变，T1W 和 T2WI 上信号均增高，最有可能是良性血管瘤，不需要进一步检查或影像随访。

27.4 椎体局灶性T1WI高信号病变的鉴别诊断

- 血管瘤
  - 最常见的良性骨肿瘤，由血管和脂肪成分组成，两者的比例决定了信号特征。脂肪含量越大，病变越惰性，T1 信号越高，脂肪抑制图像上的信号抑制越彻底。
  - 典型的血管瘤是无症状、偶然、散发的病变，最常发生于椎体，T1WI 和 T2WI 上都呈高信号。
  - T2WI 上常见相对粗大的骨小梁呈线状信号降低区。
  - 由于血管间质成分，脂肪抑制 T2WI 上信号不完全抑制最常见。
  - CT 上可见散在的病变，具有特征性的灯芯绒样式。
- 局灶性骨髓脂肪
  - 常见于成人，呈斑片状，红骨髓逐渐向黄骨髓的转化。
  - 短时反转恢复（STIR）和其他脂肪抑制序列上完全抑制。
  - CT 上未见典型的散在病变。
- 骨内脂肪瘤
  - 这是一种良性的、罕见的脊椎病变。
  - 在 T1WI 和快速自旋回波（fast spin echo, FSE）T2WI 均呈均匀高信号。
  - 脂肪抑制序列上信号完全抑制。
  - CT 上呈散在的低密度病灶，无粗大的小梁。
- 终板退行性改变，Modic Ⅱ 型
  - 终板脂肪浸润，T1WI 和 T2WI 上均为高信号，毗邻退变的椎间盘。
  - 脂肪抑制序列上信号完全抑制。
- 骨梗死
  - T1WI 上信号增高的地图样区，伴有边缘的明显低信号。
  - T2WI 上低信号边缘被高信号包裹。
  - 通常发现于椎体的分水岭区域，该分水岭被描述为主要位于椎体的前半部分或靠近终板的多个区域和（或）椎体的髓质部分，涉及多个节段[3]。
  - 通常与类固醇的使用有关。股骨头软骨下区域最常受影响，腰椎 MRI 的定位图像上可见。
- 慢性或愈合性感染过程
  - 与椎间盘间隙异常和水肿的软组织改变有关。
- 转移性黑色素瘤
  - 黑色素在平扫 T1WI 上信号增高。
  - 黑色素瘤骨转移导致的 T1WI 上的高信号非常罕见。
  - 在梯度回波（gradient echo, GRE）和磁敏感加权成像（susceptibility weighted imaging, SWI）序列上表现明显的出血灶，在 T2WI 上呈低信号区是常见的。
  - 这是一种极其罕见的孤立性骨骼病变的原因，因为通常病变是多发的，而且在绝大多数情况下，患者都已知转移性黑色素瘤的诊断。

27.5 临床与影像学诊断要点：MRI偶然发现的孤立性椎体病变的探讨

（1）评估 T1WI 上 MRI 信号强度时的主要考虑因素（ ▶ 图 27.2 ）。

- 平扫 T1WI 上的高信号病变通常是良性
  - 平扫 T1WI 上高信号最常见于脂肪。
  - 最常见的病变是典型的血管瘤、局灶性骨髓脂肪和退行性 Modic Ⅱ型终板改变。
- 脂肪抑制 T2WI 上呈高信号的 T1WI 上低信号病变在 MRI 上是不确定的，通常需要进一步的评估。最常见的病变描述如下：
  - 红骨髓岛在年轻患者中是一种相当常见的良性发现，但也可能发生在造血应激和脂肪替代骨髓再转化的时候。
    - T1WI 上红骨髓的信号低于周围脂肪骨髓，但通常不低于椎间盘或骨骼肌。脂肪抑制在 T2WI 上，相对于骨骼肌呈等到略高信号，但不应该是非常高亮的 [4]。
    - 牛眼征：T1WI 上保持高信号的局灶性内岛，表明病变很可能是良性的 [5]。
    - MR 同相位 / 反相位成像可能非常有助于确认局灶性红骨髓，因为在反相位图像上信号下降超过 20%，是由于病变内同时存在水和脂肪信号，这提示为良性病变，因为大多数肿瘤完全取代正常骨髓脂肪，骨髓瘤除外 [6~8]。
    - 脂肪含量（脂肪分数）也可以用 m-Dixon 脂肪抑制技术来测量，一些研究表明这有助于区分局灶性红骨髓和恶性病变 [9, 10]。
    - 钆对比增强也可能有帮助，因为尽管红骨髓比黄骨髓强化程度更大，但显著强化是不典型的。正常红骨髓在动态增强 MRI 时间强度曲线（time intensity curve, TIC）上表现为缓慢流入，最大峰值低，流出不明显或很小。病理性骨髓强化更快，达到更高的绝对水平，并显示明显的对比剂流出。Morales 等人发现，高 Ktrans，最重要的是，更高的血浆容量提示转移性疾病，而不是非典型血管瘤，因为这些参数反映了血管通透性的增加和血管生成中未成熟血管数量的增加，新血管生成是肿瘤性病变的标志 [11]。
  - 非典型血管瘤：
    - T1WI 上呈低信号，T2WI 上呈高信号。CT 证实典型的粗糙小梁具有诊断性。如果病变在 MRI 和 CT 上不确定，并且没有已知的原发恶性肿瘤，FDG-PET/CT 是有用的，因为非典型血管瘤没有增加摄取。
  - 血液恶性肿瘤：
    - T1WI 信号强度通常远低于椎间盘和骨骼肌，而脂肪抑制 T2WI 则显著增加。
  - 转移性病变：
    - 溶骨性转移通常表现为 T1WI 上边界清晰的局灶性信号降低区，而在 T2WI 上信号增高。
- T1WI 和脂肪抑制的 T2WI 均呈低信号的病变较少见，有时需要进一步检查（ ▶ 表 27.1 ）。最常见的病变如下：
  - Modic Ⅲ型（纤维化）退行性改变。T1WI 和 T2WI 信号降低的线性区域与退行性椎间盘疾病相关。
  - 骨岛（内生骨疣）。松质骨内致密的皮质骨岛，明显致密（平均 ≥ 885 Hu，最大 ≥ 1 060 Hu），通常呈椭圆形，边缘有毛刺 [12]。冷骨扫描有助于鉴别骨岛和成骨细胞转移瘤，而孤立性病灶的局灶性摄取增高没有帮助，因为骨岛可能有活性的增高。
  - 成骨性转移性疾病。密度低于骨岛、圆形，T2WI 上晕环状高信号围绕低信号病灶，高度提示转移性疾病 [5]。

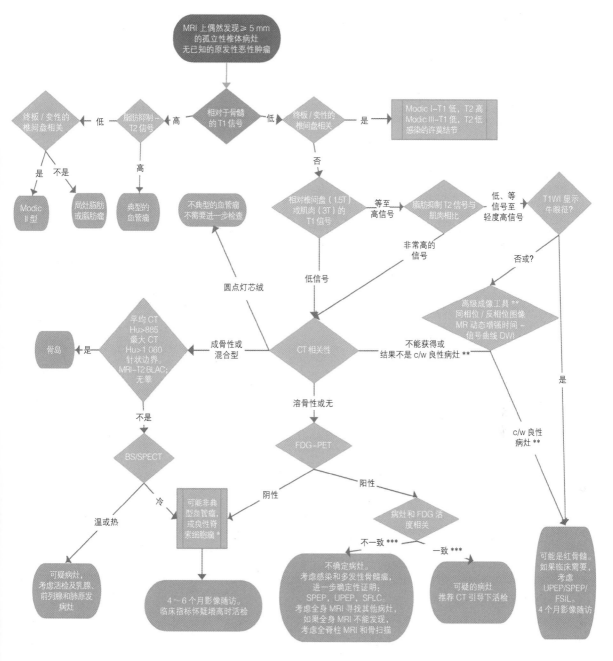

图27.2 MRI 偶然发现的孤立性骨病变检查算法的建议。

注意：这是一个建议的算法。

*BNCT：良性脊索细胞瘤。通常位于椎体中央，CT上有模糊的硬化。应无骨破坏或椎体外扩张。

** 与良性病灶一致的结果：IP/OP > 20% 信号下降；DCE-TIC：显示吸收，强化峰值低与少许流出；ADC < 700 mm²/s 或 > 1 400 mm²/s。

FS-T2WI：脂肪抑制 T2 加权图像。

BS/SPECT：Tc⁹⁹ᵐ HMDP SPECT 骨扫描。

*** 一致的：FDG-PET 的阳性病灶在 CT 扫描清晰显示为局灶溶骨性病灶。

*** 不一致的：FDG-PET 的阳性病灶在 CT 扫描未显示，因此活检困难。

WB-MRI：全身 MRI。

IP/OP：同相位 / 反相位 MRI。

DCE-TIC：动态增强 MRI 的时间-信号曲线分析。

ADC：表观扩散系数。

表 27.1 孤立性脊椎病变的影像学检查方法 [18, 19]

检查方法	敏感性	特异性	点 评
CT	73%～79%	92%～95%	骨病变检查：溶骨性与硬化性；评估骨基质并最能确定受累骨的解剖结构 优点：胸部、腹部和盆腔 CT 扫描同时筛查原发性癌症，多发性骨髓瘤（MM）优选骨骼扫描；> 885 Hu（平均），1 060 Hu（最大）符合骨岛，而非成骨细胞转移性疾病 [11] 缺点：通常用于检测皮质破坏；对于无皮质受累而浸润骨髓的病变敏感性差
MRI	91%～95%	90%～95%	骨病变检查：病变内脂肪意味着良性；T1WI 和 T2WI 低信号提示硬化性病变；MRI 上 T2WI 病灶周围的高信号晕环而 CT 显示硬化的病灶提示成骨细胞转移性疾病，而不是骨岛 [5] 优点：脊柱转移性疾病的最佳筛查；对骨髓浸润的敏感度最高；也确定疾病骨外播散 缺点：运动敏感；FOV 受限，除非 WB-MRI 可用
MRI+DWI			提高 MRI 对转移性疾病的敏感性，但降低特异性。前列腺癌转移最敏感的检测方法
FDG PET/CT	溶骨性病灶 90%～100%；硬化性病灶（如前列腺骨转移）16%～18%	81%～97%	骨病变检查：一致性（FDG-PET 增高与 CT 上的骨病变相关性）对转移性疾病具有高度预测性（98%）[20] 优点：肺癌、黑色素瘤和多发性骨髓瘤的最佳筛查。不仅评估骨病变，而且为大多数实体瘤提供完整的 TNM 分期 缺点：对转移性疾病的敏感性低，源于前列腺癌这样的成骨性原发性疾病。对于非 FDG 摄取的黏液样胃肠道原发性疾病效果差；低度恶性肿瘤；肾细胞癌
骨扫描	80%	63%	骨病变检查：如果硬化病变是冷的，成骨性转移性疾病的可能性很低。如果是孤立、硬化且暖的病变，该检查没有帮助，因为骨岛也可能增加活性 优点：好而廉价的全身筛查试验，以确定是否有提示转移性疾病的多发病灶 缺点：多发性骨髓瘤，淋巴瘤和高度侵袭性肿瘤及纯溶骨性转移性疾病（如肾细胞癌）通常骨扫描阴性。非特异性如感染、退化性改变，以及创伤可能导致假阳性
骨扫描 SPECT	90.3%	86%	如上所述，但与平面骨扫描相比，其敏感性和特异性显著增加
骨扫描 SPECT/CT	90.5%	90%	如上所述，但增加了特异性。被认为是转移性前列腺癌极好的检测方法

缩写 DWI：扩散加权成像；FDG：氟代脱氧葡萄糖；FOV：视野；SPECT：单光子发射计算机断层扫描；TNM：肿瘤大小、淋巴结累及和转移状态；WB-MRI：全身 MRI。

患者年龄：

- 绝大多数成人脊柱恶性病变是转移性疾病和多发性骨髓瘤/浆细胞瘤，而不是少见的原发性骨肿瘤。
- 40岁以上的患者，大多数椎体骨转移是由于乳腺癌、肺癌、前列腺癌、肾癌和甲状腺原发癌，所有这些在儿童都极其罕见。
- 乳腺癌和前列腺癌发生骨转移性疾病的可能性很高。
- 儿童和年轻人中，可能表现为偶然发现的嗜酸性肉芽肿（eosinophilic granuloma, EG）、朗格汉斯细胞组织细胞增生症（Langerhans cell histiocytosis, LCH）的孤立性骨骼受累方式以及骨样骨瘤，但发现位于脊柱时，大多数表现为主诉背部或颈部疼痛，因此很少有被偶然发现、无症状的病变。

病变的位置，无论是以椎体为中心还是以后部结构为中心，都可以为最可能的诊断提供指导。

- 椎体
  - 局灶性红骨髓区。
  - 相关椎间盘退行性疾病或许莫结节。
  - 血管瘤。
  - 转移性疾病。
  - 浆细胞瘤/多发性骨髓瘤。
  - 骨岛。
  - 骨内脂肪瘤。
  - 良性脊索细胞瘤。
  - Paget病。
  - 脊索瘤。
  - 白血病/淋巴瘤。
  - 巨细胞瘤。
  - 骨肉瘤。
  - LCH。
  - 感染。
  - 纤维结构不良。
- 后部结构：发生在后部结构的病变更有可能是原发性骨肿瘤
  - 骨软骨瘤。
  - 骨样骨瘤。
  - 成骨细胞瘤。
  - ABC。
  - 骨肉瘤。
  - 软骨母细胞瘤。
  - 软骨肉瘤。
- 伴有严重退变椎间盘和不规则椎体终板的连续性
  - Modic等根据MRI表现将退变终板改变分为三种类型，与其慢性化有关[13]。
    - Modic Ⅰ型与更急性的水肿性改变相一致，呈T1低信号和T2高信号。病灶通常有强化。
    - Modic Ⅱ型与更多的慢性改变和脂肪浸润相一致，在T1和FSE-T2序列均呈高信号。

◦ Modic Ⅲ型代表慢性退行性硬化性反应，在 T1WI 和 T2WI 均呈低信号。

- 尽管很少偶然发现，感染性脊柱炎也应该被考虑到与异常椎间隙相邻的水肿性终板的鉴别诊断，并考虑更多临床相关性。终板、椎间隙，特别是椎旁软组织的广泛强化可能发生在晚期退行性改变，但感染令人担忧，因此需要临床和实验室检测感染、红细胞沉降率（erythrocyte sedimentation rate, ESR）和 C 反应蛋白的指标。

- 许莫结节是椎间盘通过椎体终板弱化区域的突出，通常表现为偶然发现，尽管可能是剧烈疼痛的原因。判识邻近骨髓信号异常区的终板缺损有助于该诊断。对比剂强化是典型表现。

（2）如果 MRI 上没有典型的良性影像特征，并且病变为孤立性，需要考虑其他诊断检查方式（进一步的检查和临床相关性是必要的）。

建议对椎体病变进行 CT 扫描，以确定病变是溶骨性还是硬化性。实际上，尽管传统的 X 线片对肋骨、长骨和颅骨的评估非常有帮助，但通常缺乏足够的敏感性以帮助诊断 MRI 发现的不确定性椎体病变。

- 溶骨性病变
  产生溶骨性病灶的最常见的肿瘤如下：
  - 多发性骨髓瘤 / 浆细胞瘤。
  - 非小细胞肺癌。
  - 肾细胞癌。
  - 甲状腺癌（甲状腺髓样癌除外，其为典型的硬化性或混合性）。
  - 头颈部癌症。
  - 黑色素瘤。

- 硬化性 / 成骨性病变
  产生成骨性病变或硬化性 / 溶骨性混合病变的最常见原发肿瘤如下：
  - 前列腺癌。
  - 类癌。
  - 移行细胞癌。
  - 乳腺癌（溶骨性 / 硬化性混合表现）。
  - 胃肠道原发性肿瘤。
  - 甲状腺髓样癌。

全面的临床评估对于指导进一步的检查极其重要，因为影像学检查的诊断性能很大程度上取决于原发恶性肿瘤。

- 成人的脊柱恶性肿瘤大多数是转移性病变和多发性骨髓瘤。原发性骨肿瘤很少见。应进行完整的血细胞计数、尿液分析、基础血清化学检查，以及血清游离轻链、血清和尿蛋白质电泳，以评估多发性骨髓瘤的可能性[14]。对于女性，建议常规妇科盆腔检查和乳房 X 线检查。对于男性，建议常规临床前列腺检查和血清前列腺特异性抗原（PSA）水平测定。

- 在病变显示为溶骨性且无骨反应的病例中，经常推荐 FDG-PET/CT，不仅用于识别原发病灶，还可提供 TNM 分期，并有望识别可能比脊柱更适合活检的其他部位病变。导致溶骨性转移的两种最常见原发恶性肿瘤是肺癌和肾细胞癌。目前，FDG-PET/CT 是肺癌分期的首选检查。然而，对于肾癌，由于肾脏对放射性示踪剂的正常摄取和排泄，FDG-PET/CT 的敏感性降低。因此，胸部、腹部和骨盆 CT 扫描是评估肾脏和提供 TNM 分期的最好方法。

不推荐骨扫描，因为对高度侵袭性的纯溶骨性肿瘤敏感性降低。

- 如果怀疑浆细胞瘤 / 多发性骨髓瘤［即尿蛋白质电泳（UPEP）或血清蛋白质电泳（SPEP）阳性，或老年人出现高钙血症、贫血或肾功能衰竭］，则推荐全身 MRI（WB-MRI）。如果没有 WB-MRI，可以使用骨骼检查加 FDG-PET/CT。MRI 对骨皮质破坏发生之前的骨髓瘤细胞浸润骨髓的敏感性最高。骨髓瘤工作组建议冒烟型或无症状骨髓瘤的患者接受 WB-MRI 检查（如果没有 WB-MRI 检查，则进行脊柱和骨盆 MRI 检查），如果发现一个以上直径 > 5 mm 的病灶，则对需要治疗的症状性疾病具有决定性意义。对于可疑的小病灶，应在 3～6 个月后进行第二次 MRI 检查，如果 MRI 有进展，应将患者视为有症状的骨髓瘤 [15]。骨扫描对骨髓瘤非常不敏感，因此不宜进行骨扫描。多年来，骨骼检查平片一直是疑似多发性骨髓瘤患者标准检查的一部分。低剂量全身 CT 和 MRI 已被建议作为骨骼检查的替代方法，因为据报道它们提供了更高的敏感性 [16]。然而，在许多三级癌症中心，这些技术并没有取代普通 X 线骨骼检查，而且更昂贵和更耗时。

对于罕见的原发性骨肿瘤，分析肿瘤基质的存在和类型是非常重要的。

- 骨样基质呈云状，可见于骨样骨瘤、骨母细胞瘤和骨肉瘤。骨样骨瘤和骨母细胞瘤最常发生在后部结构。
- 弥漫性硬化常见于良性脊索细胞瘤（benign notochord cell tumors, BNCT）。脊索瘤可能有一些内部钙化。脊索瘤和 BNCT 都发生在椎体。
- 软骨样基质具有典型的环形和弧形表现的钙化，可见于软骨肉瘤，其更易发生在骶骨和后部结构。
- 骨巨细胞瘤缺乏钙化基质，多见于骶骨和椎体，CT 上常有部分硬化边界。由于含铁血黄素和纤维组织的存在，鉴别诊断中其在 T2WI 的信号通常比大多数其他肿瘤（浆细胞瘤、脊索瘤和转移性疾病）要低。

如果病变在 MR、CT 和 X 线平片上不确定，没有明显原发恶性肿瘤和广泛扩散转移的证据，UPEP/SPEP 和血清游离轻链分析为阴性，FDG-PET/CT 没有增加摄取（如果 PET 不可用，则常规骨扫描 /SPECT），那么不确定的孤立性病变可以保守处理，密切随访成像或根据转诊医生和患者的关注程度安排活检。在这些病例中，放射科医生通常建议诊断为"不典型血管瘤"。如果 FDG-PET/CT 或骨扫描、SPECT 病变摄取增加，则下一步评估是活检 [14, 15, 17]。

27.6 关于血管瘤的重要信息

27.6.1 人口统计学

- 最常见的，偶然发现的良性病变，发现于 10%～11% 的放射和尸检系列人群 [21～24]，1.5% 偶然发现于评估椎间盘突出中的腰椎 MRI 检查中。
- 大多数病变是胸椎和腰椎的孤立性、无症状病变 [25]。
- 椎体高度通常保持不变，可能是由于骨小梁变粗，很少伴发病理性骨折。
- 怀孕是唯一已知的导致偶发性血管瘤进展为有症状的危险因素，最常发生于妊娠晚期 [22, 24, 26]。

27.6.2 影像学表现

- CT 表现

病灶呈边界清楚、与脂肪一致的低密度区，散在分布于粗大的骨小梁之间，冠状面和矢状面呈"灯芯绒"状，横断位呈"圆点"状（见相关病例 1；▶ 图 27.3）。CT 扫描也可能有帮助，因为非常低的密度区（-90～-120 Hu）是脂肪的诊断。如果病变中的脂肪含量很少，与邻近组织的容积效应可能会增加密度，使密度测量变得不可诊断[27]。

- MR 表现

  取决于脂肪和细胞成分的相对数量，在影像学上进一步将血管瘤分为典型和不典型亚型。

  – 典型血管瘤：T1WI 和 T2WI 上呈高信号，最可能是惰性的。边界清楚，局限于椎体，不伴皮质扩张或破坏[26]。对于 MR 偶然发现的具有"T1 和 T2 高亮"征象的病变，建议不做进一步的评估。脂肪抑制 T2WI 上，典型的血管瘤可能有一个高信号的边缘，这可能会引起关注。在这些情况下，T1WI 上的高信号应该会让人放心（参见相关病例 6）。

  – 不典型血管瘤：T1 呈低信号，T2 呈高信号。更有可能扩张到皮质以外并产生症状[28]。这种表现的特异性要低得多，鉴别诊断增加到包括恶性血管肿瘤、浆细胞瘤和转移性疾病。这些病例 CT 扫描可能非常有助于寻找典型的粗大骨小梁和椎体高度保持不变，这些可以确定病变是血管瘤。

  – 侵袭性血管瘤：MRI 表现多变，但通常不典型。定义为病变破坏皮质并延伸到椎体范围之外，侵入椎管，最常出现症状（见相关病例 2）。

27.7 相关病例

27.7.1 相关病例1

典型血管瘤（▶ 图 27.3）。

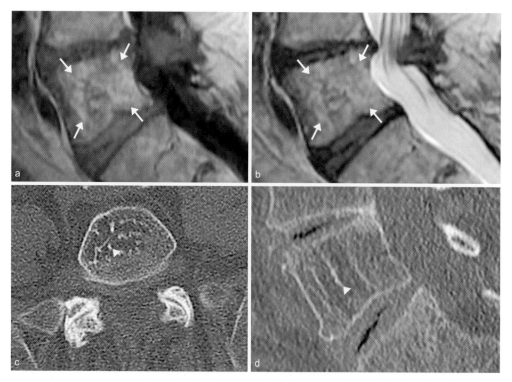

图27.3 L5 血管瘤。腰椎矢状位 MR T1WI（a）和矢状位 T2WI（b），以及同一患者的横断位（c）和矢状位（d）CT。T1/T2 不均匀的高信号病灶伴 T1 高信号区，累及椎体中央部分（a 和 b 的箭）。CT 图像显示病变内粗糙的骨小梁形成血管瘤典型的"白色圆点"（c 的箭）和"灯芯绒"（d 的箭头）样。

27.7.2 相关病例2

侵袭性血管瘤（▶图 27.4）。

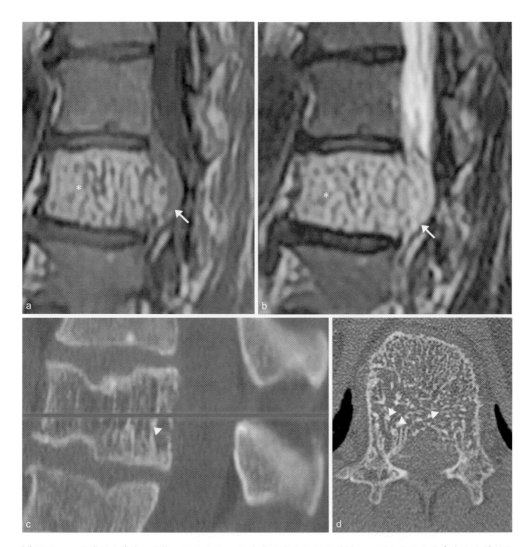

图27.4 T9 侵袭性血管瘤。胸椎 MRI 矢状位 T1W（a）和矢状位 STIR（b），CT 平扫矢状位重建（c）和横断位（d）。T1/T2 高信号病变累及整个椎体（星号），破坏后部皮质（箭），延伸至椎管。CT 图像显示血管瘤典型的"灯芯绒"（c 图箭头）和"白色圆点"（d 图箭头）样。该病例有些不寻常，因为侵袭性血管瘤通常 T1WI 上呈低信号，T2WI 上呈高信号，像不典型的血管瘤。此外，CT 扫描发现典型粗糙的骨小梁也比典型的血管瘤少见。

27.7.3 相关病例3

骨内脂肪瘤（▶图 27.5，▶图 27.6）。

27.7.4 相关病例4

不典型血管瘤（▶图 27.7～▶图 27.9）。

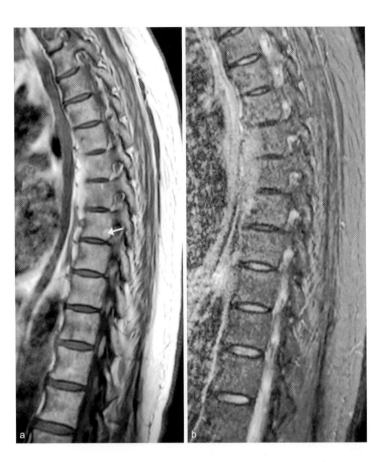

图27.5 中部胸背痛，行 MRI 检查偶然发现的孤立性骨病变。矢状位 T1WI（a）显示 T8 椎体后下外侧局灶性病变（箭），高信号，STIR 序列（b）完全抑制。重要的是要认识到，任何具有短 T1（T1 高信号）的组织 STIR 序列会抑制。只有使用化学脂肪饱和的脂肪抑制成像才能真正将脂肪与其他导致 T1 缩短的原因区分开。无论如何，T1 高信号的病变几乎都是良性，因此不需要进一步的检查。鉴别诊断包括几乎完全是脂肪的小的良性血管瘤、骨髓内的局灶脂肪和小的骨内脂肪瘤。

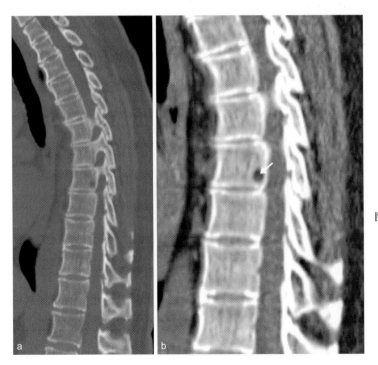

图27.6 为了评估咳嗽对 ▷ 图 27.5 所示的该患者进行 CT 扫描。回顾性偶然发现 T8 病变，边界清楚且溶骨性。缩小窗口显示病变密度与皮下脂肪相似。ROI 测量密度发现病变平均为 -79 Hu，与脂肪一致。CT 证实病变是局灶性脂肪区，很可能是小的骨内脂肪瘤。没有必要进行进一步的评估。

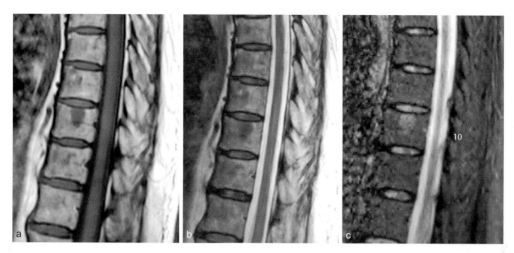

图27.7 对无外伤或恶性病史的中部胸背痛患者进行 MRI 检查。虽然骨髓呈弥漫性异质性，但 T10 椎体上部邻近终板处可见一灶样区。病灶 T1WI 上相对于椎间隙呈低信号，值得注意的是，这是正常的，没有椎间盘或终板退行性改变的证据。

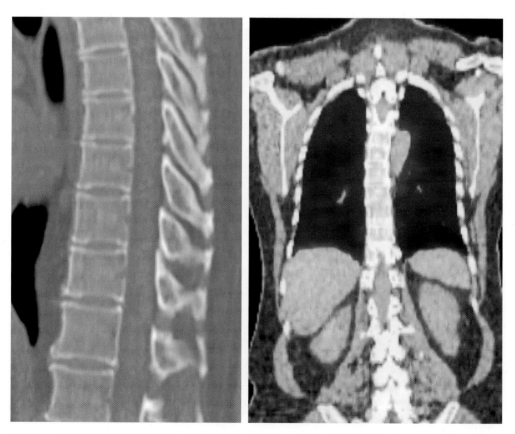

图27.8 胸椎 CT 扫描的矢状位重建未发现溶骨性或囊性病变的证据。

图27.9 进行氟脱氧葡萄糖 (FDG) PET/CT 扫描，没有证据表明病变区域或椎体和脊柱其余部分摄取异常增加。虽然病变的确切病因尚不确定，但 "冷" FDG PET/CT 与非典型血管瘤最一致，因为这些病变没有增加 FDG 摄取。建议 6 个月内行 MRI 随访。

27.7.5 相关病例5：局灶性红骨髓

61 岁女性，20 年前有结肠癌的远期病史（ ▶ 图 27.10），进行 MRI 检查发现骶骨病变。影像学表现（如 ▶ 图 27.10～ ▶ 图 27.14 所示）与骶骨内红骨髓病灶最为一致，为 8 年的稳定性所证实。因为病变最初不确定，患者有远期的恶性肿瘤病史，且很难进行活组织检查，建议进行随访成像。如本例所见，红骨髓信号低于脂肪替代的骨髓，但通常 T1WI 不低于骨骼肌或正常椎间盘的信号。红骨髓轻度强化是典型的表现。虽然局灶性红骨髓 CT 通常正常，但也可显示模糊的硬化区。最重要的是，正常骨扫描非常有用，因为囊状转移灶放射性示踪剂的摄取增加。这种情况可进行扩散加权成像。ADC 图缺乏真正的扩散受限，进一步支持良性病因。另一种有助于增加良性病变可信度的影像检查是同相位 / 反相位成像，显示红骨髓的反相位图像信号下降。

27.7.6 相关病例6

典型血管瘤在脂肪抑制 T2WI 上的表现（ ▶ 图 27.15 ）。

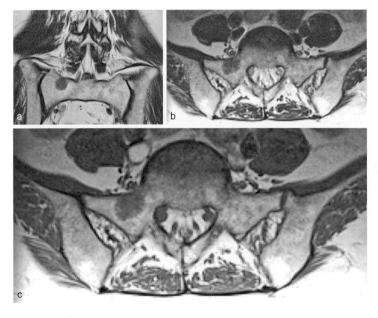

图27.10　61 岁女性，垂体腺瘤和 20 年前结肠癌的远期病史，偶然发现不确定的骶骨病变。冠状位（a）和横断位（b）非脂肪抑制的 T2WI 和横断位 T1WI（c）显示右侧骶骨翼的信号低于邻近正常的骨髓，但 T1WIs 信号不低于骨骼肌。骶骨的其余部分正常，病变没有累及骶髂关节，也没有骨外成分。

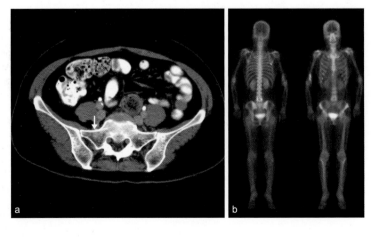

图27.11　横断位 CT 扫描（a）和 Tc^{99m} 羟基二膦酸盐（HDP）骨扫描（b）仅显示右侧骶骨翼可能有模糊的硬化区。骨扫描正常，但骶骨摄取增加。

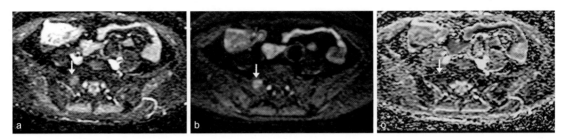

图27.12　低（a）和高（b）b值的扩散加权图像显示信号增高。然而，与周围的骶骨骨髓（c）相比，表观扩散系数（ADC）图像没有显示扩散受限的证据。

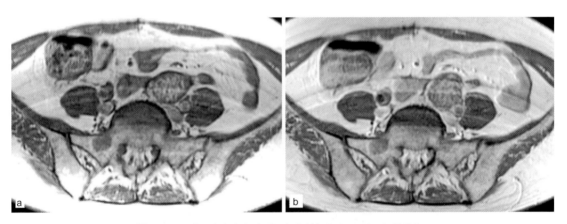

图27.13　增强前（a）和增强后（b）横断位 T1WI 显示轻微强化。

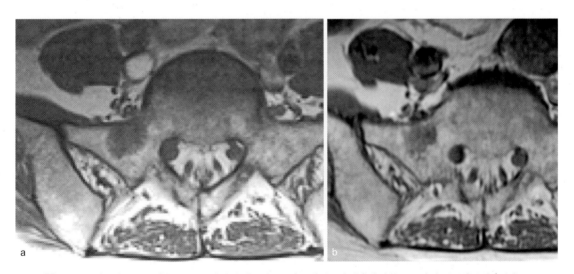

图27.14　病灶出现时的横断位 T1WI（a）和病灶出现8年后最近一次的年度随访 MRI（b）显示病灶没有改变。

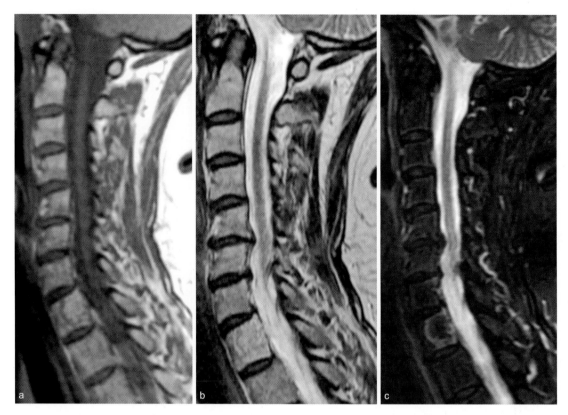

图27.15　右侧 C6 神经根病患者的颈椎矢状位 T1WI（a）、FSE-T2WI（b）和 STIR（c）图像显示 T1 椎体偶发病变。病变大部分区域在 T1 和非脂肪抑制 T2WI（a、b）均呈高信号。T1WI 上病灶周围有信号降低的小边缘。化学脂肪饱和 T2W 序列，病灶内的大部分脂肪信号被抑制，仅病灶周围有高信号的边缘。典型的血管瘤可通过 T1 和 FSE T2WI 的高信号来识别。脂肪抑制 T2WI 上这些病变周围高信号的边缘并不少见，如果没有意识到这一现象，就可能会引起关注。

· 参考文献 ·

[1] Rodallec MH, Feydy A, Larousserie F, et al. Diagnostic imaging of solitary tumors of the spine: what to do and say. Radiographics. 2008; 28(4): 1019–1041

[2] Toomayan GA, Major NM. Utility of CT-guided biopsy of suspicious skeletal lesions in patients with known primary malignancies. AJR Am J Roentgenol. 2011; 196(2): 416–423

[3] Yuh WT, Marsh EE, III, Wang AK, et al. MR imaging of spinal cord and vertebral body infarction. AJNR Am J Neuroradiol. 1992; 13(1): 145–154

[4] Guillevin R, Vallee J-N, Lafitte F, Menuel C, Duverneuil N-M, Chiras J. Spine metastasis imaging: review of the literature. J Neuroradiol. 2007; 34(5): 311–321

[5] Schweitzer ME, Levine C, Mitchell DG, Gannon FH, Gomella LG. Bull's-eyes and halos: useful MR discriminators of osseous metastases. Radiology. 1993; 188(1): 249–252

[6] Hanrahan CJ, Christensen CR, Crim JR. Current concepts in the evaluation of multiple myeloma with MR imaging and FDG PET/CT. Radiographics. 2010; 30(1): 127–142

[7] Seiderer M, Staebler A, Wagner H. MRI of bone marrow: opposed-phase gradient-echo sequences with long repetition time. Eur Radiol. 1999; 9(4): 652–661

[8] Zajick DC, Jr, Morrison WB, Schweitzer ME, Parellada JA, Carrino JA. Benign and malignant processes: normal values and differentiation with chemical shift MR imaging in vertebral marrow. Radiology. 2005; 237(2): 590–596

[9] Yoo HJ, Hong SH, Kim DH, et al. Measurement of fat content in vertebral marrow using a modified dixon sequence to differentiate benign from malignant processes. J Magn Reson Imaging. 2017; 45(5): 1534–1544

[10] Kim YP, Kannengiesser S, Paek MY, et al. Differentiation between focal malignant marrow-replacing lesions and benign red marrow deposition of the spine with T2*-corrected fat-signal fraction map using a three-echo volume interpolated breath-hold gradient echo Dixon sequence. Korean J Radiol. 2014; 15(6): 781–791

[11] Morales KA, Arevalo-Perez J, Peck KK, Holodny AI, Lis E, Karimi S. Differentiating atypical hemangiomas and metastatic vertebral

lesions: the rold of T1-weighted dynamic contrast-enhanced MRI. AJNR Am J Neuroradiol. 2018; 39(5): 968-973

[12] Ulano A, Bredella MA, Burke P, et al. Distinguishing untreated osteoblastic metastases from enostoses using CT attenuation measurements. AJR Am J Roentgenol. 2016; 207(2): 362-368

[13] Modic MT, Steinberg PM, Ross JS, Masaryk TJ, Carter JR. Degenerative disk disease: assessment of changes in vertebral body marrow with MR imaging. Radiology. 1988; 166(1, Pt 1): 193-199

[14] O'Sullivan GJ, Carty FL, Cronin CG. Imaging of bone metastasis: an update. World J Radiol. 2015; 7(8): 202-211

[15] Bernard S, Walker E, Raghavan M. An approach to the evaluation of incidentally identified bone lesions encountered on imaging studies. AJR Am J Roentgenol. 2017; 208(5): 960-970

[16] Dimopoulos MA, Hillengass J, Usmani S, et al. Role of magnetic resonance imaging in the management of patients with multiple myeloma: a consensus statement. J Clin Oncol. 2015; 33(6): 657-664

[17] Regelink JC, Minnema MC, Terpos E, et al. Comparison of modern and conventional imaging techniques in establishing multiple myeloma-related bone disease: a systematic review. Br J Haematol. 2013; 162(1): 50-61

[18] Yang HL, Liu T, Wang XM, Xu Y, Deng SM. Diagnosis of bone metastases: a meta-analysis comparing 18FDG PET, CT, MRI and bone scintigraphy. Eur Radiol. 2011; 21(12): 2604-2617

[19] Liu T, Cheng T, Xu W, Yan WL, Liu J, Yang HL. A meta-analysis of 18FDG-PET, MRI and bone scintigraphy for diagnosis of bone metastases in patients with breast cancer. Skeletal Radiol. 2011; 40(5): 523-531

[20] Taira AV, Herfkens RJ, Gambhir SS, Quon A. Detection of bone metastases: assessment of integrated FDG PET/CT imaging. Radiology. 2007; 243(1): 204-211

[21] Dang L, Liu C, Yang SM, et al. Aggressive vertebral hemangioma of the thoracic spine without typical radiological appearance. Eur Spine J. 2012; 21(10): 1994-1999

[22] Jain RS, Agrawal R, Srivastava T, Kumar S, Gupta PK, Kookna JC. Aggressive vertebral hemangioma in the postpartum period: an eye-opener. Oxf Med Case Rep. 2014; 2014(7): 122-124

[23] Laredo JD, Reizine D, Bard M, Merland JJ. Vertebral hemangiomas: radiologic evaluation. Radiology. 1986; 161(1): 183-189

[24] Chi JH, Manley GT, Chou D. Pregnancy-related vertebral hemangioma. Case report, review of the literature, and management algorithm. Neurosurg Focus. 2005; 19(3): E7

[25] Park H-J, Jeon Y-H, Rho M-H, et al. Incidental findings of the lumbar spine at MRI during herniated intervertebral disk disease evaluation. AJR Am J Roentgenol. 2011; 196(5): 1151-1155

[26] Fox MW, Onofrio BM. The natural history and management of symptomatic and asymptomatic vertebral hemangiomas. J Neurosurg. 1993; 78(1): 36-45

[27] Sen D, Satija L, Chatterji S, Majumder A, Singh M, Gupta A. Vertebral intraosseous lipoma. Med J Armed Forces India. 2015; 71(3): 293-296

[28] Laredo JD, Assouline E, Gelbert F, Wybier M, Merland JJ, Tubiana JM. Vertebral hemangiomas: fat content as a sign of aggressiveness. Radiology. 1990; 177(2): 467-472

<table>
<tr><td>**28**</td><td># MRI 椎体内弥漫性骨髓异常信号
Behrang Amini, Krina Patel, Kaye D. Westmark, and Anneliese Gonzalez</td></tr>
</table>

肿瘤学家经常被咨询去评估那些有如下 MRI 报告的患者："骨髓信号弥漫性异常。建议结合临床相关性。"虽然骨髓信号在 T1WI 上弥漫性高信号（即脂肪替代）是成人脊柱的正常特征，但弥漫性低信号是更令人担忧的原因，最常需要进一步研究 [1, 2]。

一项针对 MRI 报告显示骨髓信号"异常"或"异质"患者的回顾性研究，大约 50% 患者得到明确的诊断，其中 25% 被发现患有恶性肿瘤（例如肺癌、乳腺癌、淋巴瘤或多发性骨髓瘤）。研究结论警示 MRI 异常骨髓表现不应被忽视 [3]。

本节以病例介绍开始，该病例脊柱 MRI "斑片状、不均匀的骨髓信号"导致对恶性肿瘤的担忧，但却是一种正常的变异。接下来的两个病例显示毫无疑问的骨髓信号异常改变，都是由血液系统恶性肿瘤引起的。

重要的是，本节将描述骨髓 MRI 的正常表现，以及红骨髓向黄骨髓转化和再转化的模式。了解正常的、与年龄相关的变化将有助于识别弥漫性骨髓信号异常是否需要进一步评估。

弥漫性骨髓异常：正常变异

28.1 病例介绍

63 岁，神经学检查完好的女性患者，因背痛接受腰骶（LS）脊柱 MRI 检查（▶ 图 28.1）。骨髓信号最初被解释为"弥漫性异常，警惕恶性"，因而转诊到癌症中心进行进一步评估。

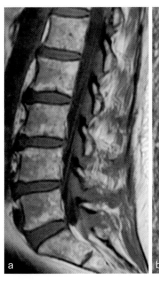
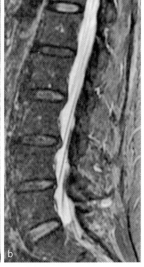

图28.1　中线矢状位 T1W（a）和快速自旋回波（FSE）T2W（b）脂肪饱和图像。

28.2　影像学表现与印象

骨髓信号在 T1WI 上不均匀，伴大片、多灶、斑片状且边界不清的稍低信号区（▶ 图 28.2）。然而，这些不均匀区仍然保持比骨骼肌和椎间盘更高的信号。在脂肪抑制 T2WI（▶ 图 28.1b；T2WI）上，未见信号增强的局灶区，骨髓相对于骨骼肌仍保持等至低信号。在 T1WI 上，红骨髓内可见中央高信号的小岛（箭，▶ 图 28.3），此发现为良性过程的标志[4]。

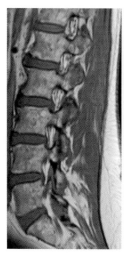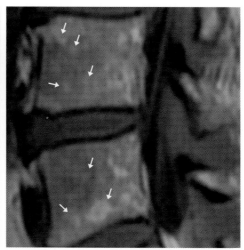

图28.2　旁矢状位 T1WI。图28.3　矢状位 T1WI 显示不均质骨髓内多个残存的高信号灶性区（箭），为"牛眼征"。

这种不均匀的骨髓信号很可能代表红骨髓到黄骨髓的斑片状转化，这是一种明确的正常变异，主要见于老年人[5]。

需重要的是要知道，尽管在正常老年人群中可见斑片状、不均匀的骨髓信号，但这种表现不排除转移性疾病，特别是多发性骨髓瘤的可能性。多发性骨髓瘤在 MR 上可能有多种不同的表现，包括多灶性不连续的病变、弥漫性低信号、"盐和胡椒"样表现，最后是完全表现正常的骨髓信号。

28.3　其他检查选择

在有争议的情况下，即 T1WI 上的低信号区到底是代表局限性红骨髓还是恶性肿瘤难以确定，且未见"牛眼征"，则更先进的 MRI 技术可能会有所帮助。

同相位 / 反相位成像。这项技术利用了与脂肪相关质子相对于与水分子相关质子更低的自旋频率。这种差异导致脂肪和水分子信号周期性地进入和离开相位。

如果反相位图像有 > 20% 的信号下降，这意味着该区域包含正常的红骨髓，而在脂肪已被恶性浸润细胞取代的区域就可能无信号下降[6]。

m-Dixon 脂肪分数计算。这项技术利用 m-Dixon 脂肪抑制技术，可用来确定正常骨髓和病理浸润骨髓中的脂肪分数。

在一项研究中，其被证明有助于区分正常红骨髓，并且比对比增强率分析表现得更好[7, 8]。

28.4　临床评估

由于 MR 报告指出需警惕恶性肿瘤，患者被转诊至肿瘤科询问病史并进行体格检查，重点为是否存在全身症状（发烧、盗汗、体重减轻或明显疲惫），以及与潜在恶性肿瘤有关的症状或体格检查结果。鼓励患者接受适龄的筛查检查，如乳房 X 线检查和结肠镜检查。建议做全血细胞计数（complete blood count, CBC）、CMP（综合代谢检查）、血清蛋白质电泳（serum protein electrophoresis, SPEP）、尿蛋白质电泳（urine protein electrophoresis, UPEP）和血清游离轻链分析，以排除血液病，特别是浆细胞疾病的可能性。如果这些测试正常，就不需要进一步检查。

最终诊断：斑片状、不均质骨髓很可能是源于正常的、年龄相关的红骨髓向黄骨髓转化所致。

28.5　弥漫性不均质骨髓信号的鉴别诊断

- 正常变异：成年患者中，由红骨髓向黄骨髓的正常转化可能以多灶形式而呈斑片状。较年轻的患者，可能存在残存的红骨髓岛。在 T1WI 上，其信号不比相邻的椎间盘或骨骼肌更低。在脂肪抑制 T2WI 上，其信号并不明显高于骨骼肌。
- 血液系统恶性肿瘤：尤其是多发性骨髓瘤，可能出现"盐和胡椒"的表现。
- 红骨髓再转化（骨髓增生）：这可能出现在造血应激期。临床病例包括严重溶血性贫血、心脏病合并慢性心力衰竭、重度吸烟、肥胖、耐力运动与涉及粒细胞集落刺激因子的化疗。
- 弥漫性转移性疾病：通常是多灶性病变，而不是弥漫性的、均匀的替代。

28.6　MRI 上有关骨髓信号的重要信息

正常骨髓：红骨髓分布，年龄相关性转换和再转换的 MR 表现[9～13]：

- 胎儿和新生儿早期，所有骨髓均为富细胞红骨髓。其影像特征为：
  - T1WI：低信号。
  - 脂肪抑制 T2WI：高信号。
  - DWI：扩散受限，高信号。
  - 梯度回波（gradient echo, GRE）同相位 / 反相位成像：无信号丢失。
- 红骨髓随年龄增长呈进行性脂肪浸润，通常 40% 脂肪、40% 水和 20% 蛋白质。其影像特征如下：
  - T1WI：出生 1 年后（90% 的 5 岁以上儿童），信号略高于椎间盘。
  - 脂肪抑制 T2WI：等信号到略高于骨骼肌信号。
  - DWI：通常新生儿期以外的骨髓没有扩散受限。然而，在高 b 值的情况下，相对于脂肪取代的骨髓，红骨髓可能呈高信号。
  - GRE 同相位 / 反相位成像：在反相位图像上信号丢失超过 20%。
- 黄骨髓通常含有 80% 的脂肪、15% 的水分和 5% 的蛋白质。其影像特点如下：
  - T1WI：信号非常高。
  - 脂肪抑制 T2WI：信号非常低。
- 红骨髓向黄骨髓转化随着年龄的增长而正常发生，应该是对称的，从周围到中心，从远端到近端：骨骺→骨干→远端干骺端→近端干骺端。
- 在骨盆，脂肪骨髓替代始于 20 岁左右，起于髋臼的上内侧。
- 斜坡和颅骨在 15 岁以后 T1WI 上应该呈高信号[14～16]。
- 在脊柱，正常的脂肪骨髓替代是多样的，正如 Ricci 等所描述[5]，骨髓保持与椎间盘一样的低信号，直到 10 岁时，在基底神经丛区域可见早期的脂肪转化（Ricci 类型 1）。在老年成人，骨髓信号弥漫性或多灶性逐渐增高。Ricci 2 型由靠近终板的条带或三角形 T1 高信号区组成，而 Ricci 3 型由斑片状红骨髓区夹杂大小不等的多灶 T1 高信号区组成。2 型和 3 型随着年龄的增长更常见。

- 成人红骨髓分布在 25 岁时完成，仅保留在中轴骨、扁平骨、肱骨和股骨近端。
- 骨髓再转化，从脂肪到细胞红骨髓，以逆向方式出现在从造血骨髓转换到脂肪骨髓的正常成熟转化。再转化在中央骨骼对称性出现，并向外周扩展。在长骨，首先出现在近端干骺端，然后远端干骺端，最后是骨干。

28.7　MRI·骨髓信号判读的要点与难点

- T1WI 对骨髓的评价最为重要。
- 虽然中线矢状位图像是观察骨髓和椎间隙信号的最佳方法，但正中矢状位图像棘旁间隙可见的大多数组织是韧带。检查棘旁肌信号强度，在旁矢状位图像到中线一侧脂肪浸润最少的区域。横断位和冠状位图像可能有帮助。
- 脂肪抑制 T2WI 对于检测任何来源的骨髓内水分含量增加都非常敏感，包括恶性肿瘤、创伤、感染和退行性椎间盘疾病。在见到异常骨髓时，完整的鉴别诊断应该包括其他原因。
- 非脂肪饱和 FSE-T2W 序列不应用于评价骨髓信号，因为病灶和正常骨髓均表现为高信号。正常脂肪信号必须通过反转恢复（STIR）、化学脂肪饱和或 m-Dixon 技术来抑制，以使序列对病灶变得敏感。
- 正常成人，通常 10 岁以后（90% 的 5 岁以上儿童），骨髓信号在 T1WI 上应该高于肌肉和椎间盘，因为存在造血组织夹杂着脂肪[17]。在 1.5T 的 T1WI 上，低于椎间隙信号的骨髓，相对于正常造血骨髓而言，预测恶性浸润的准确率为 98%。骨骼肌的准确率略低，为 94%[18]。在 3.0T 的 T1WI 上，使用骨骼肌作为参考获得最高的准确率（89%），而使用椎间隙信号获得的准确率较低，为 78%[19]。
- 骨骺，在生命的最初几个月之后，T1WI 应该是高信号。成人骨骺低信号，表明存在细胞性骨髓，除非整个骨髓已经再转化，否则总是怀疑恶性浸润[20]。
- 新生儿期以后，T1WI 上低于邻近骨骼肌和椎间隙的骨髓低信号几乎总是病理性的[11]。
- 斑片状区域的红骨髓，无论是残存还是由于黄骨髓再转化，可能与病理性骨髓浸润非常相似。
  提示良性红骨髓的诊断线索
- 红骨髓再转化是对称性和双侧性的（在评估骨盆和骶骨的图像时冠状位比常规脊柱 MR 更有帮助）。
- 正常红骨髓的信号强度在脂肪抑制 T2WI 仅略高于或等于骨骼肌的信号强度。STIR 上非常"亮"的骨髓信号更可能代表病理性浸润。
- 红骨髓再转化时皮质应该是完整而不是扩张。
- 牛眼征：由于肉眼可见脂肪的存在，正常红骨髓在 T1WI 上通常有局部残留的高信号。据报道，这一征象对良性疾病的敏感性为 95%，特异性为 99.5%[4]。
- 动态增强成像：在 GBCA 后 T1WI 上，红骨髓强化程度远低于肿瘤，流入缓慢，最大峰值低，几乎没有明显的流出。
- DWI：正常骨髓的表观扩散系数（ADC）低，随年龄增长而降低。然而，高细胞但正常红骨髓的 ADC 值与恶性肿瘤之间有很大重叠。根据 ADC 值不能区分感染性病变和恶性病变。
- 化学位移成像是一种解决问题的好技术，可以帮助区分红骨髓和病理浸润。当脂肪和水共存于同一体素时，由于脂肪相对于水的进动频率较低，其自旋将周期性地反相位。
  - 要点：红骨髓，由相似数量的脂肪和水组成，在反相位的 GRE 图像显示信号强度显著降低。同相位和反相位图像之间没有信号强度降低，这表明正常的骨髓脂肪已经被肿瘤完全取代[6]。然而，重要的是要认识到，完全被脂肪取代的骨髓也不会出现信号丢失。因此，

T1WI 上异常低信号和同相位与反相位 GRE 图像之间的信号丢失这两者相结合，可怀疑恶性浸润。这项技术还可能有助于鉴别良性和恶性压缩骨折，与恶性肿瘤在引起病理塌陷之前肿瘤细胞完全取代脂肪的原理相同 [21]。

- 难点：多发性骨髓瘤、硬化性转移性疾病和肾细胞癌都有假阴性的报道。据报道，骨髓纤维化和血肿出现假阳性 [22]。

28.8　相关病例

MRI 上正常成人骨髓象举例（▶图 28.4，▶图 28.5）。

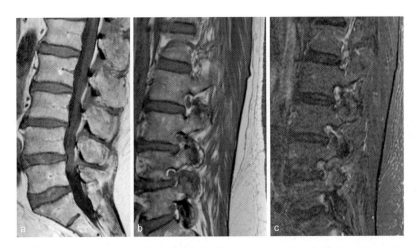

图28.4　矢状位（a）、旁矢状位（b）T1WI 和旁矢状位脂肪抑制的 T2WI（c）。该 65 岁患者的骨髓信号均高于椎间盘和棘旁骨骼肌的信号，在旁矢状位 T1WI（b）显示得更清楚。旁矢状位脂肪抑制 T2WI（c）显示骨髓信号相对于骨骼肌均呈等至略低信号。骨髓的这种表现是正常的。

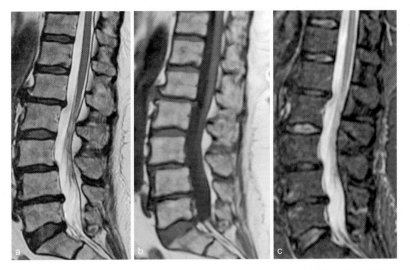

图28.5　腰椎中线矢状位 T1WI（a）、FSE-T2WI（b）和 STIR（c）图像。该 75 岁女性的骨髓信号为正常脂肪替代。由于 L4～L5 椎间盘的退变和塌陷（c），L4 椎体下面和 L5 椎体前上面（箭头）有轻微的局灶性骨髓水肿。其余骨髓信号正常，因在 T1WI（a）上高于椎间盘信号。注意 L4～L5（c）的 STIR 序列对局灶性反应性骨髓水肿的高敏感性，这在非脂肪抑制的 FSE-T2WI（b）不太明显，因为水肿和邻近的正常脂肪化骨髓信号都是高信号，除非对 FSE-T2W 序列应用脂肪饱和技术。

弥漫性骨髓信号异常：毛细胞白血病

28.9 病例介绍

65 岁男性，过去 2 个月体重减轻 18 kg（40 lb），进行腰椎 MRI 检查评估下腰痛。

28.10 影像学表现与印象

虽然该患者有 L3～L4、L4～L5 和 L5～S1 典型的退行性椎间盘疾病，但更有意义的发现是 T1 和 STIR 图像上呈弥漫性异常的骨髓信号。

在 T1WI（▶图 28.6a 和 ▶图 28.7a）上，所有椎体中央前方的骨髓信号低于椎间盘和骨骼肌的信号，这一发现在新生儿期以外几乎总是异常的。没有局灶性的、保存完好的脂肪信号强度的 "孤岛"，即所谓的牛眼征[23]，这提示为良性的过程，如红骨髓再转化。在 STIR 序列上骨髓信号明显高于骨骼肌（▶图 28.8）。

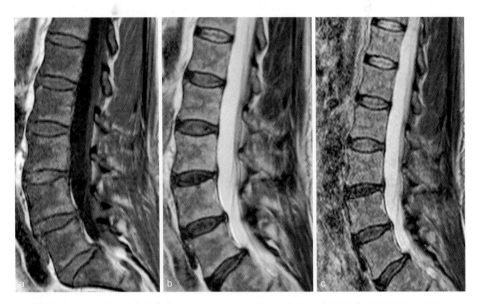

图28.6　3.0T 磁体的矢状位中线 T1WI（a）、FSE-T2WI（b）和短时反转恢复（STIR）(c）图像。

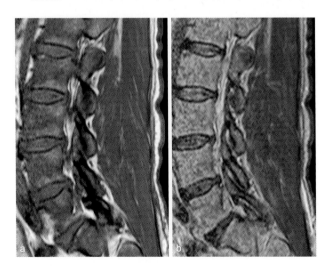

图28.7　旁矢状位 T1WI（a）和 STIR（b）图像，用于比较骨髓信号与棘旁肌肉信号。

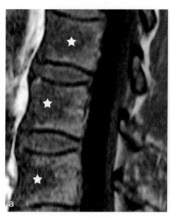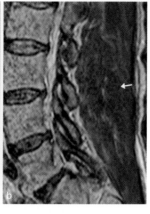

图28.8　矢状位T1WI（a）和旁矢状位脂肪抑制T2WI（b）。T1WI骨髓内融合的中心区低信号（白色星形）。脂肪抑制T2WI，骨髓信号明显高于骨骼肌（箭）。

这些发现非常令人担忧正常骨髓的病理浸润，考虑血液系统恶性肿瘤（骨髓瘤、白血病、淋巴瘤）或可能性较小的弥漫性转移性疾病，应进行进一步的临床评估。

28.11　临床评估

28.11.1　血液学/肿瘤学会诊

这位65岁男性，因背部疼痛而行腰骶（LS）椎MR检查发现弥漫性骨髓异常信号。这一发现，以及最近体重显著下降的病史，非常令人担忧可能罹患恶性肿瘤。需要对转移性和原发性骨髓恶性肿瘤进行检查，包括全面的病史与体格检查，然后进行实验室检查。

既往史和系统回顾

患者承认过去的4～5个月中疲劳加重，容易擦伤。无特殊的职业史或恶性肿瘤家族史。

体格检查

65岁恶病质男性，面色苍白，上、下肢有多处淤血区。检查时发现脾脏肿大，其他情况正常，没有外周淋巴结病变。

推荐的实验室检查

- 全血细胞计数（CBC）伴分类。
- 外周血涂片。
- 代谢分析。

检查结果

- WBC（白细胞）：1 700/mm³（1 500～8 000/mL）。
- RBC（红细胞）：2.36（4.7～6.1/mL）。
- Hgb（血红蛋白）：8.2 g/dL（12～15.5 g/dL）。
- Hct（红细胞压积）：24.5%（38.8～50%）。
- MCV（平均红细胞体积）：104 fL/红细胞（80～96 fL/红细胞）。
- Plt（血小板）：58 K（150～450 K）。
- ANC（中性粒细胞绝对计数）：200个细胞/mm³（1 500～8 000个/mm³），异型淋巴细胞占20%。

外周血涂片：全血细胞减少，以毛细胞白血病（HCL）为特征的循环肿瘤细胞。

代谢分析：不明显，没有肝或肾功能障碍的证据。

印象

65 岁，男性，腰骶椎 MRI 上弥漫性骨髓信号异常，并伴有全血细胞减少。

根据临床表现和实验室结果，建议进行骨髓活检。

骨髓活检结果

- TRAP（抗酒石酸酸性磷酸酶）[24] 阳性染色细胞伴骨髓腔广泛替代。
- +BRAF（v-Raf 小鼠肉瘤病毒癌基因同源 B）c.1799T ＞ A p.V600E 突变。
- 淋巴瘤细胞 CD20 和 BCL-2 阳性。

诊断

毛细胞白血病（hairy cell leukemia, HCL）（ ▶ 图 28.9 ）。

处理

该患者有全身症状和全血细胞减少，因此需要立即治疗。接受了 1 个周期的克拉屈滨（cladribine）治疗。这是一种嘌呤类似物，对静息和分裂的淋巴细胞都有细胞毒性。该药诱导大多数 HCL 患者持久的完全缓解，且耐受性良好[25]。使用嘌呤类似物的单一治疗被认为是标准的一线治疗，复发病例加用利妥昔单抗[26, 27]。这种情况，严重的全血细胞减少会使患者面临出血和感染的高风险（ANC ＜ 1 000/μL）。

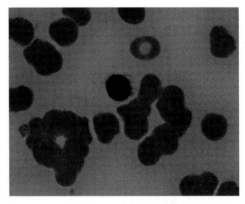

图28.9　毛细胞白血病 (HCL) 细胞大小通常是成熟淋巴细胞的 1～2 倍，伴偏心核。细胞质通常相当丰富，由于存在不同数量的突起，细胞质轮廓通常模糊，在相差显微镜下最容易见到，使细胞呈"毛发样"表现。（来源：This image is provided courtesy of Amer Wahed, M.D., Department of Pathology and Laboratory Medicine, University of Texas Health Science Center, Houston, TX.）

28.12　骨髓信号弥漫性异常（T1 低信号）最常见病因的鉴别诊断

- 血液恶性肿瘤：白血病、淋巴瘤和多发性骨髓瘤。
- 弥漫性转移性疾病：通常多灶性病变，而不是弥漫性、均匀的替代。
- 红骨髓再转化（骨髓增生）可见于造血应激时期。临床病例包括严重溶血性贫血、心脏病合并慢性心力衰竭、重度吸烟、肥胖、耐力运动和涉及粒细胞集落刺激因子的化疗。
- 正常变异：最常见于红骨髓增多的部分年轻患者。
- 慢性疾病：艾滋病毒和终末期肾病。
- 含铁血黄素沉着症：继发性血色素沉着症和网状内皮系统（reticuloendothelial system, RES）铁过载。铁首先在网状内皮系统聚集。因此，T2*WI 的信号强度降低见于肝脏、脾脏和骨髓，而不是胰腺或肾脏。最常见的原因是多次输血和（或）溶血性贫血[28]。
- 戈谢病：最常见的溶酶体储存障碍。Ⅰ 型（最常见类型）可出现在儿童晚期／成人早期，伴有巨大的脾肿大、肝肿大和骨髓弥漫性受累以及骨坏死引起的骨痛。骨髓信号弥漫性降低在 T1WI 和 T2WI 上均可见。由于终板微血管梗塞，椎体可能呈"h"形（基于同样的病理生理学，镰状细胞性贫血更典型）[29, 30]。
- 骨髓发育不良：骨髓弥漫性异常，表现为严重贫血，被认为白血病前期状态。T1WI 上表现为弥漫性低信号且不均匀，早期 T2WI 上通常呈高信号。晚期，T2WI 上骨髓可能呈低信号。CT 可见弥漫性硬化。如果患者接受了多次输血，T2*WI 信号可能较低。

28.13　有关毛细胞白血病的重要信息

- 这是一种罕见的淋巴增生性疾病，其特征是显微镜下可见成熟 B 细胞表面的绒毛状"毛发样"细胞质突起。
- HCL 是慢性淋巴细胞白血病（chronic lymphocytic leukemia, CLL）的一种亚型，约占所有白血病的 2%[31]。
- 典型的 HCL 在老年男性中更为常见，大多表现为脾肿大、体重减轻、容易擦伤和 CBC 异常。HCL 仍然是一种不治之症，其特征缓是解期较长，最终复发，许多患者需要重新治疗。克拉曲滨和喷司他丁是一线方案，总有效率（overall response rate, ORR）为 90%～100%，完全应答（complete response, CR）为 80%～95%，定义为血细胞计数正常化且外周血和骨髓中无 HCL 形态学证据。缓解是持久的，中位无进展生存期（progression-free survival, PFS）为 9～11 年[32]。
- 毛细胞产生肿瘤坏死因子 α（tumor necrosis factor-alpha, TNF-α），是一种细胞因子，抑制骨髓中正常细胞的产生，并分泌白细胞介素 2 受体（IL-2R）进入血清，可以通过检测来监测治疗情况[33]。毛细胞具有致癌的 BRAF V600E 突变，这可能是其增殖不受控制的原因[25]。这导致靶向 BRAF 抑制剂应用于难治性或复发性疾病患者[26]。

多发性骨髓瘤

28.14　病例介绍

72 岁男性，数月的弥漫性背部疼痛和疲劳，就诊初级保健医生，并进行腰骶椎 MRI 检查。

28.15　影像学表现

T1WI（▶ 图 28.10a、b）显示骨髓信号非常不均匀，但是相对于邻近的椎间盘和棘旁肌肉结构仍然呈高信号。矢状位和旁矢状位脂肪抑制 T2WI（▶ 图 28.11a、b）明显异常，显示多灶

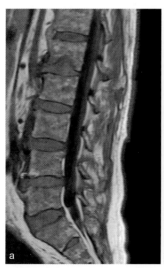 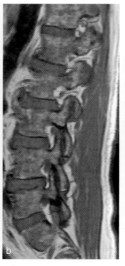 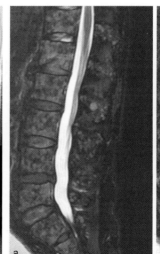 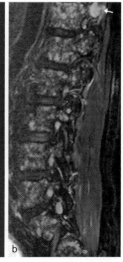

图28.10　腰椎中线（a）和旁矢状位（b）T1WI。　　图28.11　矢状位（a）和旁矢状位（b）腰椎 STIR 图像。

性病变，其信号比骨骼肌更高。此外，T12 后部结构一个大的局灶性病变在脂肪饱和 T2WI 更为明显（ ▶ 图 28.11b 中的箭 ）。

印象

骨髓在 T1WI（ ▶ 图 28.10a、b ）的不均匀表现非常轻微，可能被误认为正常变异，因为红骨髓可随着年龄增长而变得会有更多脂肪，通常是以多灶性的方式，正如 Ricci 等所描述 [34] 的 3a 或 3b 型。

脂肪抑制 T2WI 对该病例非常有帮助，因其明显异常并清楚地表明多灶性病灶是骨髓不均匀的原因。

MRI 上的多灶性病变在 T1WI 上呈低信号，在脂肪抑制 T2WI 上呈非常高的信号，很可能是由于多发性骨髓瘤（ multiple myeloma, MM ）或弥漫性转移性疾病。

建议血液学 / 肿瘤学进行进一步评估。

28.16　临床评估

28.16.1　血液学/肿瘤学会诊

这是一位 72 岁男性，没有明显既往病史（ past medical history, PMH ），主要表现为下腰痛以及腰椎 MRI 显示多灶性病变。

既往病史和系统回顾

PMH 并不引人注目。患者承认过去 2 个月食欲轻度下降，体重减轻 2.25 kg（ 5 lb ），并有轻微的活动呼吸急促。否认使用烟草产品。

体格检查

患者体格检查时面色苍白，主诉胸椎和腰椎部位叩诊轻微触痛。心脏检查显示 2/6 级收缩期杂音。未发现明显的肝、脾肿大或淋巴结肿大。注意到有轻度的足底水肿。神经系统检查正常。

印象

患者为老年男性，伴有弥漫性骨髓异常和多灶散在病变。最常见的病因是多发性骨髓瘤和转移性疾病。

进一步推荐的检测和结果

实验室检测应包括血细胞计数和分类、血小板计数和外周血涂片检查。需获得完整的代谢分析，包括钙和白蛋白水平以及乳酸脱氢酶（ LDH ）和 β_2 微球蛋白水平。血清蛋白质电泳（ SPEP ）、血清免疫固定电泳（ serum immunofixation electrophoresis, SIFE ）、血清游离轻链（ serum-free light chain, SFLC ）检测，24 h 尿总蛋白质、尿蛋白质电泳（ UPEP ）、尿免疫固定电泳（ UIFE ）。

最近一次胸部 X 线筛查的结果无特别。骨髓瘤的进一步检查应完成骨骼检查，如果有可能是髓外疾病，则应进行 PET/CT 或全脊柱 MRI 检查 [35]。如果多发性骨髓瘤的进一步检查结果为阴性，则建议进行前列腺特异抗原（ PSA ）、结肠镜检查和全身 PET/CT 检查。

检测结果

- CBC ANC：4 700 个 /mm³（ 1 500～8 000 个 /mL ）。
- Hgb：8.3 g/dL（ 12～15.5 g/dL ）。
- 血小板：100 K（ 150～450 K ）。
- 代谢曲线 BUN（ 血尿素氮 ）：60 mg/dL（ 7～20 mg/dL ）。
- 肌酐：2.5 mg/dL（ 0.6～1.2 mg/dL ）。
- 钾：5.4 mEq/L（ 3.5～5 mEq/L ）。

- 钙：12.0 mg/dL（8.5～10.2 mg/dL）。
- 磷酸盐：5.6 mg/dL（2.5～4.5 mg/dL）。
- 白蛋白：3.2 g/dL（3.5～5.5 g/dL）。
- 总蛋白质：9.0 g/dL（6～8.3 g/dL）。
- LDH：450 U/L（成人为100～190 U/L）。
- β_2 微球蛋白：6.1 mg/L（0.8～2.3 mg/L）。
- 尿酸：8.2 mg/dL（2.6～7.1 mg/dL）。
- SPEP M 峰出现在 3.1 g/dL。
- SIFE A 条带经鉴定为 IgG（免疫球蛋白 G）κ。
- SFLC κ：1 145 mg/L（3.3～19.4 mg/L）。
- SFLC λ 链：5 mg/L（5.71～26.3 mg/L）。
- SFLC κ/SFLC λ 链比值：229（0.26～1.65）。
- 24 h 尿总量：1.575 mL。
  - 157 mg/dL 蛋白质尿。
  - 2 473 mg 总蛋白质尿。
- UPEP：1 353 mg 本斯·琼斯蛋白。
- Uife kappa。

在上述检查的基础上，进行了骨髓活检。骨髓活检发现 70% kappa 受限克隆性浆细胞。

随后进行中期细胞遗传学和浆细胞荧光原位杂交（fluorescence in situ hybridization, FISH），显示为标危疾病。细胞遗传学正常二倍体，缺失 17p，t，4；14t（14；16），t（14，20），扩增 1q/ 缺失 1p，单体 13，或 t（11；14）的 FISH 检测阴性。

诊断

患者符合活动期（症状性）MM 的诊断标准。

骨髓活检显示浆细胞＞10%，存在许多 MM 相关事件，包括肾功能不全（肌酐＞2.0 mg/dL），血清钙＞11.5 mg/dL，血红蛋白＜10 mg/dL 的贫血，以及 MRI 上＞5 mm 的多发性骨病变[35]。

修订版国际分期系统：Ⅱ期（β_2 微球蛋白＞5.5 mg/L，高血清乳酸脱氢酶，白蛋白＜3.5 mg/L，标危 FISH）。

治疗建议

该患者的前期治疗将包括三联疗法，包括蛋白酶体抑制剂（proteasome inhibitor, PI）如硼替佐米或卡菲佐米，免疫调节药物（immunomodulatory drug, IMID）如来那度胺（肾剂量）和地塞米松。在至少达到部分应答（理想情况下是非常好或更好的应答）后，这名患者将接受自体干细胞移植巩固，其中包括高剂量的左旋苯丙氨酸氮芥（马法兰），如果被认为是移植候选者，随后将进行干细胞救治。一旦在接受或不接受自体干细胞移植的情况下获得最佳应答，就会继续接受维持治疗。

考虑到该患者的骨髓抑制、高钙血症和肾脏损伤，支持治疗是非常重要的。由于高钙血症和可能的肿瘤溶解综合征，将接受别嘌呤醇、液体和肾调节唑来膦酸治疗。一旦肾功能改善，可考虑使用狄诺塞麦。抗病毒预防、血栓预防和质子泵抑制剂分别用于预防 PI 引起的带状疱疹、IMID 引起的深静脉血栓形成、类固醇联合和类固醇引起的反流或胃炎。补充维生素 D 适用于实验室检查降低时。

对脊柱的其余部分进行 MRI 检查，以评估是否有其他病变和骨外延伸，这可能与即将发生的脊髓受压有关。脊髓压迫被认为是一种肿瘤学紧急情况，需要向神经外科进行 STAT 咨询，以了解可能的骨皮质剥离术和放射肿瘤治疗。对于这些患者，也应尽快开始使用类固醇，以减少脊髓水肿。

28.17 多灶性椎体病变的鉴别诊断
28.17.1 常见原因
* 多发性骨髓瘤
  转移性疾病（男性患者最常见的肺癌和女性最常见的乳腺癌）。
  - 前列腺癌。
  - 肾细胞癌。
  - 胃肠道 / 泌尿生殖系统恶性肿瘤。
  - 甲状腺癌。
  - 黑色素瘤。
  - 白血病 / 淋巴瘤。

28.17.2 少见原因
* 结节病。
* 肥大细胞增多症。

28.18 多发性骨髓瘤影像判读的要点与难点
* 传统上用于筛查疑似多发性骨髓瘤患者溶骨性病变的平片有很高的假阴性率，因为在脊柱侧位 X 线片上发现病变之前，必须有超过 50% 的骨骼被破坏。然而，颅骨和肋骨的平片仍被使用，因为 MRI 和 FDG-PET/CT 对这些区域病变的敏感性降低 [37]。
* 多发性骨髓瘤患者的骨扫描通常是阴性，即使广泛的溶骨性病变也是如此。
* 骨扫描阴性的老年患者出现大量溶骨性病变，高度提示多发性骨髓瘤。
* FDG-PET/CT 和 WB-MRI 被认为是评估骨骼受累的最敏感的成像手段。CT 能够发现皮质受累的病变，并有助于评估病理性骨折的风险。MRI 对骨髓受累有很高的敏感性，是脊柱的最佳影像检查，因其还能检测骨外受累和椎管受累。
* 残存红骨髓常见于较年轻的患者或完全缓解（complete remission, CR）后接受骨髓刺激因子治疗的患者，其 MRI 表现可能与骨髓弥漫性浸润骨髓瘤细胞相同。然而，这种鉴别通常可以在临床上做出。
* 大约 28% 的多发性骨髓瘤患者的 MRI 显示骨髓信号完全正常，因此不能排除诊断 [38]。

28.19 有关多发性骨髓瘤的重要临床和影像信息
28.19.1 基本事实
* MM 是一种浆细胞积聚在骨髓中的恶性肿瘤。
* 大多数 MM 涉及重链蛋白的克隆性过度产生，这可通过血清总蛋白质的升高以及 SPEP 上的单克隆峰（M 峰）来识别。
* 少数患者可能患有轻链疾病，只有 Ig 的 κ 或 λ 链过度产生。由于这些蛋白质很小，在尿液中排泄，因此，血清总蛋白质和 SPEP 可能是正常的。尿液中的蛋白质（本周氏蛋白）与肾脏损伤有关，可通过 UPEP 检测到。

- MM 多见于 65～74 岁年龄组。

28.19.2　疾病定义和分类方案[35, 36]

- 国际骨髓瘤工作组更新了活动期 MM 的诊断标准：
  - 骨髓中的克隆性浆细胞＞ 10%，或经活检证实的骨或髓外浆细胞瘤。
  - 一个或多个定义骨髓瘤的事件（CRAB 或恶性肿瘤生物标志物，SLiM）。
- 骨髓中 SLiM ≥ 60% 的克隆性浆细胞；涉及的轻链 SFLC 比值 ≥ 100 至少为 100 mg/L；MRI 上 ≥ 5 mm 的病灶＞ 1 个。
- CRAB 的特征是多发性骨髓瘤终末器官损害的证据，包括高钙血症、肾功能不全、贫血和骨损害（骨骼 X 线片、CT 或 PET/CT ≥ 1 个的溶骨性损害）。
- 新更新的诊断标准不再需要终末器官损害的证据（CRAB 特征）来诊断活动期 MM；因此，MRI 上超过 1 个 5 mm 的病变可定义活动期 MM。
- 当骨髓中克隆性浆细胞＜ 10% 时，超过 1 个骨病变就可以区分孤立浆细胞瘤和 MM。
- Durie-Salmon PLUS 分期系统结合使用 MRI 和 FDG-PET/CT，特别是在没有 WB-MRI 的情况下。血清肌酸是唯一的实验室参数。MRI 上出现 1 个以上＞ 5 mm 的局灶性病变现在被认为是"MM 的定义事件"。
- R-ISS（修订的国际分期系统）使用血清 β_2 微球蛋白、白蛋白 LDH 水平的测量以及骨髓抽吸物的 FISH 研究来确定预后，其反映肿瘤细胞负荷和增殖能力超过影像信息[36]。

28.19.3　MM的影像学

- 多发性骨髓瘤的 MRI 表现多种多样，包括以下[39]：
  - 多发性局灶性病变。
  - T1WI 上骨髓弥漫性低信号。
  - 局灶性病变和 T1WI 上信号弥漫性均匀降低（混合型见于 11% 的 MM 患者）。
  - 斑驳的、盐-花椒的表现（3% 的 MM 患者）。
  - MRI 上骨髓表现完全正常（28% 的 MM 患者）。
- MM 弥漫性浸润骨髓强化曲线的时间强度不同于正常骨髓。病变通常在 T1WI 上呈低信号，脂肪抑制 T2WI 上呈高信号。病变强化伴随着 GBCA 的早期流入和早期流出[38, 39]。
- FDG-PET/CT 被认为是一项非常有用的检查，特别是在 WB-MRI 不可用时，通常在活动期 MM 中是阳性的，不论是局灶性还是弥漫性，而在 MGUS（意义不明的单克隆丙种球蛋白病）和冒烟骨髓瘤（smoldering myeloma）中，通常是阴性的。FDG-PET 也用于监测治疗反应。FDG-PET/CT 的假阳性结果并不少见，可能是由于感染、最近的化疗或放射治疗造成[40]。

◆ 参考文献 ◆

[1] Moulopoulos LA, Koutoulidis V. Bone Marrow MRI. A Pattern-Based Approach. Milan, Italy: Springer-Verlag; 2015

[2] Siegel MJ. MR imaging of pediatric hematologic bone marrow disease. J Hong Kong Coll Radiol. 2000; 3: 38–50

[3] Shah GL, Rosenberg AS, Jarboe J, Klein A, Cossor F. Incidence and evaluation of incidental abnormal bone marrow signal on magnetic resonance imaging. ScientificWorldJournal. 2014; 2014: 380814

[4] Schweitzer ME, Levine C, Mitchell DG, Gannon FH, Gomella LG. Bull's-eyes and halos: useful MR discriminators of osseous metastases. Radiology. 1993; 188(1): 249–252

[5] Ricci C, Cova M, Kang YS, et al. Normal age-related patterns of cellular and fatty bone marrow distribution in the axial skeleton: MR imaging study. Radiology. 1990; 177(1): 83–88

[6] Disler DG, McCauley TR, Ratner LM, Kesack CD, Cooper JA. In-phase and outof- phase MR imaging of bone marrow: prediction of

neoplasia based on the detection of coexistent fat and water. AJR Am J Roentgenol. 1997; 169(5): 1439-1447

[7] Yoo HJ, Hong SH, Kim DH, et al. Measurement of fat content in vertebral marrow using a modified dixon sequence to differentiate benign from malignant processes. J Magn Reson Imaging. 2017; 45(5): 1534-1544

[8] Kim YP, Kannengiesser S, Paek MY, et al. Differentiation between focal malignant marrow-replacing lesions and benign red marrow deposition of the spine with T2*-corrected fat-signal fraction map using a three-echo volume interpolated breath-hold gradient echo Dixon sequence. Korean J Radiol. 2014; 15(6): 781-791

[9] Shah LM, Hanrahan CJ. MRI of spinal bone marrow: part I, techniques and normal age-related appearances. AJR Am J Roentgenol. 2011; 197(6): 1298-1308

[10] Hanrahan CJ, Shah LM. MRI of spinal bone marrow: part 2, T1-weighted imaging-based differential diagnosis. AJR Am J Roentgenol. 2011; 197(6): 1309-1321

[11] Siegel MJ. MR imaging of pediatric hematologic bone marrow disease. J Hong Kong Coll Radiol. 2000; 3: 38-50

[12] Vande Berg BC, Malghem J, Lecouvet FE, Maldague B. Magnetic resonance imaging of the normal bone marrow. Skeletal Radiol. 1998; 27(9): 471-483

[13] Steiner RM, Mitchell DG, Rao VM, Schweitzer ME. Magnetic resonance imaging of diffuse bone marrow disease. Radiol Clin North Am. 1993; 31(2): 383-409

[14] Foster K, Chapman S, Johnson K. MRI of the marrow in the paediatric skeleton. Clin Radiol. 2004; 59(8): 651-673

[15] Schick RM. Normal age-related changes in bone marrow in the axial skeleton at MR imaging. Radiology. 1991; 179(3): 877

[16] Okada Y, Aoki S, Barkovich AJ, et al. Cranial bone marrow in children: assessment of normal development with MR imaging. Radiology. 1989; 171(1): 161-164

[17] Sebag GH, Dubois J, Tabet M, Bonato A, Lallemand D. Pediatric spinal bone marrow: assessment of normal age-related changes in the MRI appearance. Pediatr Radiol. 1993; 23(7): 515-518

[18] Carroll KW, Feller JF, Tirman PFJ. Useful internal standards for distinguishing infiltrative marrow pathology from hematopoietic marrow at MRI. J Magn Reson Imaging. 1997; 7(2): 394-398

[19] Zhao J, Krug R, Xu D, Lu Y, Link TM. MRI of the spine: image quality and normal-neoplastic bone marrow contrast at 3 T versus 1.5 T. AJR Am J Roentgenol. 2009; 192(4): 873-880

[20] Daldrup-Link HE, Henning T, Link TM. MR imaging of therapy-induced changes of bone marrow. Eur Radiol. 2007; 17(3): 743-761

[21] Erly WK, Oh ES, Outwater EK. The utility of in-phase/opposed-phase imaging in differentiating malignancy from acute benign compression fractures of the spine. AJNR Am J Neuroradiol. 2006; 27(6): 1183-1188

[22] Swartz PG, Roberts CC. Radiological reasoning: bone marrow changes on MRI. AJR Am J Roentgenol. 2009; 193(3) Suppl: S1-S4, Quiz S5-S9

[23] Schweitzer ME, Levine C, Mitchell DG, Gannon FH, Gomella LG. Bull's-eyes and halos: useful MR discriminators of osseous metastases. Radiology. 1993; 188(1): 249-252

[24] Akkaya H, Dogan O, Agan M, Dincol G. The value of tartrate resistant acid phosphatase (TRAP) immunoreactivity in diagnosis of hairy cell leukemia. APMIS. 2005; 113(3): 162-166

[25] Tiacci E, Trifonov V, Schiavoni G, et al. BRAF mutations in hairy-cell leukemia. N Engl J Med. 2011; 364(24): 2305-2315

[26] Tiacci E, Park JH, De Carolis L, et al. Targeting mutant BRAF in relapsed or refractory hairy-cell leukemia. N Engl J Med. 2015; 373(18): 1733-1747

[27] Else M, Ruchlemer R, Osuji N, et al. Long remissions in hairy cell leukemia with purine analogs: a report of 219 patients with a median follow-up of 12.5 years. Cancer. 2005; 104(11): 2442-2448

[28] Queiroz-Andrade M, Blasbalg R, Ortega CD, et al. MR imaging findings of iron overload. Radiographics. 2009; 29(6): 1575-1589

[29] Simpson WL, Hermann G, Balwani M. Imaging of Gaucher disease. World J Radiol. 2014; 6(9): 657-668

[30] Terk MR, Esplin J, Lee K, Magre G, Colletti PM. MR imaging of patients with type 1 Gaucher's disease: relationship between bone and visceral changes. AJR Am J Roentgenol. 1995; 165(3): 599-604

[31] Fanta PT, Saven A. Hairy cell leukemia. In: Ansell SM, eds. Rare Hematological Malignancies. Boston, MA: Springer; 2008: 193-209

[32] Goodman GR, Burian C, Koziol JA, Saven A. Extended follow-up of patients with hairy cell leukemia after treatment with cladribine. J Clin Oncol. 2003; 21(5): 891-896

[33] Wintrobe MM. Wintrobe's Clinical Hematology. In: Greer JG, Foerster J, Lukens JN, Rodgers GM, Paraskevas F, eds. 11th ed. Hagerstown, MD: Lippincott Williams & Wilkins; 2004: 2465-2466

[34] Ricci C, Cova M, Kang YS, et al. Normal age-related patterns of cellular and fatty bone marrow distribution in the axial skeleton: MR imaging study. Radiology. 1990; 177(1): 83-88

[35] Rajkumar SV, Dimopoulos MA, Palumbo A, et al. International Myeloma Working Group updated criteria for the diagnosis of multiple myeloma. Lancet Oncol. 2014; 15(12): e538-e548

[36] Palumbo A, Avet-Loiseau H, Oliva S, et al. Revised International Staging System for Multiple Myeloma: a report from International Myeloma Working Group. J Clin Oncol. 2015; 33(26): 2863-2869

[37] Regelink JC, Minnema MC, Terpos E, et al. Comparison of modern and conventional imaging techniques in establishing multiple myeloma-related bone disease: a systematic review. Br J Haematol. 2013; 162(1): 50-61

[38] Baur-Melnyk A, Buhmann S, Dürr HR, Reiser M. Role of MRI for the diagnosis and prognosis of multiple myeloma. Eur J Radiol. 2005; 55(1): 56-63

[39] Dutoit JC, Verstraete KL. MRI in multiple myeloma: a pictorial review of diagnostic and post-treatment findings. Insights Imaging. 2016; 7(4): 553-569

[40] Cavo M, Terpos E, Nanni C, et al. Role of 18F-FDG PET/CT in the diagnosis and management of multiple myeloma and other plasma cell disorders: a consensus statement by the International Myeloma Working Group. Lancet Oncol. 2017; 18(4): e206-e217

29 终丝脂肪瘤

Cole T. Lewis, Octavio Arevalo, Rajan P. Patel, and David I. Sandberg

29.1 病例介绍

9 岁男性患者，有非特异性腰背痛病史。

29.2 影像分析

9 岁男性非特异性腰背痛患者进行腰骶椎 MRI 检查。矢状位 T1WI（▶ 图 29.1a）、矢状位短时反转恢复（STIR；▶ 图 29.1b）图像、横断位 T1WI（▶ 图 29.1c）、横断位 T2W 脂肪抑制（▶ 图 29.1d）图像。脊膜囊内线性高信号见于 T1W 矢状位和横断位（▶ 图 29.1a、c 中的箭）图像，与终丝关系密切；其 T1W 高信号在脂肪饱和序列中被抑制（▶ 图 29.1b、d 中的箭）。注意脊髓圆锥的正常形态和位置（▶ 图 29.1b 中的星号），其尖端位于 L2 终板的上端（▶ 图 29.1b 中的箭头）。

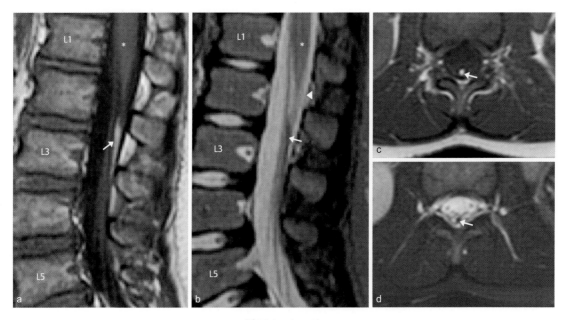

图29.1 （a~d）

29.3 鉴别诊断

- 终丝脂肪瘤
  - 在 T1WI 上表现为终丝内线性高信号，宽 1～5 mm，长度多变，在所有 MRI 序列上等同

于脂肪信号强度 [1~3]。

- 脊髓栓系伴终丝脂肪瘤
  - 脊髓异常向下延伸，低于正常 L2 中段水平，在其尾部终端有一粗大的脂肪瘤。
  - 脊髓终端模糊，圆锥和终丝之间平滑过渡 [4, 5]。

29.4　诊断要点

- 终丝脂肪瘤
  - 丝束内有少量脂肪可能是偶然的、无症状的发现，特别是圆锥终端正常时。
  - 患者在任何年龄都可能存在或可能出现脊髓栓系症状，因此，临床相关性很有必要，以确定这一发现的意义。

29.5　关于终丝脂肪瘤的重要信息

29.5.1　病因学

- 胎儿发育过程中，继发于正常细胞凋亡和终丝伸长过程的改变。

29.5.2　随访

- 如果无症状，圆锥终端在正常水平，不需要影像随访。建议进行神经外科会诊以确定病变是否有症状，特别是当伴发低位圆锥时。

29.6　神经外科问题与回答

（1）有助于该病决策的病因和自然病史是什么？

终丝脂肪瘤是一种脊柱闭合不全的类型，被认为是次级神经形成紊乱的结果 [6]。终丝内的脂肪组织会影响终丝的自然柔韧性，并可能导致脊髓栓系综合征 [6]。终丝脂肪瘤通常表现为良性的临床过程 [7]。然而，可能会出现泌尿和运动功能障碍以及脊柱侧弯和足部畸形。

（2）考虑到临床和影像学表现，体格检查和（或）病史要素的哪些特殊发现对确定诊断有重要意义，更重要的是能否确定这个可能的偶然发现是无症状的？

圆锥水平正常的终丝脂肪瘤很可能完全是偶然发现的 [7]。然而，应该接受彻底的神经学评估和任何可能与脊髓栓系综合征相关症状的评估。

（3）如果有的话，需要或建议进行哪些进一步检查？

对于低位圆锥的患者，应进行全神经轴 MRI 检查，以评估是否存在脊髓空洞症或其他相关的中枢神经系统异常。患者还应接受尿动力学检查以做进一步评估 [8]。

（4）如果选择随访，建议的时间间隔和方式是什么？

脂肪化终丝的儿童患者且脊髓圆锥位于正常水平（L1~L2 间隙）不需要常规随访，但应该指导背部疼痛、虚弱或肠/膀胱功能障碍去看神经外科医生。如果脊髓圆锥低于 L2 椎弓根，且存在脂肪化终丝，则应考虑选择性手术干预。

（5）如果选择外科（或内科）治疗，那么，为什么选择手术治疗及风险是什么？

在出现与脊髓栓系综合征症状一致的患者中，脊髓松解已被证明是有益且安全的。对无症状终丝脂肪瘤患者的手术干预仍然存在争议，但在圆锥低位时，大多数神经外科医生会考虑手术 [6]。手术干预伴随着标准风险，如感染、出血和麻醉风险；然而，额外的风险包括对邻近神经组织的损伤，这可能导致膀胱/肠道功能障碍、脑脊液漏和运动/感觉障碍。脊髓再栓系的风险，在更复杂的脊椎神经闭合不全情况下很常见，对于简单的脂肪终丝来说，这种风险是非常罕见的。

（6）有没有什么特殊情况会让外科医生考虑更为积极主动地干预？

神经外科干预适用于症状与脊髓栓系综合征或进行性神经损害相一致的患者，通常预防性用于低位脊髓圆锥的患者。

· **参考文献** ·

[1] Barkovich J. Filum terminale fibrolipoma. In: Barkovich J, ed. Diagnostic Imaging Pediatric Neuroradiology. Salt Lake City, UT: Amirsys; 2007: III-4-III-6

[2] Cools MJ, Al-Holou WN, Stetler WR, Jr, et al. Filum terminale lipomas: imaging prevalence, natural history, and conus position. J Neurosurg Pediatr. 2014; 13(5): 559-567

[3] Meyers AB, Chandra T, Epelman M. Sonographic spinal imaging of normal anatomy, pathology and magnetic growing rods in children. Pediatr Radiol. 2017; 47(9): 1046-1057

[4] Raghavan N, Barkovich AJ, Edwards M, Norman D. MR imaging in the tethered spinal cord syndrome. AJR Am J Roentgenol. 1989; 152(4): 843-852

[5] Rufener SL, Ibrahim M, Raybaud CA, Parmar HA. Congenital spine and spinal cord malformations: pictorial review. AJR Am J Roentgenol. 2010; 194(3) Suppl: S26-S37

[6] Usami K, Lallemant P, Roujeau T, et al. Spinal lipoma of the filum terminale: review of 174 consecutive patients. Childs Nerv Syst. 2016; 32(7): 1265-1272

[7] Cools MJ, Al-Holou WN, Stetler WR, Jr, et al. Filum terminale lipomas: imaging prevalence, natural history, and conus position. J Neurosurg Pediatr. 2014; 13(5): 559-567

[8] Vernet O, Farmer JP, Houle AM, Montes JL. Impact of urodynamic studies on the surgical management of spinal cord tethering. J Neurosurg. 1996; 85(4): 555-559

30 终室

Cole T. Lewis, Octavio Arevalo, Rajan P. Patel, and David I. Sandberg

30.1 病例介绍

18个月大的女性患者出现骶管内靠近中线的小凹。

30.2 影像分析

18个月大的女性患者MRI矢状位T1WI（▷图30.1a）、矢状位短时反转恢复图像（STIR；▷图30.1b）、横断位T1WI（▷图30.1c）和横断位T2WI（▷图30.1d）。此图像显示脊髓圆锥中央部分的线形囊状结构，其信号强度与T1WI和T2WI（箭头）上的脑脊液（CSF）相似。此结构相当于扩张的中央管，没有任何异常脊髓信号。值得注意的是，脊髓圆锥位置正常，终丝表现正常（箭）。

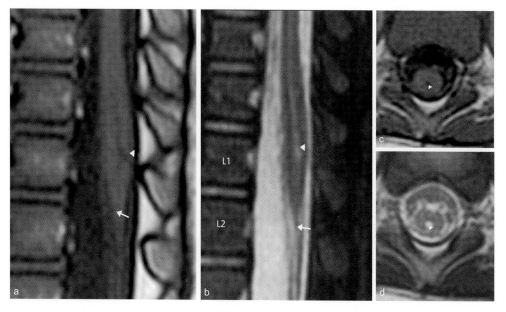

图30.1 （a~d）

30.3 鉴别诊断

- 终室
  - 代表圆锥中央管局灶性扩张的正常变异。
- 一过性中央管扩张
  - 正常变异，在出生后第1周有轻微的一过性中央管扩张[1, 2]。

- 囊性脊髓肿瘤
  - 影像标志是脊髓信号异常、占位效应、神经症状和实质部分的对比增强。
- 脊髓空洞症
  - 中央管囊性扩张，在高达 30% 的病例中可能是孤立的或与先天性异常相关[3]。
- 脊髓软化症
  - 继发于既往血管性、创伤性或其他损伤的脊髓萎缩。

30.4　诊断要点

- 这是指圆锥处扩张的中央管内充满 CSF，没有任何脊髓信号异常或强化。
- 宽度可达 2～3 mm，长度不到 2 cm，边缘光滑规则，无任何占位效应。
- 值得注意的是，圆锥的位置位于 T12～L2[4~6]。

30.5　关于终室的重要信息

30.5.1　病因学

终室在胚胎第 9 周左右发育，代表由神经胚形成中央管部与由尾状细胞团管化部分之间的交界处。

30.5.2　影像学难点

- Gibbs 截断伪影：当高信号和低信号之间的界面出现在同一平面上时出现的平行线，即脊髓表面–CSF 界面类似中央管扩张。
- 如果伴发终丝脂肪瘤，通过判断圆锥位置正常来排除脊髓栓系。

30.5.3　随访

如果无症状，则不需要影像随访。

30.6　神经外科问题与回答

（1）有助于该病决策的病因和自然病史是什么？

终室是一个内衬室管膜的囊腔，是胚胎发育的正常部分[7]。终室可持续存在，在 5 岁以下的儿童中可能是正常发现[8]。进行性增大非常罕见，可能与非特异性症状或局部神经功能障碍有关。

（2）是否有任何特殊情况导致外科医生考虑更加积极主动？

如果存在神经功能缺陷和（或）进行性增大，则需要进行神经外科评估。

（3）如果有的话，需要或建议进行哪些进一步检查？

建议进行平扫和增强腰骶椎 MRI 检查，以明确病理。如果患者有泌尿系统症状，应通过电生理和尿动力学检查，由泌尿科对其可能的神经源性膀胱进行评估。

· 参考文献 ·

[1] Unsinn KM, Geley T, Freund MC, Gassner I. US of the spinal cord in newborns: spectrum of normal findings, variants, congenital anomalies, and acquired diseases. Radiographics. 2000; 20(4): 923−938

[2] Blondiaux E, Katorza E, Rosenblatt J, et al. Prenatal US evaluation of the spinal cord using high-frequency linear transducers. Pediatr Radiol. 2011; 41(3): 374−383

[3] Petit-Lacour MC, Lasjaunias P, Iffenecker C, et al. Visibility of the central canal on MRI. Neuroradiology. 2000; 42(10): 756−761

[4] Moore K. Ventriculus terminalis. In: Barkovich J, ed. Diagnostic Imaging Pediatric Neuroradiology. Salt Lake City, UT: Amirsys; 2007:

III-5-III-2

[5] Coleman LT, Zimmerman RA, Rorke LB. Ventriculus terminalis of the conus medullaris: MR findings in children. AJNR Am J Neuroradiol. 1995; 16(7): 1421-1426

[6] Demiryurek D, Bayramoglu A, Aydingoz U, Erbil KM, Bayraktar B. Magnetic resonance imaging determination of the ventriculus terminalis. Neurosciences (Riyadh). 2003; 8(4): 241-243

[7] Lotfinia I, Mahdkhah A. The cystic dilation of ventriculus terminalis with neurological symptoms: three case reports and a literature review. J Spinal Cord Med. 2018; 41(6): 741-747

[8] Zeinali M, et al. Cystic dilation of a ventriculus terminalis. Case report and review of the literature. Br J Neurosurg. 2017: 1-5

31 显著的中央管

Cole T. Lewis, Octavio Arevalo, Rajan P. Patel, and David I. Sandberg

31.1 病例介绍

16 岁女性患者，有摩托车撞击史，主诉颈部疼痛和胸部背侧疼痛。

31.2 影像分析

16 岁女性患者脊柱 MRI 矢状位 T2WI（▶ 图 31.1a）、矢状位 T1WI（▶ 图 31.1b）、横断位 T2WI（▶ 图 31.1c）。可见轻微扩大的中央管（箭）；然而，脊髓行径区、全径或周围实质信号强度未见其他的异常。

31.3 鉴别诊断

- 显著的中央管
  - 这是指充满脑脊液（cerebrospinal fluid, CSF）的略微扩张中央管，没有任何脊髓信号异常或强化。
- 囊性脊髓肿瘤
  - 影像特征是脊髓信号异常、占位效应、对比强化，并与神经系统症状有关[1]。
- 脊髓空洞症
  - 中央管囊性扩张，可单发或在高达 30% 的病例中合并先天性畸形[1]。

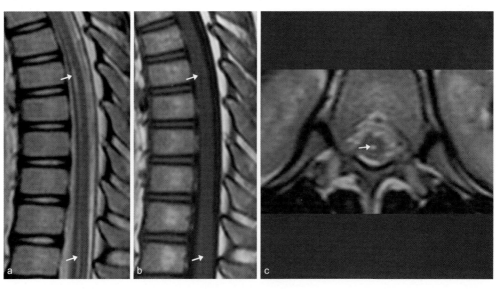

图31.1 （a～c）

- 应进行全脊柱 MRI 检查，以排除低位小脑扁桃体（Chiari I 畸形）以及伴或不伴脂肪化终
  丝的低位圆锥（脊髓栓系）。
- 脊髓软化症
  - 继发于既往血管性、创伤性或其他损伤的脊髓萎缩。

31.4　诊断要点
- 显著的中央管
  - 直径应 < 1～2 mm，横断位图像上该结构呈完美圆形，位于脊髓腹侧 1/3 到背侧 2/3 之间。
  - 脊髓应无扩张。
  - 患者应无症状，不伴 Chiari 畸形或脊髓栓系（即低位圆锥伴终丝粗大）。

31.5　关于显著中央管的重要信息
31.5.1　病因学
- 正常的脊髓发育。

31.5.2　影像学难点
- Gibbs 截断伪影：当高信号和低信号之间的界面出现在同一平面上时出现的平行线，即脊髓
  表面-CSF 界面类似中央管扩张。

31.5.3　随访
- 如果无症状，则不需要影像学随访。
- 如果患者出现症状，应仔细检查颅颈交界处和圆锥，以分别排除 Chiari I 畸形和脊髓栓系。
- 如果患者没有症状，脊髓没有扩张，信号正常，充满液体的管道非常圆，直径 < 2 mm，位
  于脊髓腹侧 1/3 到背侧 2/3 之间，不需要增强。

31.6　神经外科问题与回答
（1）考虑到临床和影像学表现，体格检查和（或）病史要素的哪些特殊发现对确定诊断有
重要意义，更重要的是能否确定这个可能的偶然发现是无症状的？

如果患者无症状，并且中央管 1～2 mm，这很可能是不需要进一步评估的偶然发现[2]。

（2）如果有的话，需要或建议进行哪些进一步检查？

如果患者出现症状，应评估是否有其他已知的空洞形成原因。作为此类检查的一部分，应
该对整个神经轴进行 MRI 检查，并需要增强。

（3）该病有助于决策的病因和自然病史是什么？

中央管通常是随年龄而显著缩小的空间[4]。显著的中央管通常是偶然发现且是无症状的[4]。

（4）如果选择随访，建议的时间间隔和方式是什么？

如果发现中央管 ≥ 3 mm，则应进行随访[2]。患者应在 12 个月后复查 MRI，以评估中央管
的稳定性。如果稳定性得到确认，并且患者没有症状，那么很可能没有必要继续随访。

·参考文献·

[1] Moore K. Ventriculus terminalis. In: Barkovich J, ed. Diagnostic Imaging Pediatric Neuroradiology. Salt Lake City, UT: Amirsys; 2007: III-5-III-2

[2] Jones BV. Cord cystic cavities: syringomyelia and prominent central canal. Semin Ultrasound CT MR. 2017; 38(2): 98-104

[3] Timpone VM, Patel SH. MRI of a syrinx: is contrast material always necessary? AJR Am J Roentgenol. 2015; 204(5): 1082-1085

[4] Petit-Lacour MC, Lasjaunias P, Iffenecker C, et al. Visibility of the central canal on MRI. Neuroradiology. 2000; 42(10): 756-761

32 低位圆锥

Cole T. Lewis, Octavio Arevalo, Rajan P. Patel, and David I. Sandberg

32.1 病例介绍

9 个月大、30 周早产的男性患者，有镶嵌四体 22q（猫眼综合征）病史。体格检查未发现与脊柱相关的症状或体征。

32.2 影像分析

9 个月大婴儿的腰椎矢状面短时反转恢复（STIR）图像（▶ 图 32.1）。脊髓圆锥顶端位于 L3 中段（箭头），无其他相关的脊髓、脊膜囊、骨或终丝异常。

32.3 鉴别诊断

- 低位脊髓圆锥
  - 指的是表现正常的脊髓圆锥相对于椎体水平的低位。
  - 通常位于 T12–L1 和 L1–L2 椎间盘水平；但是，6.4% 的人群可位于 L2 的上 1/3 和中 1/3 之间 [1]。
- 脊髓栓系
  - 低位的脊髓圆锥被粗大的终丝向下牵拉。
  - 脊髓圆锥位于 L2 下终板或下方，附着于粗大的终丝或终丝脂肪瘤。
  - 25% 的病例有中央管扩张 [2]。
- 开放性或闭合性脊柱闭合不全
  - 这是一种广泛的畸形，包括脊髓脂肪瘤、脊髓脊膜膨出、脊膜膨出、皮样囊肿和皮肤窦道。

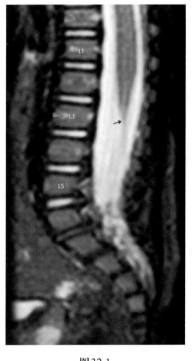

图32.1

32.4 影像学要点

- 低位脊髓圆锥
  - 正常的脊髓圆锥不会终止于 L2 椎体的中 1/3 以下 [3]。
  - 鞘膜、神经根或终丝没有异常 [3~5]。

32.5 关于低位圆锥的重要信息

32.5.1 病因学

- 在胎儿和出生后发育过程中，脊髓圆锥相对于相邻脊柱的上升失败。

32.5.2 影像学难点

在第五腰椎骶化或骶骨腰化的患者中，脊髓圆锥的终止水平可分别较高或较低。

32.5.3 随访

对于有此发现患者的管理和监测仍然存在争议。一些专家倾向于由神经外科、神经内科和泌尿科团队参与的保守随访；然而，当伴有终丝脂肪瘤或终丝粗大时，可能需要预防性的终丝切除术。

32.6 神经外科问题与回答

（1）考虑到临床和影像学表现，体格检查和（或）病史要素的哪些特殊发现对确定诊断有重要意义，更重要的是能否确定这个可能的偶然发现是无症状的？

低位脊髓圆锥可能是偶然发现。如果患者无症状且神经学上完好无损，如果没有证据显示脂肪化终丝，则可观察。

（2）如果有的话，需要或建议进行哪些进一步检查？

如果患者表现出任何脊髓栓系综合征的迹象，应进行全神经轴 MRI 检查，以评估是否存在脊髓空洞症或其他相关的中枢神经系统异常。此外，患者还应接受尿动力学检查以做进一步评估。

（3）如果选择外科（或内科）治疗，为什么选择手术治疗及风险是什么？

如果患者有终丝脂肪的神经功能障碍的迹象，那么患者可能会从手术切除终丝脂肪中受益 [7, 8]。手术干预伴随着标准的风险，如感染、出血和麻醉风险；然而，额外的风险包括脊髓圆锥的损伤，这可能导致膀胱/肠道功能障碍、脑脊液泄漏和运动/感觉障碍。

◆ 参考文献 ◆

[1] Demiryürek D, Aydingöz U, Akşit MD, Yener N, Geyik PO. MR imaging determination of the normal level of conus medullaris. Clin Imaging. 2002; 26(6): 375−377

[2] Moore KR. Tethered spinal cord. In: Barkovich J, ed. Diagnostic Imaging Pediatric Neuroradiology. Salt Lake City, UT: Amirsys; 2007: III−6−III−24

[3] Kesler H, Dias MS, Kalapos P. Termination of the normal conus medullaris in children: a whole-spine magnetic resonance imaging study. Neurosurg Focus. 2007; 23(2): E7

[4] DiPietro MA. The conus medullaris: normal US findings throughout childhood. Radiology. 1993; 188(1): 149−153

[5] Kershenovich A, Macias OM, Syed F, Davenport C, Moore GJ, Lock JH. Conus medullaris level in vertebral columns with lumbosacral transitional vertebra. Neurosurgery. 2016; 78(1): 62−70

[6] Vernet O, Farmer JP, Houle AM, Montes JL. Impact of urodynamic studies on the surgical management of spinal cord tethering. J Neurosurg. 1996; 85(4): 555−559

[7] Usami K, Lallemant P, Roujeau T, et al. Spinal lipoma of the filum terminale: review of 174 consecutive patients. Childs Nerv Syst. 2016; 32(7): 1265−1272

[8] Cools MJ, Al-Holou WN, Stetler WR, Jr, et al. Filum terminale lipomas: imaging prevalence, natural history, and conus position. J Neurosurg Pediatr. 2014; 13(5): 559−567

33 偶发孤立性硬化性骨病变

Behrang Amini, Susana Calle, Octavio Arevalo, Richard M. Westmark, and Kaye D. Westmark

33.1 引言

在 CT 或 X 线平片上发现孤立性硬化性骨病变常造成诊断上的两难境地。本章将讨论强烈提示病变为良性的关键影像特征，以及需要进一步评估的影像学特征。并给出导致骨硬化症的骨病变的鉴别诊断。最后，以 1 例偶然发现的硬化性椎体病变作为总结。

33.2 病例介绍

30 岁女性，因子宫内膜异位症接受了骨盆 CT 检查，在骶骨发现一个偶发病变。因此，进行了 MRI 和骨扫描。体格检查及既往病史分别为正常和无更多信息。

33.3 影像分析

骶骨 MRI：横断位 T1WI（▶ 图 33.1a）和矢状位短时反转恢复图像（STIR；▶ 图 33.1b）、CT 扫描横断位图像（▶ 图 33.1c）和骨显像（▶ 图 33.1d）。T1WI/T2WI 可见低信号非膨胀性病变累及骶骨（星号）。CT 扫描密度测量显示整个病灶超过 1 000 Hu。病变在骨扫描中显示示踪

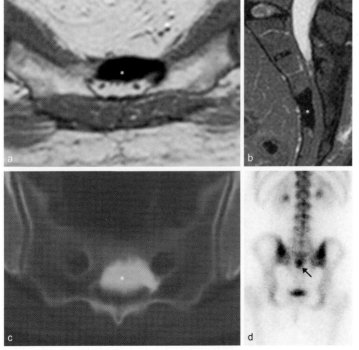

图33.1 （a～d）

剂摄取增加（ ▶ 图 33.1d 中的箭 ）。此孤立的、均匀的高密度病变，周围的骨髓既没有水肿，也没有延伸到周围的软组织，很可能是一个巨大的骨岛。据报道，骨岛在骨扫描时摄取量增加，尤其是巨大的骨岛，但需要进行影像随访。

33.4 临床评估与处理

在此例中，由于骨显像摄取增加，建议在 6 个月和 12 个月进行随访 MRI 检查。尽管通常 X 线平片和 CT 被用来随访疑似的骨岛，但由于肠气覆盖，骶骨是一个在平片上显示不清的区域，且鉴于对一名 30 岁女性骨盆多次 CT 扫描辐射剂量的担忧，因此 MRI 被选为随访的方法。

通过 1 年的随访，病变完全稳定，在没有症状的情况下不建议进行进一步随访。

33.5 鉴别诊断

* 骨岛
  - 偶然发现的良性病变，也称为内生骨疣，是位于松质骨中的皮质骨岛。
  - 高密度椭圆形病变，伴有毛刺或"毛刷"样边缘，邻近骨小梁无变形。
  - "冷"骨扫描有助于区分骨岛和硬化性转移，而温骨扫描不具诊断性（见诊断影像学要点）。
* 成骨性转移性疾病（ ▶ 表 33.1 ）
  - 多发，骨扫描摄取增加。
  - T2WI 上低信号的中央病灶围绕信号增高的晕环提示转移性疾病。
  - CT 上密度较低，比骨岛更不均匀。
* 硬化型骨肉瘤
  - 更加不均匀和不规则，伴有骨小梁破坏，并可能延伸到皮质范围之外。
  - 水肿通常出现在周围的骨髓中。
* 骨样骨瘤
  - 可见透亮的瘤巢。
  - 好发于后部结构。
  - 典型表现是年轻患者夜间疼痛，脊柱侧弯疼痛，非甾体抗炎药（NSAIDs）明显缓解。
* 纤维结构不良
  - 密度小于骨岛。
  - 骨骼呈典型磨玻璃样表现。

表 33.1 最可能发生成骨性转移的原发性恶性肿瘤

前列腺癌（最常见）
乳腺癌（通常是混合的溶骨 / 硬化）
移行细胞癌
类癌
髓母细胞瘤
神经母细胞瘤
结肠、胃肿瘤
淋巴瘤
治疗后溶骨性病灶

33.6 区分骨岛与孤立性硬化性转移瘤：影像学诊断要点

* 骨岛邻近的骨髓没有水肿，也没有延伸到周围的软组织或邻近的骨质破坏 [1]。
* 典型的骨岛有毛刺或"毛刷"样边缘，CT 密度比成骨性转移瘤高得多。一项研究使用平均密度 885 Hu 和最大密度 1 060 Hu 作为临界值，区分高密度骨岛和低密度成骨性转移瘤达到 95% 的敏感性和 96% 的特异性 [2]。

- 骨扫描的主要用途是，如果没有摄取增加，硬化性转移性疾病发生的可能性很小；因此，病变很可能是骨岛，可进行放射影像学检查随访[3]。
- 单发硬化性病变相关的骨扫描摄取增加是不典型的，因此更令人担忧，但很大程度上无济于事，因为有许多关于骨岛摄取 Tc^{99m} 羟基二膦酸盐（hydroxydiphosphonate, HDP）增高的报道[4~6]。
- 骨扫描还有助于寻找可能未被显像的其他摄取增加的部位，例如多发性非创伤性肋骨、颅骨或长骨病变，这强烈提示转移性疾病的诊断。
- 孤立性硬化性病变增加的病例，建议 3 个月、6 个月和 12 个月间隔时进行骨扫描、随访 CT 或平片成像[5]。不典型病例或与成骨性转移性疾病相关的原发性恶性肿瘤高危患者应考虑活检[5]。
- 没有已知的原发性恶性肿瘤病例进行影像随访，如果 6 个月或更短时间内病灶直径增大超过 25%，或 12 个月直径增大超过 50%，Brien 等推荐开放性活检[4]。
- 尽管骨岛的大小通常稳定，但可能会增大、减小或消失。骨骼成熟之后，显示生长良好[7]。

33.7 临床要点
- 目前前列腺癌是单纯硬化性中轴骨转移最常见的恶性肿瘤。
- 据报道，在已知前列腺癌患者中，前列腺特异性抗原（PSA）< 10 ng/mL 对骨扫描阳性有 99% 的阴性预测值[8]。
- 美国放射学会（American College of Radiology, ACR）咨询委员会建议对 PSA 值 ≥ 20 ng/mL 或原发肿瘤分化较差且可能没有 PSA 升高的患者进行骨扫描（ACR 适宜性标准，2012 年）。

33.8 关于骨岛的重要信息
- 约 1% 的脊柱 X 线片和 14% 的尸检可见骨岛[9, 10]。
- CT/X 线片表现：有毛刺或"毛刷"样边缘的高密度椭圆形病变，邻近骨小梁没有扭曲，被认为是特征性的。
- MR 表现：所有序列均为低信号，无强化或骨髓水肿。
- 巨骨岛：这个术语最初由 Smith 在 1973 年提出，后来被定义为直径 ≥ 2 cm，不包括周围的毛刺[4, 11, 12]。
- 骨斑点症是一种遗传性疾病，存在多个骨岛。病灶在骨扫描上应该是冷的，表现为典型的骨岛，平行于骨的长轴，大小对称和聚集在关节周围，并在很大程度上保留了中轴骨。这与硬化性转移性疾病不同，硬化性转移性疾病通常累及中轴骨，很少累及骨骺。

33.9 相关病例
33.9.1 病例1：CT 和 MRI 上的典型骨岛
影像学表现

L4 椎体前上角有一个毛刺状高密度病变（▶ 图 33.2a 中的箭），平均密度为 1 058 Hu。此病变在所有 MRI 序列上均为低信号（▶ 图 33.2b~d 中的箭）。这个病变具有典型的骨岛表现。

鉴于 CT 上的典型表现和明确的高密度，以及 MRI 上的良性表现伴 T2W 无"晕环"征象，做出骨岛的诊断且不需要进行影像随访。

33.9.2 病例2：孤立性前列腺癌转移
影像学表现

T11 上终板内可见局灶性低信号区（箭），病灶在脂肪饱和 T2W 图像序列上隐约可见（▶

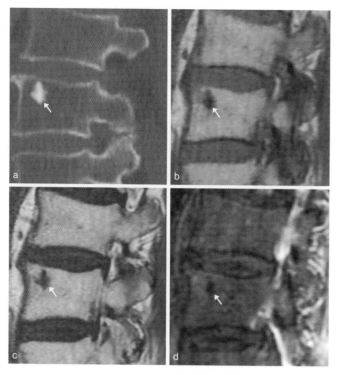

图33.2 腰痛患者的CT矢状面重建（a）和腰椎MR图像，T1WI（b）、T2WI（c）和短时反转恢复（STIR；d）。

图33.3）。放大的图像证实病变中央低信号，周围有高信号的"晕环"。

初级保健医生要求氟脱氧葡萄糖（FDG）PET/CT检查。

T11内的病灶是硬化性的，FDG摄取增加（标准化摄取值3.3；▶ 图33.4a、c中的箭）。此外，前列腺右侧同样可见到局性灶异常、摄取增加（▶ 图33.4b中的箭）。虽然FDG-PET/CT确实提供了TNM（肿瘤大小、淋巴结累及和转移状态）筛查的优势，同时也可评估未知的骨骼

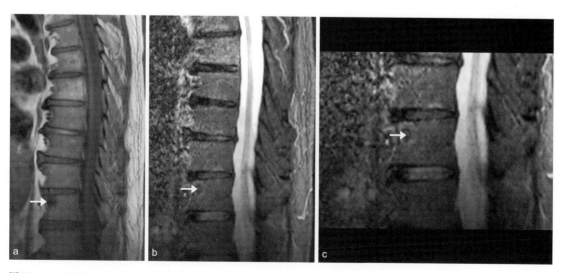

图33.3 因中背部痛进行胸椎MRI检查。矢状面T1WI（a）、FSE（快速自旋回波）T2WI（b）和T2W图像放大显示T11（c）的感兴趣区。

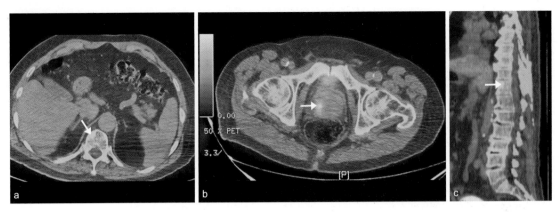

图33.4 FDG-PET/CT 融合横断位图像显示 T11 水平（a）和前列腺（b）水平。CT 与 PET 融合的矢状面重建也显示（c）。

病变，但对于硬化性病变不推荐使用 FDG-PET/CT，因为与典型的 Tc^{99m} HDP 骨骼闪烁扫描相结合会降低其敏感性。

33.9.3 病例3：良性脊索细胞瘤

影像学表现

在 L4 中央发现硬化性病变（▶ 图 33.5）。硬化与血管瘤中所见的粗大骨小梁明显不同。即使考虑成骨性转移性疾病或骨肉瘤的可能性，病变位于中央以及弥漫性硬化也增加了脊索瘤的可能性。

MRI 用于进一步评估，如 ▶ 图 33.6 所示。腰椎 MRI 矢状位 T1WI（▶ 图 33.6a）、T2WI（▶ 图 33.6b）、T1WI 增强（▶ 图 33.6c）显示 L4 椎体后方和内侧的 T1WI 低信号、T2WI 高信号、边界清楚、无强化的病灶，未延伸到椎旁软组织。T1WI 上的低信号与典型的血管瘤、骨内脂肪瘤或其他良性病变不相符合。T2WI 上非常高的信号是意想不到的，与增生性转移瘤或成骨性原发性骨肿瘤不相符合。原发性骨肿瘤在 T2WI 上呈非常高的信号，通常为软骨源性或典型的脊索瘤。基质弥漫性硬化而不是环状和弧形，是脊索瘤而不是软骨肉瘤的典型表现。然而，完全缺乏强化且无骨质破坏的证据对脊索瘤或其他原发性骨肿瘤是非常不典型的。

骨扫描用于进一步评估，如 ▶ 图 33.7 所示。骨扫描图像显示肿瘤区域没有摄取增加。

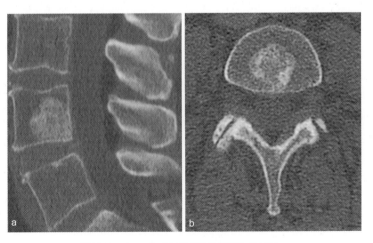

图33.5 （a、b）因轻微创伤进行腰椎CT平扫。

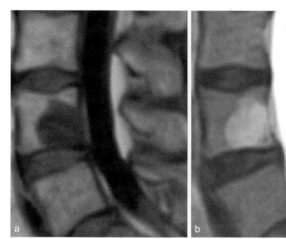
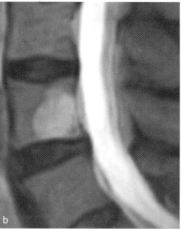
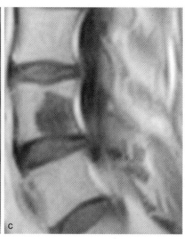

图33.6 （a~c）

影像学印象

这些发现是良性脊索细胞瘤（benign notochordal cell tumor, BNCT）的典型表现。

鉴别诊断

- 良性脊索细胞瘤
  - 良性脊索细胞瘤和脊索瘤之间的关系尚不确定，尽管这两种肿瘤都是在同一病理标本中被发现的。
  - 免疫组织化学染色 brachyura 呈阳性，任何属于脊索细胞系肿瘤的 brachyura 染色都呈阳性。
  - 位于椎体中央，边界清晰。
  - 在 T1WI 上呈低信号，在 T2WI 上呈高信号。
  - 无强化。
  - 骨扫描没有摄取增加。
  - 无皮质破坏或延伸到椎体范围之外。

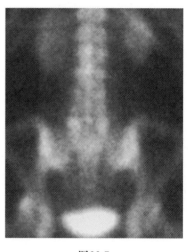

图33.7

- 原发性恶性骨肿瘤：脊索瘤、骨巨细胞瘤或软骨恶性肿瘤
  - 常见强化。
  - 有皮质和小梁破坏。
  - 通常延伸到椎体以外（脊索瘤的领扣样表现）。
  - 软骨恶性肿瘤在 T2WI 上呈很高的信号，但 CT 显示与软骨基质一致的环形和弧形钙化，而不是弥漫性硬化。
- 不典型血管瘤
  - 表现为边界清晰、T1WI 上呈低信号，T2WI 上呈高信号，但 CT 扫描上呈典型强化并有粗大的小梁。尽管与典型血管瘤相比，在不典型血管瘤中的这些发现可能更难在 CT 上被发现。
- 淋巴瘤
  - 罕见硬化，通常强化明显。
- 转移性疾病

- 硬化性转移性疾病在 CT 上表现类似，但骨扫描应该摄取增高。
- 硬化性转移瘤 T2WI 上呈低信号，并在 T2WI 上可能有信号增高的"晕环"[1]。
- 通常是多灶性。

关于良性脊索细胞瘤的重要信息

- 意外发现的脊柱病变。
- 脊索细胞起源的罕见良性肿瘤[13~15]。
- 通常见于椎体中线靠近基底椎神经丛。
- CT/X 线表现：BNCT 表现为轻度骨硬化（边界不清，高密度），无骨小梁破坏。
- MRI 表现：边界清晰，T1WI 上低信号，T2WI 上极高信号。使用钆对比剂（GBCA）无强化或延伸到椎体以外[14]。
- 尽管有些外科医生仍然建议活检，这引起了争议，但一些病例已经进行保守的复查成像随访[15]。
- 出现皮质破坏、强化或骨扫描上放射性示踪剂摄取增加与脊索瘤有关，需要外科会诊[14, 15]。

33.10　要点总结

- 孤立性硬化性病变，边缘有"毛刺"，无 MRI 上 T2 高信号晕环的证据，密度极高，很可能是骨岛。
- 骨扫描可能有帮助，虽然骨岛可能呈温病灶，但骨扫描的冷病灶几乎可排除成骨性转移性疾病。
- 男性前列腺癌和女性乳腺癌是导致成骨性转移性疾病的最常见原发性恶性肿瘤。
- 良性脊索细胞瘤具有非常特征性的表现。通常位于椎体中央，轻微硬化最常见。边界清晰、无强化、T2WI 上呈高信号且 T1WI 上呈低信号。因为担心与脊索瘤相关且在放射学和病理学上对这两个相关疾病很难进行明确区分，疾病治疗存在争议。

◆ 参考文献 ◆

[1] Schweitzer ME, Levine C, Mitchell DG, Gannon FH, Gomella LG. Bull's-eyes and halos: useful MR discriminators of osseous metastases. Radiology. 1993; 188(1): 249–252

[2] Ulano A, Bredella MA, Burke P, et al. Distinguishing untreated osteoblastic metastases from enostoses using CT attenuation measurements. AJR Am J Roentgenol. 2016; 207(2): 362–368

[3] Go RT, El-Khoury GY, Wehbe MA. Radionuclide bone image in growing and stable bone island. Skeletal Radiol. 1980; 5(1): 15–18

[4] Brien EW, Mirra JM, Latanza L, Fedenko A, Luck J, Jr. Giant bone island of femur. Case report, literature review, and its distinction from low grade osteosarcoma. Skeletal Radiol. 1995; 24(7): 546–550

[5] Hall FM, Goldberg RP, Davies JA, Fainsinger MH. Scintigraphic assessment of bone islands. Radiology. 1980; 135(3): 737–742

[6] Roback DL. Tc-99m-MDP bone scintigraphy and "growing" bone islands: a report of two cases. Clin Nucl Med. 1980; 5(3): 98–101

[7] Onitsuka H. Roentgenologic aspects of bone islands. Radiology. 1977; 123(3): 607–612

[8] Haukaas S, Roervik J, Halvorsen OJ, Foelling M. When is bone scintigraphy necessary in the assessment of newly diagnosed, untreated prostate cancer? Br J Urol. 1997; 79(5): 770–776

[9] Resnick D, Nemcek AA, Jr, Haghighi P. Spinal enostoses (bone islands). Radiology. 1983; 147(2): 373–376

[10] Murphey MD, Andrews CL, Flemming DJ, Temple HT, Smith WS, Smirniotopoulos JG. From the archives of the AFIP. Primary tumors of the spine: radiologic pathologic correlation. Radiographics. 1996; 16(5): 1131–1158

[11] Trombetti A, Noël E. Giant bone islands: a case with 31 years of follow-up. Joint Bone Spine. 2002; 69(1): 81–84

[12] Smith J. Giant bone islands. Radiology. 1973; 107(1): 35–36

[13] Yamaguchi T, Suzuki S, Ishiiwa H, Shimizu K, Ueda Y. Benign notochordal cell tumors: a comparative histological study of benign notochordal cell tumors, classic chordomas, and notochordal vestiges of fetal intervertebral discs. Am J Surg Pathol. 2004; 28(6): 756–761

[14] Nishiguchi T, Mochizuki K, Ohsawa M, et al. Differentiating benign notochordal cell tumors from chordomas: radiographic features on MRI, CT, and tomography. AJR Am J Roentgenol. 2011; 196(3): 644–650

[15] Iorgulescu JB, Laufer I, Hameed M, et al. Benign notochordal cell tumors of the spine: natural history of 8 patients with histologically confirmed lesions. Neurosurgery. 2013; 73(3): 411–416

第五篇
椎管外偶然发现

引言

许多神经放射学检查，特别是腰骶（lumbosacral, LS）椎的MR成像，可能会有偶然发现（incidental findings, IF），因为视野包括众多器官和血管。虽然是偶然发现，由于这些发现通常与检查的原因无关，但也是极其重要的。Quattrocchi等人发现68.8%的患者在LS椎MRI上存在IF。这些发现要么被认为是不定性的，因此可能需要进一步评估，要么具有临床意义，占17.6%[1]。最近对LS椎MRI的大型回顾性调查表明，肾脏IFs是最常见的，其次是涉及子宫和附件的IF[2]。

在本篇中，将展示重要的椎外表现的例子，以提高放射科医生和临床医生的认识。还将概述每个病例的处理，包括对腰椎MRI上潜在严重异常未完全成像情况下的成像策略。

· 参考文献 ·

[1] Quattrocchi CC, Giona A, Di Martino AC, et al. Extra-spinal incidental findings at lumbar spine MRI in the general population: a large cohort study. Insights Imaging. 2013; 4(3): 301–308

[2] Tuncel SA, Çaglı B, Tekataş A, Kırıcı MY, Ünlü E, Gençhellaç H. Extraspinal incidental findings on routine MRI of lumbar spine: prevalence and reporting rates in 1278 patients. Korean J Radiol. 2015; 16(4): 866–873

34 腹主动脉瘤

Eduardo J. Matta, Steven S. Chua, Kaustubh G. Shiralkar, and Chakradhar R. Thupili

34.1 病例1

病史

75 岁男性，表现为左下肢 L5 神经根病 3 个月的病史。有慢性轻度下腰痛的病史，多年来维持稳定。下肢脉搏相等。进行了腰椎 MRI 平扫检查。

影像学表现

腰椎 MRI 平扫显示腹主动脉部分梭形扩张的表现。在横断位图像上（ ▶ 图 34.1b），其最大直径为 3.4 cm。在矢状位图像上（ ▶ 图 34.1a），头尾范围约为 8 cm。

影像学印象

偶然发现的肾下腹主动脉瘤（abdominal aortic aneurysm, AAA），直径 3.4 cm。

所需的进一步检查与理由

随访成像是必不可少的，因为 AAA 破裂的风险随着直径大小而增加。此外，AAA 通常没有症状，可能继续扩大而没有明显症状 [1]。

随访成像的时间间隔：美国放射学会（American College of Radiology, ACR）偶然发现委员会 II 已经为偶然发现 AAA 患者的成像随访制订了具体建议。

AAA 断面成像评估和随访的方式选择如下：

- ACR 偶然发现委员会 II 没有具体认可的随访方式；然而，过去大多数其他建议都依赖于超声 [2~4]，具有接近 100% 的敏感性，是最便宜的方式。
- CT 和 MR 能提供最详细与最准确的影像。
- 如果超声或临床检查有任何可疑发现，可以通过更详细的 CT 血管造影获得更多特性。
- 磁共振血管造影也可以考虑以获得更详细的特性。

管理决策

对此病例而言，推荐给转诊医生在 3 年内进行腹部超声检查以评估肾下 AAA。

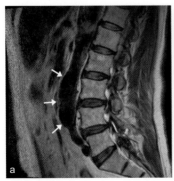
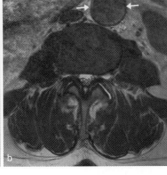

图34.1　腰椎矢状位（a）和横断位（b）T1WI 显示肾下腹主动脉梭形动脉瘤（箭）。

34.2 病例2

病史

59岁男性，出现轻微的慢性下腰痛，已经稳定了几年。晚上疼痛加剧，休息后减轻。体格检查在正常范围内，下肢脉搏相等。进行了腰椎MRI平扫检查。图片如下所示。

影像学表现

腰椎MRI平扫显示腹主动脉与右侧髂动脉部分梭形扩张的表现。定位图像（▶图34.2a）显示动脉瘤的前部优于其他图像（▶图34.2b），其饱和带部分遮盖了主动脉（▶图34.2c）。在横断位图像上，动脉瘤最大直径为4.6 cm。在矢状位图像上，头尾范围约为7.5 cm。右髂动脉长2.5 cm，也有扩张（▶图34.2d）。

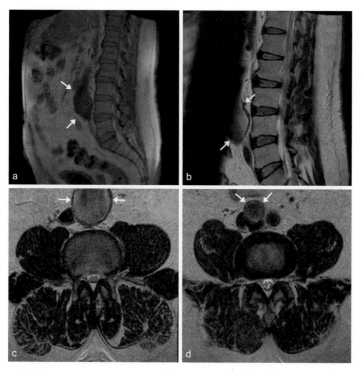

图34.2 腰椎定位像（a）、矢状位T2WI（b）和横断位T2WI（c、d）。

影像学印象

巨大的4.6 cm肾下AAA及2.5 cm右侧髂动脉动脉瘤，与患者下腰痛的关系不明。由于下腰痛是轻微的、机械性的，且多年来严重程度没有变化，动脉瘤很可能是偶发性的。

所需的进一步评估与理由

由于瘤体较大，该动脉瘤破裂的风险较高，需要短期随访（▶表34.1）。而且，风险很大，向血管外科医生转诊才是谨慎的做法，特别是在有下腰痛病史的情况下。

此外，该患者还偶然发现了2.5 cm长的右侧髂动脉动脉瘤。

髂动脉瘤的定义是大于正常髂动脉直径的1.5倍或直径＞2.5 cm。

随访成像的时间间隔：ACR偶然发现委员会Ⅱ也有髂动脉瘤的随访标准（▶表34.2）。

管理决策

在这种情况下，至少应在6个月内进行超声随访，并考虑血管/血管内转诊（▶表34.1；

表 34.1 腹主动脉瘤：随访、扩张率和破裂风险

主动脉直径	随访间隔	年均扩张	绝对终生破裂风险	评 论
2.5～2.9 cm	5 年			可考虑对高危患者进行监控 [a]
3.0～3.4 cm	3 年	0.1～0.4 cm		直径 ≥ 3.0 cm 认为是动脉瘤
3.5～3.9 cm	2 年	0.1～0.4 cm		
4.0～4.4 cm	1 年	0.3～0.5 cm		
4.5～4.9 cm	6 个月	0.3～0.5 cm		考虑血管 / 血管内转诊
5.0～6.0 cm	3～6 个月	0.3～0.5 cm	20%～40%	考虑血管 / 血管内转诊
6.0～7.0 cm		0.7～0.8 cm	40%～50%	考虑血管 / 血管内转诊

来源：Adapted from Khosa et al[2] and Keisler and Carter[3].
[a] 危险因素包括动脉粥样硬化、脑血管疾病、冠心病、AAA 的一级亲属、其他血管瘤病史、高胆固醇血症、高血压、男性、肥胖、老年或吸烟。

表 34.2 髂动脉瘤随访指南

髂动脉直径（cm）	随 访 间 隔 时 间
2.5～2.9	倾向于缓慢扩张；没有给出具体的随访时间间隔
3.0～3.5	最初 6 个月的随访，然后，如果无变化则每年随访
> 3.5	考虑血管 / 血管内治疗

来源：Adapted from Khosa et al[2].

AAA 随访间隔的推荐依据是大小）。没有对髂动脉瘤进行特定随访的建议，但如果外科医生认为动脉瘤是偶然的，而不是选择性干预，那么在监测 AAA 的随访检查中要注意到这一点。

34.3 鉴别诊断

AAA 的表现在本质上是病理性的，但对替代诊断和动脉瘤类型的一些鉴别考虑仍然存在，且列于 ▶ 表 34.3 中。

34.4 影像诊断的要点与难点
- AAA 应该是具有平滑过渡的纺锤形形状。
- 囊性动脉瘤应及时进一步研究其他诊断，如假性动脉瘤或霉菌性动脉瘤。
- 可能存在附壁血栓和外壁钙化。不规则附壁血栓应及时密切检查溃疡斑块。同样，如果钙化位于中央，则应排除主动脉夹层。
- 可见邻近椎体的侵蚀，源于扩张主动脉的持续搏动。
- 主动脉覆盖在相邻椎骨上可能表明包含破裂 / 假性动脉瘤。
- 周围脂肪层的模糊或消失需警惕感染或破裂的可能性。
- 夹层或腔内血肿均可见 CT 平扫上的新月状高密度影、T1WI 上高信号、CT 或 MR 上有强化。

表 34.3　腹主动脉瘤（AAA）的鉴别诊断

鉴别诊断	点　评
AAA	此为真正的动脉瘤，累及主动脉壁的各层，定义为肾下主动脉扩张 ≥ 3.0 cm，或主动脉扩张至正常直径的 1.5 倍 [2]
假性动脉瘤	此为假性动脉瘤。主动脉壁的某些层是破裂而不是扩张，管腔内的血液通常为外膜或周围组织所包裹。均为更常见的球囊状，破裂风险高 [5]
霉菌性动脉瘤	这也是假性动脉瘤，继发于感染引起的主动脉壁破裂。心内膜炎、骨髓炎或腰大肌脓肿的血源性扩散可能是罪魁祸首。与其他假性动脉瘤一样，破裂风险高。也可能是更常见的球囊状，具有分叶状的轮廓及主动脉旁炎症 [5]
主动脉旁积液	主动脉周围的液体聚集，包括血肿，可能类似 AAA。此外，血肿可能是 AAA 或假性动脉瘤的伴随表现或后遗症，在这种情况下可能就是急症 [6]
主动脉夹层或腔内血肿	可单独或与 AAA 并存，视为夹层动脉瘤。剥脱的皮瓣具有诊断性，应在所有 AAA 中寻找。在内膜瓣与外层之间的假腔中可见血液或血肿 [5]。中央而非外周钙化也可能提示内膜层与主动脉壁的分离，如夹层所见 [7]
主动脉旁淋巴结病	主动脉旁淋巴结病可类似 AAA，当其表现为主动脉周围的团块时，最常见于淋巴瘤。主动脉可向前移位。分叶状轮廓和软组织表现将此与 AAA 相区别。如果使用对比剂，软组织可有强化 [6]
主动脉旁肿瘤	与主动脉旁淋巴结病类似，主动脉旁肿瘤，如腹膜后肉瘤，可能类似 AAA。与淋巴结病一样，轮廓分叶状和软组织表现及强化可与 AAA 相区别 [6]
腹膜后纤维化	主动脉周围的纤维化可类似 AAA，或主动脉旁淋巴结病或肿瘤。与淋巴结病不同的是，主动脉不是向前隆起的。如果存在活动性炎症或恶性病变，则应为高 T2 信号，而低 T2 信号见于炎症消退 [8]

34.5　关于腹主动脉瘤的重要附加信息

- AAA 最常位于肾动脉下方，向下延伸至主动脉分叉，可在腰椎 MRI 检查中偶然发现。
- AAA 定义为大于正常主动脉直径的 1.5 倍或直径 > 3.0 cm [2]。
- 髂动脉瘤定义为大于正常髂动脉直径的 1.5 倍或直径大于 2.5 cm。
- 主动脉瘤最常继发于动脉粥样硬化，也是囊性中层坏死、血管炎、感染和损伤进展的结果 [8]。
- 无论是手术干预还是影像学随访，治疗都取决于大小，不管是偶然的或是患者的症状进展。
- AAA 与心血管疾病的独立风险相关。
- AAA 也与颅内动脉瘤（IA）进展的风险增加有关 [9]。尽管已经建议对 IA 患者进行 AAA 筛查 [3, 10]，还没有相应的推荐。即在 AAA 患者中筛查 IA 的作用尚未得到证实 [9]（▶ 表 34.4）。

表 34.4　放射科医生报告的主要内容

最大横断面直径
大概的头尾测量值
头尾范围的描述（与解剖结构对应的动脉瘤开始和结束的位置）
动脉瘤的形状（梭形与囊状）
其他主动脉分支的受累
并发症：破裂、夹层或感染的表现
根据 ▶ 表 34.1 的随访建议

34.6 要点总结

一般来说，较小的动脉瘤应该进行影像监测，而较大的、复杂的或有症状的动脉瘤应该进行手术或血管内评估。ACR偶然发现委员会 Ⅱ 详细介绍了对其他血管实体偶然发现的具体建议，▶ 表 34.5 对此进行了总结。

表 34.5　偶发腹主动脉瘤（AAAs）和其他血管发现的处理

偶然发现	推　　　荐
AAA	见 ▶ 表 34.1
髂动脉瘤	见 ▶ 表 34.2
穿透性主动脉溃疡	• 无症状：年度随访 • 有症状：考虑手术或血管内介入，或更频繁的随访
肾动脉瘤	• 1.0～1.5 cm：每 1～2 年随访 1 次 • ＞1.5 cm：考虑手术或血管内治疗
脾动脉瘤	• ＜2 cm：评估危险因素，如迅速增大、育龄女性发病、肝硬化或可归因于动脉瘤的症状。否则，建议年度随访。＞1 年的监测间隔可能是合理的，取决于合并症和预期寿命 • ＞2 cm：考虑血管内治疗
内脏动脉瘤	• ＞2 cm：应推荐治疗 • 对于非动脉粥样硬化性动脉瘤应该考虑更低的阈值
胰十二指肠动脉瘤	都被认为有更高的破裂风险，都应该考虑治疗

来源：Adapted from Khosa et al[2].

◆ 参考文献 ◆

[1] Gouliamos AD, Tsiganis T, Dimakakos P, Vlahos LJ. Screening for abdominal aortic aneurysms during routine lumbar CT scan: modification of the standard technique. Clin Imaging. 2004; 28(5): 353−355

[2] Khosa F, Krinsky G, Macari M, Yucel EK, Berland LL. Managing incidental findings on abdominal and pelvic CT and MRI, Part 2: white paper of the ACR Incidental Findings Committee II on vascular findings. J Am Coll Radiol. 2013; 10(10): 789−794

[3] Keisler B, Carter C. Abdominal aortic aneurysm. Am Fam Physician. 2015; 91(8): 538−543

[4] Chaikof EL, Dalman RL, Eskandari MK, et al. The Society for Vascular Surgery practice guidelines on the care of patients with an abdominal aortic aneurysm. J Vasc Surg. 2018; 67(1): 2−77.e2

[5] Anwer B. Interventional radiology. In: Elsayes KM, Oldham SA, eds. Introduction to Diagnostic Radiology. 1st ed. New York, NY: McGraw Hill; 2014: 492−493

[6] Ho SSM. Abdominal vessels. In: Ahuja AT, Griffith JF, Wong KT, et al, eds. Diagnostic Imaging Ultrasound. 1st ed. Manitoba, Canada: Amirsys; 2007: 18−24

[7] Federle MP. Vascular disorders. In: Federle MP, Jeffrey RB, Woodward PJ, et al, eds. Diagnostic Imaging: Abdomen. 2nd ed. Manitoba, Canada: Amirsys; 2009: 50−52

[8] Roberts D, Siegelman ESMR. Imaging and MR angiography of the aorta. In: Siegelman ES, Adusumilli S, Roberts D, et al., eds. Body MRI. 1st ed. Philadelphia, PA: Elsevier Saunders; 2005: 487−494

[9] Rouchaud A, Brandt MD, Rydberg AM, et al. Prevalence of intracranial aneurysms in patients with aortic aneurysms. AJNR Am J Neuroradiol. 2016; 37(9): 1664−1668

[10] Ball BZ, Jiang B, Mehndiratta P, et al. Screening individuals with intracranial aneurysms for abdominal aortic aneurysms is cost-effective based on estimated coprevalence. J Vasc Surg. 2016; 64(3): 811−818.e3

35 肾脏肿块

Steven S. Chua, Chakradhar R. Thupili, Eduardo J. Matta, and Kaustubh G. Shiralkar

35.1 病例1

63 岁女性，出现下背部和双下肢疼痛。进行腰椎 MRI 平扫以评估神经根病变。

影像学印象

在腰椎 MR 平扫检查中，对边界不清的右肾肿块不能全面评估（▶ 图 35.1）。这种表现具有恶性的担忧，需要进一步的影像检查。

所需的诊断性检查

鉴于特征不全面的右肾肿块没有单纯囊肿的诊断特征，需要进一步的成像，随后进行 CT 肾脏肿块检查，表现与 ▶ 图 35.2 所示的 6 cm 右肾细胞癌（renal cell carcinoma, RCC）相符合。

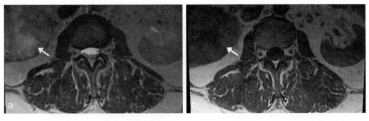

图35.1　T2W（a）和 T1W（b）腰椎横断位图像显示右肾内 T2 不均匀到高信号及 T1 等信号肿块，部分可见（箭）。右肾肿块在 T1WI 上不明显且更不清晰。

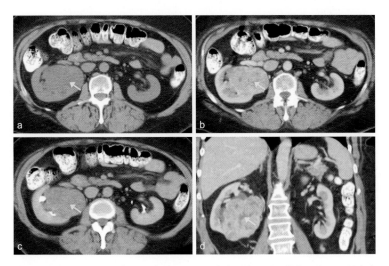

图35.2　CT 肾脏肿块检查显示在横断位平扫（a）图像上的右肾膨胀性 6 cm 低密度肿块，在横断位（b）和冠状位（d）实质期有强化，横断位（c）排泄期显示轻度廓清，与肾癌（RCC）相符合。箭表示右侧 RCC。

影像学分析

动脉强化伴有廓清的 6 cm 右肾膨胀性肿块，与 RCC 相符合（▶ 图 35.2）。

35.2 病例 2

80 岁女性，跌倒后出现背部疼痛。腰椎 MRI 平扫进行评估。

影像学印象

T1 和 T2 高信号的左肾肿块不能通过腰椎 MRI 平扫进行全面评估（▶ 图 35.3）。由于此肿块的信号强度与液体的信号强度不一致，且影像不全面，因此需要进一步成像。

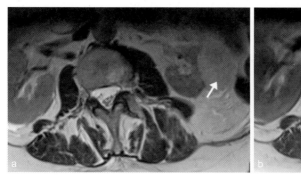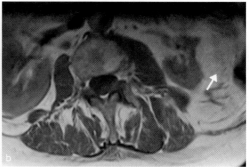

图35.3 T2W（a）和 T1W（b）腰椎横断位图像显示 T1 和 T2 高信号的左肾肿块，约 3.8 cm。

所需的进一步检查

如果左肾肿块的表现在 MRI 上无肾囊肿的影像特征（边界清楚且在 T2WI 上信号均匀、T1WI 上呈低信号），则需要进一步成像以排除恶性肿瘤。如果在腰椎 CT 上发现病变而没有增强、成像不全面、不均匀或内部密度测量值在 20～70 Hu 之间，则需要进一步的成像。ACR 推荐 CT 平扫和增强扫描，或增强前后的 MRI，特别是当病灶＜ 1.5 cm 时[1～3]。鉴于病变是 T1 和 T2 高信号，提示为含有脂肪的病变如血管平滑肌脂肪瘤。如果有脂肪饱和序列（频率选择性），左肾病变中出现信号丢失则与伴有肉眼可见脂肪的血管平滑肌脂肪瘤相一致。血管平滑肌脂肪瘤也可以含有显微镜下可见的脂肪，而化学位移 MR 上反相位图像中的信号丢失将证实这一发现。

与含有显微镜下可见脂肪的 RCC 不同，血管平滑肌脂肪瘤通常不含钙化。因此，肾脏内含脂肪且无钙化的肿块很可能是血管平滑肌脂肪瘤。

幸运的是，在 MRI 前大约 10 年进行的 CT 平扫和增强显示左肾含脂肪病变是肉眼可见的脂肪且无钙化，与含肉眼可见脂肪的血管平滑肌脂肪瘤相符（▶ 图 35.4）。另一方面，肾脏内含肉眼可见脂肪和钙化的病变则要高度怀疑 RCC。鉴于病变＜ 4 cm，无需进一步成像。然而，如果病变＞ 4 cm，则有出血倾向且病变的血供通常会发生栓塞，尤其是当肾动脉瘤＞ 0.5 cm 时[3, 4]。

影像学分析

左肾病变含有肉眼可见的脂肪，与 3.8 cm 肾血管平滑肌脂肪瘤相符合。

35.3 鉴别诊断

肾脏病变的鉴别诊断（differential diagnosis, DDx）见 ▶ 表 35.1。

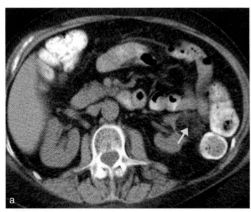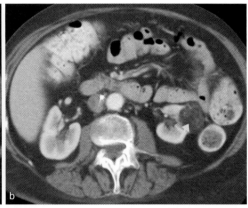

图35.4　腹痛的腹部和盆腔 CT 检查平扫（a）显示直径约 3.8 cm 的左肾含肉眼可见脂肪的肿块，门静脉期（b）
有轻度强化。左肾病变与富脂性血管平滑肌脂肪瘤相符合。鉴于肿块＜4 cm，不需要进一步随访。

表 35.1　肾脏病变的鉴别诊断（DDx）[5, 6]

DDx	点　评
肿块	此术语通常指肾脏的实质性病变，范围从原发性肾细胞癌（RCC）、尿路上皮癌、淋巴瘤、炎性肌纤维母细胞瘤到转移性疾病。转移到肾脏的肿瘤包括黑色素瘤以及乳腺、肺、胃肠道和泌尿生殖系统的实质性肿瘤。更多良性表现的肾脏病变包括血管平滑肌脂肪瘤和嗜酸细胞瘤。血管平滑肌脂肪瘤显示肉眼可见的脂肪，在 MR 上表现为脂肪饱和（频率选择性）序列的信号丢失，也可显示为显微镜下的脂肪，在 MR 中表现为反相位序列（化学位移 II 型）的信号丢失，且通常不含钙化，不像含显微镜下脂肪的 RCC 可含钙化。嗜酸细胞瘤可表现为星状瘢痕并明显强化，且呈进行性强化
假瘤	假瘤包括肾柱肥大，是肾皮质向髓质的延伸，其强化在所有期相上与肾实质相似。此外，左肾极间区的驼峰状突起和胎儿期分叶也是例子。不需要进一步随访
局灶性感染	局灶性肾盂肾炎或肾内脓肿也是肾脏肿块的考虑因素。通常，如果在影像学上发现肾盂肾炎或肾内脓肿，要在治疗后进行腹部和盆腔 CT 增强随访扫描
假性动脉瘤	肾动脉或肾静脉假性动脉瘤可在肾脏出现肿块样表现，特别是在平扫影像上。然而，在增强成像上，这些病变遵循血管的强化形态
囊肿	这是肾脏最常见的病变。根据 CT 或 MR 成像的 Bosniak 标准[7]，囊肿可以从良性到复杂性。良性囊肿可以是含液体的单纯性，从含有不同量的蛋白质或出血成分，到有分隔和薄钙化的轻微复杂性，再到有不规则增厚分隔伴有结节强化的复杂性，最后到囊性肾癌。详情请参见 ▶ 表 35.2
肾窦囊肿	此术语是指在肾窦发现的囊肿，包括肾盂旁囊肿（囊肿从肾实质延伸到肾门）和肾盂周囊肿（淋巴管囊肿从肾门延伸到肾皮质），可类似肾积水。肾收集系统的排泄期造影可以显示肾积水不存在，这些囊肿没有对比剂进入，因其与收集系统不连通
肾盏憩室	肾盏憩室从肾集合系统延伸并与之连通，在增强 CT/MR 检查的排泄期将出现对比剂进入。通常，在这个突出的囊中可以发现钙乳或钙沉积

35.4　诊断要点与难点

• 在腰椎 MR 平扫图像上，横断位图像通常可以最好地显示部分肾脏，源于 MR 技术的聚焦特性以提供小视野来评估脊柱。如果有定位图像或冠状位图像，也可见肾脏或显示肾脏肿块。在腰椎 MR 冠状面上视野增大，可以更好地显示肾脏并识别其他偶然发现[8]。矢状面图像经常过于聚焦以至于不容许评估这种状态下的肾脏。

- 平扫 CT 上内部密度在 20～70 Hu 之间的肾脏病变认为是不定性的，需要通过 CT/MR 肾脏肿块扫描方案的进一步检查[3]。没有增强，很难区分良性（嗜酸细胞瘤、乏脂性血管平滑肌脂肪瘤、假性病变、轻度复杂的囊肿）和恶性实体（实性或囊性肾癌或转移性病变）。

- 肾脏肿块越小（< 1 cm），病变为良性（嗜酸细胞瘤、乏脂性血管平滑肌脂肪瘤）或惰性非侵袭性肾癌的可能性越大[9, 10]。

- 透明细胞肾细胞癌是最常见的亚型，可为异质性的，平扫 CT 上呈结节状，MRI 上呈不均匀到轻微的 T2 高信号。

- 乳头状亚型可能与肾脏复杂性囊性病变或囊性肾癌相混淆[9, 11]。

- 血管平滑肌脂肪瘤通常在平扫 CT 上表现为密度<-10 Hu[12]，并具有肉眼可见和显微镜下的脂肪，通常不含钙化，不同于含显微镜下脂肪的肾癌，后者仅在极少情况下含有肉眼可见的脂肪，但确实有钙化[9]。

- 乏脂性血管平滑肌脂肪瘤在平扫 CT 上倾向于高密度，在 T2W MR 图像上可呈低信号，且强化均匀[13]。

- MR 成像具有优越的软组织对比度，使用减影成像来评估平扫图像上固有 T1 高信号病变的强化情况时是一种解决问题的好工具。此外，在 CT 上由于容积效应或射束硬化伪影而出现假强化的情况下，MRI 也很有用。

- CT 成像可以检测到实质性肾脏病变中的钙化，但与 MR 成像相比，CT 成像在检测病变强化方面的效果较差。在这些情况下，可以利用 MR 来更好地评估强化。

35.5　MRI 上偶然发现肾脏肿块的基本事实

肾脏肿块的 MR 影像特征

- CT 或 MR 上的液体密度囊肿（≤ 20 Hu）或对应于蛋白质性/出血性囊肿的高密度囊肿（≥ 70 Hu）不需要进一步随访[14, 15]。CT 平扫上 20～70 Hu 之间的病变应进行 CT/MR 肾脏肿块扫描方案的随访，因为根据 CT 平扫很难区分良性与恶性病变[3, 6, 16]。肾脏肿块越小（< 1 cm），其倾向于良性病变（嗜酸细胞瘤或乏脂性血管平滑肌脂肪瘤）或惰性肿瘤性病变（RCC）的可能性越高。肾脏病变越大，成为恶性肿块（RCC）的机会就越大[9, 10]。

- 实性 RCC 比囊性 RCC 更具侵袭性，后者更趋于懒惰[9, 11, 15, 17]。

- 偶然检测到的实性肾脏病变的管理基于 2010 年 ACR 白皮书[11]，并按照 2018 年 ACR 白皮书中的最新标准[3] 使用增强 CT/MR 肾脏肿块扫描方案，此标准见 ▶ 表 35.2。

- RCC 的透明细胞亚型是最常见的类型，通常表现为明显强化并在延迟期消退。在 MRI 上为轻微的 T2 高信号[3]。

- 乳头状 RCC 的强化不如透明细胞 RCC 明显。乳头状亚型可与不典型复杂性肾囊肿和囊性肾癌相混淆[9, 11]。

- 肾脏病变在 CT 上的强化定义为与平扫检查相比密度增加> 20 Hu，而无强化定义为密度增加< 10 Hu，不确定强化定义为密度增加在 11～20 Hu 之间[3, 6]。

- 含脂肪的 RCC 可有显微镜下脂肪和钙化，很少有肉眼可见的脂肪。

- 血管平滑肌脂肪瘤有肉眼可见的脂肪，在平扫 CT 上密度 < 10 Hu[12]，在频率选择的脂肪饱和序列中可见信号丢失，显微镜下的脂肪在反相位序列（化学位移伪影 II 型）中可见信号丢

表 35.2 根据 CT、MR 肾脏肿块扫描方案与鉴别诊断确定肾脏肿块的处理（选自 Silvermann 等 [9] 与 ACR 白皮书 [11] 及 ACR 白皮书更新标准 [3]）

肿块大小	太小无特征（too small to characterize, TSTC）	＜ 1 cm（非常小）	1～4 cm（小）	＞ 4 cm（大）
可能诊断	肾细胞癌、嗜酸细胞瘤、血管平滑肌脂肪瘤	肾细胞癌、嗜酸细胞瘤、血管平滑肌脂肪瘤	肾细胞癌，如果 CT/MR 上乏脂	肾细胞癌，如果 CT/MR 上乏脂
鉴别诊断	乏脂性血管平滑肌脂肪瘤（angiomyolipoma, AML）。嗜酸细胞瘤。良性病变，尤指微小或非常小的病变	乏脂性 AML。嗜酸细胞瘤。良性病变，尤指微小或非常小的病变	乏脂性 AML。嗜酸细胞瘤。良性病变，尤指微小或非常小的病变	乏脂性 AML。嗜酸细胞瘤
处理	一般人群：良性囊性病变无需进一步检查 [a]。如果不是良性的，根据病变大小在 6 个月内首选 MR 肾脏肿块扫描方案 [b]。这些 TSTC 病变被认为是惰性肿瘤性或无关紧要的病变。然而，如果病变生长与形态改变，MR 肾脏肿块扫描方案随访直到 1 cm [c]。有限寿命 / 合并症：MRI 监测直到 1 cm。如果病变生长，随访 MRI，活检或手术取决于合并症	一般人群：良性囊性病变无需进一步检查 [a]。如果不是良性的，根据病变大小在 6～12 个月首选 MR 肾脏肿块扫描方案，为期 5 年 [b]。如果病变稳定，可能没有临床意义，无需进一步的随访 [d]。如果病变生长与形态改变 [c]，需要处理且如果病变在 CT 上呈高密度或 T2 上呈低信号，要考虑活检，因为这可能代表乏脂性 AML。有限寿命 / 合并症：MRI 监测直到 1 cm。如果病变生长，随访 MRI，活检或手术取决于合并症	一般人群：良性囊肿无需进一步检查。如果不是良性的，MR/CT 肾脏肿块扫描方案，如果病变在 CT 上呈高密度或 T2 上呈低信号，则手术或活检，因为这可能代表乏脂性 AML。AML ＜ 4 cm，无需检查。有症状的 AML，不论大小，泌尿科会诊。AML ＞ 4 cm 或伴有动脉瘤 ＞ 0.5 cm 者，预防性治疗。有限寿命 / 合并症：MR、CT 监测，活检或手术取决于合并症	一般人群：良性囊肿无需进一步检查。如果不是良性的，如果病变在 CT 上呈高信号或在 MRI 上呈 T2 低信号，则手术或活检，因为这可能代表乏脂性 AML。AML ＜ 4 cm，无需检查。有症状的 AML，不论大小，泌尿科会诊。AML ＞ 4 cm 或伴有动脉瘤 ＞ 0.5 cm 者，预防性治疗。有限寿命 / 合并症：MR、CT 监测，活检或手术取决于合并症和预期寿命

[a] 如果病变是均匀的，在各期相上密度均低于肾实质，或密度高于平扫的实质，则很可能是良性囊性病变，不需要进一步检查。

[b] MR 肾肿块扫描方案是评估肾脏小病变＜ 1.5 cm 的首选方案，源于更好强化且无假强化。

[c] 生长定义为增长＞ 4 mm/ 年，形态改变定义为轮廓、密度或间隔数量的变化。

[d] 稳定定义为 5 年平均增长率＜ 3 mm/ 年。

失，且通常无钙化 [9]。除非有症状，＞ 4 cm，且血管瘤＞ 0.5 cm，否则无需进一步随访 [3, 4]。

- 乏脂性血管平滑肌脂肪瘤可在平扫 CT 上表现为高密度、MRI 上 T2 低信号，显示出明显强化，且与 RCC 鉴别困难，此时需要组织学诊断 [1, 13]。
- 嗜酸细胞瘤可表现为有星状瘢痕的病变，显示出明显强化伴消退。然而，瘢痕并不总会出现，可与恶性病变相混淆，有必要进行组织学诊断以获得更明确的诊断。

放射学报告的主要内容

- 肿块大小。
- 肿块的 T1 和 T2 信号强度。
- 淋巴结肿大或侵袭性的表现。

- 如果增强，则强化特征。

  通过 MR 成像处理偶然发现的肾脏病变

- 边界清晰的肾脏囊性病变，密度可达 20 Hu（低密度囊肿）和 70 Hu 或更高（高密度囊肿），无需进一步随访。T2 高信号边界清晰的囊肿，含脑脊液信号、无结节或复杂间隔，也不需进一步随访[3, 9, 11, 13, 14]。

- 肾脏病变含肉眼可见的脂肪（-10 Hu 或更低）且无钙化倾向于代表血管平滑肌脂肪瘤[3, 4]。如果 < 4 cm 且无症状者，无需进一步随访。如果 > 4 cm 或有症状，预防性治疗。

- CT 平扫密度在 20～70 Hu 之间且在 MR 上未显示 T2 高信号的肾脏病变是不定性的（实质性或复杂性囊性病变），应进行增强 CT/MR 肾脏肿块扫描方案进一步评估且根据 ACR 白皮书进行处理[3, 11]。

- 实质性肾脏病变越小，良性和（或）惰性肿瘤性病变的概率越高[9, 10]。

- 大多数 < 1 cm 的肾脏病变为良性或惰性肿瘤性病变，恶性潜能较低。囊性 RCCs 的侵袭性也低于实性 RCCs[3, 9, 11, 15, 17]。

- < 1.5 cm 的肾脏病变认为是良性或惰性恶性肿瘤[18]，而 > 4 cm 的病变认为是 90% 恶性[19]。

- ▶ 表 35.2 给出了偶然发现肾脏肿块的处理白皮书（2010 年）与 2018 年 ACR 白皮书的最新标准[3]，基于 CT/MR 肾脏肿块扫描方案的进一步评估。此标准适用于一般人群成人年龄 > 18 岁而没有易患肾脏恶性肿瘤的医学因素或遗传因素者发现的偶发肾脏病变。

参考文献

[1] O'Connor SD, Pickhardt PJ, Kim DH, Oliva MR, Silverman SG. Incidental finding of renal masses at unenhanced CT: prevalence and analysis of features for guiding management. AJR Am J Roentgenol. 2011; 197(1): 139-145

[2] Pooler BD, Pickhardt PJ, O'Connor SD, Bruce RJ, Patel SR, Nakada SY. Renal cell carcinoma: attenuation values on unenhanced CT. AJR Am J Roentgenol. 2012; 198(5): 1115-1120

[3] Herts BR, Silverman SG, Hindman NM, et al. Management of the incidental renal mass on CT: a white paper of the ACR incidental findings committee. J Am Coll Radiol 2018; 15(2): 264-273

[4] Dickinson M, Ruckle H, Beaghler M, Hadley HR. Renal angiomyolipoma: optimal treatment based on size and symptoms. Clin Nephrol. 1998; 49(5): 281-286

[5] Wood CG, III, Stromberg LJ, III, Harmath CB, et al. CT and MR imaging for evaluation of cystic renal lesions and diseases. Radiographics. 2015; 35(1): 125-141

[6] Mazzioti S, Cicero G, D'Angelo T, et al. Imaging and management of incidental renal lesions. Hindawi Biomed Res Int. 2017; 2017

[7] Bosniak MA. The current radiological approach to renal cysts. Radiology 1986; 158(1): 1-10

[8] Maxwell AWP, Keating DP, Nickerson JP. Incidental abdominopelvic findings on expanded field-of-view lumbar spinal MRI: frequency, clinical importance, and concordance in interpretation by neuroimaging and body imaging radiologists. Clin Radiol. 2015; 70(2): 161-167

[9] Silverman SG, Israel GM, Herts BR, Richie JP. Management of the incidental renal mass. Radiology. 2008; 249(1): 16-31

[10] Frank I, Blute ML, Cheville JC, Lohse CM, Weaver AL, Zincke H. Solid renal tumors: an analysis of pathological features related to tumor size. J Urol 2003; 170(6 Pt 1): 2217-2220

[11] Berland LL, Silverman SG, Gore RM, et al. Managing incidental findings on abdominal CT: white paper of the ACR incidental findings committee. J Am Coll Radiol. 2010; 7(10): 754-773

[12] Simpson E, Patel U. Diagnosis of angiomyolipoma using computed tomography- region of interest < or = -10 HU or 4 adjacent pixels < or = -10 HU are recommended as the diagnostic thresholds. Clin Radiol 2006; 61(5): 410-416

[13] Silverman SG, Gan YU, Mortele KJ, Tuncali K, Cibas ES. Renal masses in the adult patient: the role of percutaneous biopsy. Radiology 2006; 240(1): 6-22

[14] Heilbrun ME, Remer EM, Casalino DD, et al. ACR Appropriateness Criteria indeterminate renal mass. J Am Coll Radiol. 2015; 12(4): 333-341

[15] Silverman SG, Israel GM, Trinh Q-D. Incompletely characterized incidental renal masses: emerging data support conservative management. Radiology. 2015; 275(1): 28-42

[16] Sasaguri K, Takahashi N. CT and MR imaging for solid renal mass characterization. Eur J Radiol. 2018; 99: 40-54

[17] Han KR, Janzen NK, McWhorter VC, et al. Cystic renal cell carcinoma: biology and clinical behavior. Urol Oncol 2004; 22(5): 410-414

[18] Hindman NM. Approach to very small (< 1.5 cm) cystic renal lesions: ignore, observe, or treat? AJR Am J Roentgenol. 2015; 204(6): 1182-1189

[19] Umbreit EC, Shimko MS, Childs MA, et al. Metastatic potential of a renal mass according to original tumour size at presentation. BJU Int 2012; 109(2): 190-194, discussion 194

36 肾囊肿

Steven S. Chula, Chakradhar R. Thupili, Kaustubh G. Shiralkar, Eduardo J. Matta

36.1 病例介绍

71 岁男性，出现下腰背痛。进行腰椎 MRI 平扫检查以评估神经根病变（ ▶ 图 36.1， ▶ 表 36.1 ）。

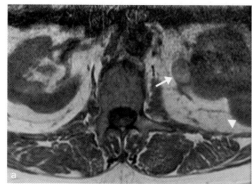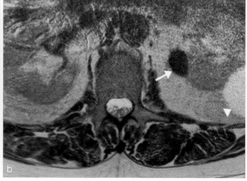

图36.1   T1W（a）和 T2W（b）腰椎横断位图像显示左肾中下极水平的肾脏囊性病变。左肾内见左下内侧的轻微 T1 中等至高信号的 2 cm 肾囊肿（a 白色箭），为 T2 低信号（b 白色箭）。一个 T1 低信号的左肾后下侧囊肿部可见（a 箭头），为 T2 高信号（b 箭头）。

表 36.1   肾脏囊性病变的鉴别诊断 [1]

鉴别诊断	点 评
囊肿	这是肾脏最常见的病变。根据 CT 或 MR 成像的 Bosniak 标准 [2~4]，囊肿可以从良性到复杂性。良性囊肿可以是含液体的单纯性，从含有不同量的蛋白质或出血成分，到有分隔和薄钙化的轻微复杂性，再到有不规则增厚分隔伴有结节强化的复杂性，最后到囊性肾癌
肾窦囊肿	此术语是指在肾窦发现的囊肿，包括肾盂旁囊肿（囊肿从肾实质延伸到肾门）和肾盂周囊肿（淋巴管囊肿从肾门延伸到肾皮质），可类似肾积水。肾收集系统的排泄期造影可以显示肾积水不存在，这些囊肿没有对比剂进入，因其与收集系统不连通
肾盏憩室	肾盏憩室从肾集合系统延伸并与之连通，在增强 CT/MR 检查的排泄期将出现对比剂进入。通常，在这个突出的囊中可以发现钙乳或钙沉积
肿块	此术语通常指肾脏的实质性病变，范围从原发性肾细胞癌（renal cell carcinoma, RCC）、尿路上皮癌、淋巴瘤、炎性肌纤维母细胞瘤到转移性疾病。转移到肾脏的肿瘤包括黑色素瘤以及乳腺、肺、胃肠道和泌尿生殖系统的实质性肿瘤。更多良性表现的肾脏病变包括血管平滑肌脂肪瘤和嗜酸细胞瘤。血管平滑肌脂肪瘤显示肉眼可见的脂肪，在 MR 上表现为脂肪饱和序列的信号丢失，也可显示为显微镜下的脂肪，在 MR 中表现为正反相位序列的信号丢失，且通常不含钙化，不像含脂肪的 RCC 可含钙化。嗜酸细胞瘤可表现为星状瘢痕且强化明显

续　表

鉴别诊断	点　评
假瘤	假瘤包括肾柱肥大，是肾皮质向髓质的延伸，其强化在所有期相上与肾实质相似。此外，左肾极间区的驼峰状突起和胎儿期分叶也是例子。不需要进一步随访
局灶性感染	局灶性肾盂肾炎或肾内脓肿也是肾脏肿块的考虑因素。通常，如果在影像学上发现肾盂肾炎或肾内脓肿，要在治疗后进行腹部和盆腔 CT 增强随访扫描
假性动脉瘤	肾动脉或肾静脉假性动脉瘤可在肾脏出现肿块样表现，特别是在平扫影像上。然而，在增强成像上，这些病变遵循血管的强化形态

36.2　所需的诊断性检查

当在腰椎平扫 MRI 上发现肾囊肿时，根据其复杂性与大小，可以进一步采用肾脏超声或肾脏肿块 CT/MR 方案。理想情况下，如果之前的成像可用，与之对比有助于确定稳定性与变化。T2 高信号、T1 低信号的液体密度囊肿大多为良性，不需要进一步随访，尤其是这些囊肿 < 1 cm、在 T2 和 T1 序列上遵循液体信号如脑脊液（CSF）[5]、无实质成分且边界清楚。液体密度囊肿 > 1 cm 或那些部分显像的病变可通过肾脏超声进行评估。无液体信号的病变或 MRI 上 > 1 cm 的病变可通过 CT/MR 肾脏肿块协议进行评估[5, 6]。

在平扫 CT 上，内部密度 < 20 Hu（单纯性囊肿）或 > 70 Hu（出血性囊肿）的均质性病变认为是良性的，不需要进一步随访；但如果病变的内部密度在 20~70 Hu 之间，则被认为是不定性的，需要进一步检查[7, 8]。研究表明，与肾细胞癌相比，平扫 CT 上 > 70 Hu 的均质性肾脏病变 99.9% 以上为出血性囊肿[9]。这与腰椎平扫 CT 上可见的肾囊肿有关。

由于患者有治疗肺癌的病史，所以进行 PET/CT 检查以确定是否存在残留病变，并针对腹痛进行腹部和盆腔 CT 增强扫描。通常，PET/CT 检查不用于评估肾囊肿，但在此病例中，PET/CT 检查是有用的，因其允许对肾囊肿进行比较。因此，在 MRI 研究中所见的左肾囊肿可以与这些研究相比较。

鉴于左下内侧囊肿在平扫图像上呈高密度（▶ 图 36.2a 中的箭）且呈 T1 高信号和 T2 低信号，这很可能是蛋白质性 / 出血性囊肿，不需要进一步随访。类似地，T2 高信号和 T1 低信号无强化液体密度的后下侧囊肿是单纯性囊肿，不需要进一步随访。

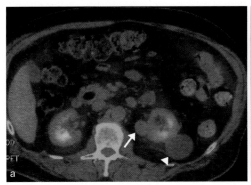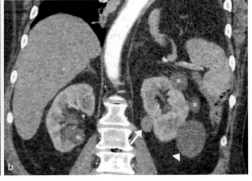

图36.2　前次腹部 PET/CT 融合横断位图像（a）与之前腰椎 MRI 相同水平，最近的腹部增强 CT 图像（b）显示左肾内存在一个高密度囊肿（a 和 b 中的箭），对应于之前的 T1 高信号和 T2 低信号囊肿（图 36.1a、b 中的箭）及一个低密度的囊肿（a 和 b 中的箭头），对应于之前的 T1 低信号和 T2 高信号囊肿（▶ 图 36.1a、b 中的白色箭）。图像（b）还显示双侧肾脏内有一些液体密度无强化的囊肿（星号）。左肾囊肿无一例表现出氟脱氧葡萄糖亲和力。

36.3 影像诊断

左下内侧轻度复杂性囊肿为蛋白质性/出血性囊肿（Bosniak Ⅱ），无需进一步随访。左下后侧无强化囊肿为单纯性液体密度囊肿（Bosniak Ⅰ型），无需进一步随访。其他一些双侧单纯性液体密度囊肿（Bosniak Ⅰ）也不需要进一步随访。更高的 Bosniak 分类，如ⅡF、Ⅲ和Ⅳ，需要随访或手术，也依赖于普通人群患者与预期寿命有限的患者[10,11]。有关更多详细信息请参见 ▶ 表 36.2。

表 36.2 基于 ACR 适宜性标准的 Bosniak Ⅱ-Ⅳ病变管理指南[10]

类 别	影像特征	管理：一般人群	管理：限定人群
Ⅰ（单纯性） 恶性风险：0	纤细的囊壁 流体密度（＜20 Hu） 无实性成分 无钙化 无分隔 无强化	不需要随访 良性囊肿，尤其是囊肿＜1 cm	不需要随访 良性囊肿
Ⅱ（轻微复杂性） 恶性风险：0	少数菲薄分隔伴或不伴可见的强化 液体密度或高密度＜3 cm（蛋白质 20～40 Hu 囊肿在超声上可呈无回声；出血性＞70 Hu 囊肿可见内部碎片），部分为外生。 无实性成分 菲薄或略增厚的钙化 无强化	不需要随访 良性囊肿	不需要随访 良性囊肿
ⅡF（轻度复杂性） 恶性风险：5%	多个菲薄分隔伴或不伴可见的强化 液体密度或高密度＞3 cm（蛋白质 20～40 Hu；出血性＞70 Hu） 无实性成分 略增厚与结节状钙化 无强化 囊肿大部分位于肾内	6～12 个月 CT、MR 肾脏肿块扫描方案的随访 5 年，然后每年随访 形态学改变的评估： 分隔 强化结节 如果有变化行手术治疗	如果随着间隔的增加或强化而发生改变，则应进行手术。6～12 个月 CT、MR 肾脏肿块扫描方案的随访 5 年，然后每年随访评估肾组织形态改变：间隔、强化结节 如果随着间隔的增加或强化而发生改变，应根据预期寿命进行手术或 f/u MR 检查 如果肾脏囊性病变＜1.5 cm 且不能被定义为单纯性囊肿，则可能不需要进行进一步评估，基于有限的预期寿命或多发合并症
Ⅲ（中度复杂性） 恶性风险：50%～55%	增厚的分隔伴有可测量的强化 有或无钙化	手术[a]	手术[a] 或 6～12 个月 CT、MR 肾脏肿块扫描方案的随访[b] 5 年，然后每年随访，基于预期寿命
Ⅳ（囊性 RCC） 恶性风险：100%	增厚的分隔伴有可测量的强化 强化的软组织成分 有或无钙化	手术[a]	手术[a] 或 6～12 个月 CT、MR 肾脏肿块扫描方案的随访[b] 5 年，然后每年随访，基于预期寿命

来源：Adapted from Berland et al[10].

[a] 开腹、腹腔镜或部分肾脏切除术可提供组织学诊断。如果可行，可进行开腹、腹腔镜或经皮消融手术，但需要活检的组织学诊断。消融的长期结果（5～10 年）尚不清楚。

[b] 随访是基于预期寿命或合并症；Smith 等[11] 的研究也支持这样的发现，即在此类个体中，Bosniak ⅡF 和Ⅲ病变可以随访。

肾囊肿的 MRI 特征

- 在肾脏发现的肾囊肿可以根据其内部成分显示不同的信号强度。
- 肾囊肿的分类是基于 Bosniak 系统[2]，根据 CT 或 MRI 而不是基于平扫超声，因为强化是分层的关键决定因素。然而，随着造影超声的出现，这是一种利用微泡造影剂注射的先进技术，允许描绘病变的强化形态，而没有任何肾毒性的风险，并且随着对该技术更好的熟悉，未来的分类方案可能包括该模式，鉴于对比增强超声已用于肝脏病变的 LI-RADS v2017（肝脏影像报告与数据系统）分层。实际上，已经有研究比较了增强超声与增强 CT/MR 对肾脏病变的分类[12, 13]，显示了此项技术的前景。
- 单纯性肾囊肿有与 CSF 或胆囊腔相似的液体信号为 T2 高信号和 T1 低信号，没有实性成分，边界清楚，不需要进一步随访[5]。事实上，最近一项仅使用腰椎 MR T2W 图像的研究表明，类似于 CSF 信号的 T2 高信号囊肿不伴有内部分隔或结节，可不需要随访[14]。
- 出血性/蛋白质性囊肿表现为固有的 T1 高信号和 T2 低信号。如果可用 MR 减影图像，则有助于评估在增强 MRI 检查中所见的高信号囊肿是否真的有强化–增强的囊肿在减影图像中将保持高信号，而含有固有蛋白质/出血成分且无强化的囊肿在减影图像中将显示为低信号。在无强化或实性结节的情况下，不需要进一步随访。
- 肾囊肿可含有内部分隔或囊壁钙化且在 T2 序列中可见。然而，根据 Bosniak 系统（如下所述）[2]，存在内部分隔而无强化并不能使囊性病变升级[2]。
- 在增强 MRI 图像中，囊肿伴有强化的实性结节与恶性有关。强化是恶性肿瘤的重要决定因素[5, 15]。

放射学报告的主要内容

- 囊肿大小。
- 囊肿的 T1、T2 信号强度。
- 实性结节或分隔的表现（如果有）。
- 如果增强，则强化特征。

36.4 诊断要点与难点

- 在腰椎 MR 成像中，由于 MR 技术的聚焦特性以呈现小范围的视野来评估脊柱，在横断位图像中通常可以最好地见到部分肾脏。如果有定位图像或冠状位图像，也可见肾脏或肾囊肿的存在。矢状位图像通常太过聚焦，不容许评估这种状态下的肾脏。
- 肾囊肿直径＜1 cm 伴有 MRI 平扫所见的液体密度且与 CSF 和胆囊液相似，无实性结节，边界清楚，为单纯性囊肿（Bosniak Ⅰ），无需进一步检查或随访[16]。对于 MRI 平扫上仅见部分或＞1 cm 的单纯性囊肿，超声有助于进一步评价。最近的结果似乎表明，作为基于回顾性评估的随访标准，T2 高信号应该比大小更重要[14]。然而，可能需要进一步的前瞻性研究以确保适用于更大的人群，而仅依靠腰椎 T2WI 可能存在问题，没有 T1WI，对 MR 技术而言，伪影的产生以及对整个肾囊肿进行成像和评估的能力可能会混淆解释。尽管如此，这项研究显示出了希望，当结果可以更普遍地应用时，有助于减少对后续研究的需求。
- 轻度复杂性囊肿（除了含液体密度者）可表现为 T1 高信号和 T2 低信号，可代表蛋白质性/出血性囊肿，但也可含有小的实性成分，基于之前的平扫 MR 图像。因此，这些囊肿认为是不定性的，进一步的 CT、MR 肾脏肿块扫描方案有助于排除恶性[5]。
- 在平扫 CT 腰椎图像中，液体密度囊肿（≤20 Hu）＜1 cm，或高密度出血性囊肿（≥

70 Hu），无需进一步随访。

- 对于＞ 1 cm、内部密度在 20～70 Hu 之间的不确定囊肿，可能代表蛋白质性囊肿，可能有实性成分，CT、MR 肾脏肿块扫描方案的进一步定性可能是有帮助的。

- CT 肾脏肿块扫描方案的局限性包括使用厚层（5 mm）时的容积效应，以及因容积效应导致的假强化，尤其是对较小囊性病变而言，这可能会混淆解释，而薄层（1.5～2.5 mm）则可能是有帮助的。然而，CT 对钙化的定性更好，可见于 RCC。但是，对于致密的钙化，可能会掩盖任何强化或不允许准确评估囊肿的内部成分，MR 是首选检查。

- MR 肾脏肿块检查的局限性包括在 T2 序列中检测囊肿内分隔的敏感性增加，这在 Bosniak 系统中可能会被错误地升级 [2]，以及 MR 对运动和呼吸的敏感性 [16]。然而，如果操作得当，MR 可提供优越的软组织对比度，可以比 CT 更好地评估病变的内部成分，且不会遭遇假强化。此外，通过使用正确配准的减影成像，可以确定固有的强化。

36.5　根据MR成像对偶发肾囊肿的处理

- 最常见的肾脏病变是肾囊肿，随着成像应用的增加，更多的偶然肾脏病变得到确认。随着年龄的增长尤其如此，因为更多的肾脏病变见于老年人。

- 大多数＜ 1 cm 的肾脏病变是良性的，如果是肿瘤性的，则是惰性的，恶性潜能较低。囊性 RCC 的侵袭性也低于实性 RCC[15]。

- ＜ 1.5 cm 的肾脏病变被认为是良性或惰性的恶性肿瘤，而可用于指导这些病变治疗的数据有限 [15]。

- 已建立的 Bosniak 系统是为了管理普通人群中偶然发现的肾脏病变及那些有限寿命合并症的人，但不是那些已经患有肾癌的人。▶ 表 36.2[10] 总结了基于 Bosniak 系统 [2]、影像特征的囊性病变分类，以及 ACR 适宜标准和其他标准所建议的处理。

· 参考文献 ·

[1] Wood CG, III, Stromberg LJ, III, Harmath CB, et al. CT and MR imaging for evaluation of cystic renal lesions and diseases. Radiographics. 2015; 35(1): 125－141

[2] Bosniak MA. The current radiological approach to renal cysts. Radiology. 1986; 158(1): 1－10

[3] Bosniak MA. The small (less than or equal to 3.0 cm) renal parenchymal tumor: detection, diagnosis, and controversies. Radiology. 1991; 179(2): 307－317

[4] Bosniak MA, Rofsky NM. Problems in the detection and characterization of small renal masses. Radiology. 1996; 200(1): 286－287

[5] Silverman SG, Israel GM, Trinh Q-D. Incompletely characterized incidental renal masses: emerging data support conservative management. Radiology. 2015; 275(1): 28－42

[6] Mazzioti S, Cicero G, D'Angelo T, et al. Imaging and management of incidental renal lesions. Hindawi Biomed Res Int. 2017; 2017

[7] O'Connor SD, Pickhardt PJ, Kim DH, Oliva MR, Silverman SG. Incidental finding of renal masses at unenhanced CT: prevalence and analysis of features for guiding management. AJR Am J Roentgenol. 2011; 197(1): 139－145

[8] Pooler BD, Pickhardt PJ, O'Connor SD, Bruce RJ, Patel SR, Nakada SY. Renal cell carcinoma: attenuation values on unenhanced CT. AJR Am J Roentgenol. 2012; 198(5): 1115－1120

[9] Jonisch AI, Rubinowitz AN, Mutalik PG, Israel GM. Can high-attenuation renal cysts be differentiated from renal cell carcinoma at unenhanced CT? Radiology. 2007; 243(2): 445－450

[10] Berland LL, Silverman SG, Gore RM, et al. Managing incidental findings on abdominal CT: white paper of the ACR incidental findings committee. J Am Coll Radiol. 2010; 7(10): 754－773

[11] Smith AD, Remer EM, Cox KL, et al. Bosniak category IIF and III cystic renal lesions: outcomes and associations. Radiology. 2012; 262(1): 152－160

[12] Quaia E, Bertolotto M, Cioffi V, et al. Comparison of contrast-enhanced sonography with unenhanced sonography and contrast-enhanced CT in the diagnosis of malignancy in complex cystic renal masses. AJR Am J Roentgenol. 2008; 191(4): 1239－1249

[13] Graumann O, Osther SS, Karstoft J, Hørlyck A, Osther PJ. Bosniak classification system: a prospective comparison of CT, contrast-enhanced US, and MR for categorizing complex renal cystic masses. Acta Radiol. 2016; 57(11): 1409－1417

[14] Nelson SM, Oettel DJ, Lisanti CJ, Schwope RB, Timpone VM. Incidental renal lesions on lumbar spine MRI: who needs follow-up? AJR Am J Roentgenol. 2019; 212(1): 130−134

[15] Hindman NM. Approach to very small (< 1.5 cm) cystic renal lesions: ignore, observe, or treat? AJR Am J Roentgenol. 2015; 204(6): 1182−1189

[16] Israel GM, Hindman N, Bosniak MA. Evaluation of cystic renal masses: comparison of CT and MR imaging by using the Bosniak classification system. Radiology. 2004; 231(2): 365−371

[17] Herts BR, Silverman SG, Hindman NM, et al. Management of the incidental renal mass on CT: A white paper of the ACR incidental findings committee. J Am Coll Radiol. 2018; 15(21): 264−273

37 甲状腺肿块

Steven S. Chua, Eduardo J. Matta, Kaustubh G. Shiralkar, and Chakradhar R. Thupil

37.1 病例1

49 岁女性，出现左臂无力。进行颈椎 MRI 平扫以评估可能的颈神经根压迫（ ▶ 图 37.1）。

影像学印象

偶然发现的甲状腺右叶 5 cm 实性肿块，在颈椎 MRI 上未完全显像（ ▶ 图 37.2）。

所需的进一步检查：甲状腺超声

鉴于甲状腺结节的信号特征可能因其成分而不同，且大多数颈椎 MRI 并不适于做出准确诊断，因此符合 ACR 适宜性标准的甲状腺结节大小和年龄指标（35 岁以下者 > 1 cm，35 岁以上无甲状腺癌或症状性甲状腺疾病史者 > 1.5 cm）[1] 通常需要甲状腺超声来进一步评估。更多详情请参见 ▶ 表 37.3。甲状腺超声可以提供一种更高分

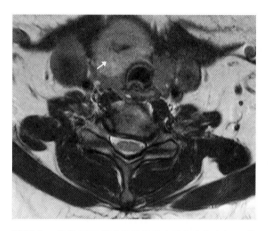

图37.1　颈椎 T2W 横断位图像显示甲状腺右叶内 T2 高信号病变（箭），越过中线延伸至峡部。该病变最大尺寸约为 5 cm。

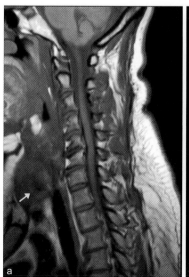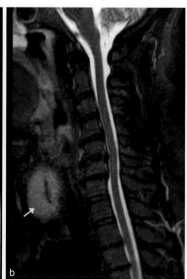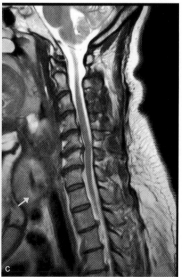

图37.2　颈椎矢状位图像。之前所见的右侧甲状腺病变再次表现为 T1WI 上等信号（a），在短时反转恢复（short tau inversion recovery, STIR）图像上为高信号（b），在 T2WI 上为高信号（c）。

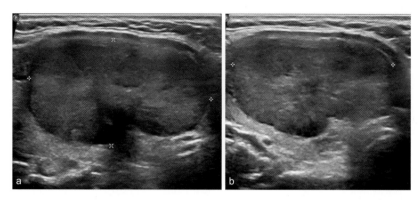

图37.3 在纵向（a）和横向（b）平面获得右甲状腺叶的灰度图像上显示 4.6 cm×2.4 cm× 4 cm 实质型、低回声、稍分叶的结节，内部无明显点状回声灶，结节宽＞高，与之前颈椎 MRI 所见结节相对应。

辨率的方法以更好地评估结节，确定是否需要细针穿刺（fine needle aspiration, FNA）。甲状腺超声如 ▶ 图 37.3。

影像学分析

偶然发现的 4.6 cm 甲状腺肿块为实性、低回声、无内部回声灶、宽＞高、边缘较清伴有轻微的分叶状轮廓。

根据 TI-RADS v2017 标准 [2]，该甲状腺结节总分为 6 分，认为中度可疑，符合 FNA 标准。

TI-RADS（甲状腺影像报告和数据系统）v2017[2] 基于五个标准对结节进行分级：结节成分、结节边界、结节形状、存在回声灶和结节回声；还对结节进行评分和分层，将结节分为良性（0 分）、不可疑（1～2 分）、低度可疑（3 分）、中度可疑（4～6 分）和高度可疑（≥ 7 分）。详情参见 ▶ 表 37.1。

表 37.1　TI-RADS v2017 评分标准及成像属性和分数（pts）

构　成	回声性	形　状	边　缘	回声灶
囊性（0pts）	无回声（0pts）	宽＞高（0pts）	光滑（0pts）	无（0pts）
海绵状（0pts）	高回声（1pt）	高＞宽（0pts）	不清（0pts）	彗尾（0pts）
混合性（1pt）	等回声（1pt）		分叶（2pts）	大钙化 / 粗大（1pt）
实质性（2pts）	低回声（2pts）		甲状腺外（3pts）	外周 / 边缘钙化（2pts）
无法确定（2pts）	极低回声（3pts）		无法确定（1pt）	点状 / 微钙化（3pts）
	无法确定（1pt）			

来源：Adapted from Tessler et al[2].

注：基于 TI-RADS v2017 标准，根据成分、回声、形状、边缘和回声灶这五个成像属性来评估结节的特征。

处理：超声引导下的细针穿刺。

FNA 结果：无恶性特征的腺瘤结节。

37.2 病例2

73 岁男性，背部疼痛。要求全脊柱 MRI 进行评估（▶ 图 37.4）。

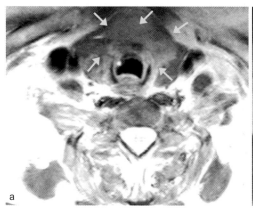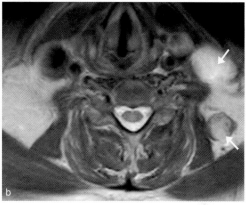

图37.4 　脊柱横断位 T2WI 显示不规则的 T2 中等信号甲状腺峡部肿块，大小约 4 cm，边缘凸起，令人担忧为恶性（a 中箭）。声带水平的颈椎横断位 T2WI（b）显示左侧锁骨上淋巴结增大（箭），中等至高信号。

影像学印象

偶然发现的 4 cm 实性甲状腺峡部肿块及左颈淋巴结病变，令人担忧是甲状腺恶性肿瘤伴有转移性疾病。

所需的进一步检查

甲状腺超声是下一个合适的检查，因为可以更好地描述肿块的特征，并有助于可能需要的 FNA。

甲状腺超声见 ▶ 图 37.5。

影像学表现

该结节总分为 7 分，认为是高度可疑，符合 FNA 标准（▶ 表 37.1）。倾向于恶性的超声征象包括实性、极低回声（超声上低于带状肌肉）至低回声（低于甲状腺实质）、存在微钙化、横向平面上高＞宽的形态、边界不规则且突起。以前，内部血管也是预示恶性的因素

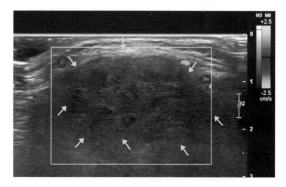

图37.5 　横向图像上长约 4 cm 的实性低回声峡部结节，显示轻度甲状腺外延伸不伴明显点状回声灶，宽＞高。

之一，但不是美国放射学会（ACR）委员会 TI-RADS v2017 的影像属性之一[2]。

处理：该患者没有进行结节的 FNA 检查，因为在进一步的检查中发现有多发性骨转移。

超声引导下肋骨病变活检表明是转移性乳头状甲状腺癌（▶ 表 37.2）。

37.3 诊断要点与难点

- 根据 MR 表现，很难确定结节的良性或恶性潜能，特别是良性结节和中危结节。
- 结节可在 MR 上显示不同的信号，取决于成分和所用的信号序列。
- MR 没有甲状腺超声的分辨率，后者可以更准确、更清晰地辨识结节的边界、钙化的存在和结节的成分。

表 37.2　甲状腺病变的鉴别诊断（DDx）

鉴别诊断	点　评
结节	最常见的甲状腺病变。结节在 MRI 上可以有不同的信号，取决于结节的成分。结节可为囊性的，也可为囊实混合性，或实性。实性结节可有强化。结节可为良性或恶性
肿块	通常是指甲状腺内的实质性病变，可表现为实性结节（原发性甲状腺癌）或转移瘤（罕见），MRI 上的信号因成分而不同。最常见的甲状腺癌是乳头状甲状腺癌，伴有微钙化（砂样体）和滤泡性甲状腺癌。甲状腺髓样癌可有粗大的钙化。间变性甲状腺癌罕见。转移到甲状腺的肿瘤可来自头颈癌、乳腺、肺、胃肠道和肾脏
甲状舌管囊肿	通常位于颈部中线的囊性病变，从舌盲孔向甲状腺延伸且通常在舌头突出时抬高。囊性病变通常在 MRI 上可有不同的信号，典型的是 T2 高信号，但如果感染而有碎屑，可为混杂信号
鳃裂囊肿	此为先天性病变，由于鳃裂结构的不完全退缩而持续存在，通常位于颈侧部，沿着胸锁乳突肌走形。如果含有蛋白质成分或受到感染，可为 T2 高信号或信号多样
皮样囊肿	通常是皮下组织中的 T1 高信号囊性病变，含有一个胚层以上，通常是全部三胚层，根据其成分可有多样的影像信号特征。常可见头发、皮肤、脂肪和软骨

- 高度恶性结节倾向于具有突起且不规则的边界，体积较大，可在 MR 上疑似并经超声确诊。
- 始终要评估是否存在倾向于恶性的增大或可疑颈部淋巴结（颈内静脉二腹肌淋巴结＞1.5 cm，其他颈部淋巴结的短轴＞1 cm；有钙化的淋巴结）。

37.4　关于MRI上偶然发现甲状腺结节的基本事实
甲状腺结节的 MRI 表现
- 颈椎的横断位和矢状位 MR 图像上可以偶然发现甲状腺结节。
- 甲状腺结节位于甲状腺内。
- 结节可有不同的信号，取决于结节的成分（即囊性、囊实混合性或实性）。
- 结节可显示不同程度的强化。
- 结节可有钙化，在超声或 CT 上显示更佳，如果钙化足够大，可显示为信号缺失区。
- 不规则伴突起的边界、延伸或侵入邻近组织的结节倾向于恶性。
  放射学报告的主要内容
- 结节的大小。
- 结节的位置。
- 结节的信号特征。
- 结节是否在甲状腺内或向甲状腺外延伸。
  MRI 偶然发现结节的处理
- 甲状腺结节在成人中很常见，至少 50% 的成人有 1 个或多个结节，通常由 MR、CT、PET/CT 或超声所偶然发现[3]。
- 由于研究中的选择性偏倚，MR 偶然发现甲状腺结节的恶性程度可在 0～11% 之间[4]。
- 然而，在超声评估的所有甲状腺结节中只有不到 7% 是恶性的[5]，因此甲状腺结节的处理通常是困难的，因为需要在过度随访成像与 FNA 之间、在手术以获得明确诊断与遗漏少量偶发甲状腺癌之间维持平衡，后者通常是乳头状甲状腺癌且小病灶是惰性的。

表 37.3　偶然发现甲状腺结节的进一步成像标准

人　群	结 节 特 征	甲状腺超声成像
有限寿命	可疑或不可疑	不需要
一般年龄＜35 岁	可疑	需要
一般年龄＜35 岁	不可疑，＜1 cm	不需要
一般年龄＜35 岁	不可疑，＞1 cm	需要
一般年龄＞35 岁	可疑	需要
一般年龄＞35 岁	不可疑，＜1 cm	不需要
一般年龄＞35 岁	不可疑，＞1 cm	需要

- 因此，ACR 适宜性标准[1]是为更好地管理甲状腺结节而创建的，并基于甲状腺结节的可疑性质（即异常或增大的颈部淋巴结；颈内静脉二腹肌＞1.5 cm，其他颈部淋巴结短轴＞1 cm；淋巴结内钙化），患者的年龄（年龄＞或＜35 岁），以及 MRI 上偶然发现的结节大小。还考虑了一般人群与预期寿命有限 / 多发合并症者，不适用于甲状腺癌风险增加的患者、甲状腺疾病患者和儿科患者。这些标准依次总结于 ▶ 表 37.3 中。

参考文献

[1] Hoang JK, Langer JE, Middleton WD, et al. Managing incidental thyroid nodules detected on imaging: white paper of the ACR Incidental Thyroid Findings Committee. J Am Coll Radiol. 2015; 12(2): 143−150

[2] Tessler FN, Middleton WD, Grant EG, et al. ACR thyroid imaging, reporting and data system (TI-RADS): White paper of the ACR TI-RADS Committee. J Am Coll Radiol. 2017; 14(5): 587−595

[3] Mortensen JD, Woolner LB, Bennett WA. Gross and microscopic findings in clinically normal thyroid glands. J Clin Endocrinol Metab. 1955; 15(10): 1270−1280

[4] Youserm DM, Huang T, Loevner LA, Langlotz CP. Clinical and economic impact of incidental thyroid lesions found with CT and MR. AJNR Am J Neuroradiol. 1997; 18(8): 1423−1428

[5] Papini E, Guglielmi R, Bianchini A, et al. Risk of malignancy in nonpalpable thyroid nodules: predictive value of ultrasound and color-Doppler features. J Clin Endocrinol Metab. 2002; 87(5): 1941−1946

[6] Bahl M, Sosa JA, Nelson RC, Hobbs HA, Wnuk NM, Hoang JK. Thyroid cancers incidentally detected at imaging in a 10-year period: How many cancers would be missed with use of the recommendations from the Society of Radiologists in Ultrasound? Radiology. 2014; 271: 888−894

38 肾上腺肿块

Chakradhar R. Thupili, Steven S. Chhua, Kaustubh G. Shiralkar and Eduardo J. Matta

38.1 病例1

77 岁女性，因胸椎疼痛和左下腹疼痛就诊。进行胸椎 MRI 评估背痛的病因（▶ 图 38.1）。

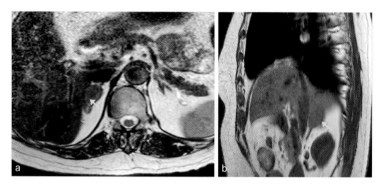

图38.1 横断位 T2WI（a）和矢状位 T2WI（b）显示右侧肾上腺结节（箭）呈中等信号。

影像学印象

MRI 上偶然发现右侧肾上腺病变，评估不完全，不能定性。

所需的进一步检查

CT 肾上腺肿块扫描方案需要包括平扫、增强和延迟期以完整评估右侧肾上腺病变，这样就可以计算肾上腺病变的绝对廓清。或者，也可以采用化学位移 MR 序列以评估肾上腺病变中是否存在微小脂肪，其在反相位图像中信号丢失。在此例中，临床医生要求进行 CT 肾上腺肿块扫描方案以评估右侧肾上腺病变（▶ 图 38.2）。

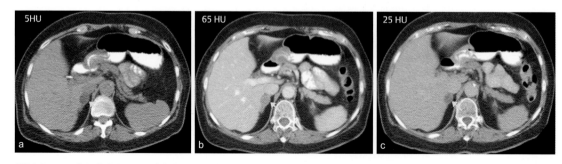

图38.2 CT 肾上腺肿块扫描方案包括平扫（a）、门静脉期（b）和延迟期（c），再次显示右侧肾上腺结节（箭）。右侧肾上腺结节的密度平扫为 5 Hu、门静脉期为 65 Hu、延迟期为 25 Hu，绝对廓清为 66.6%，与富脂性肾上腺腺瘤相符合。

右侧肾上腺结节平扫密度为 5 Hu，门静脉期为 65 Hu，延迟期为 25 Hu，计算绝对廓清为 66.6%，与富脂性腺瘤一致（绝对廓清率计算公式见下文）。事实上，当肾上腺病变在平扫显示密度 < 10 Hu 时，这一发现具有超过 98% 的特异性，即病变是富脂性肾上腺腺瘤，在这种情况下，平扫图像足以诊断右侧肾上腺病变为富脂性腺瘤。

然而，如果肾上腺结节在平扫期显示密度 > 10 Hu，病变就被认为是不定性的，因为乏脂性腺瘤（约占所有腺瘤的 30%）与其他风险更高的肾上腺病变如恶性肿瘤、转移瘤和嗜铬细胞瘤之间存在重叠。在这种情况下，就要进行 CT 肾上腺肿块扫描方案，包括平扫（pre）、1 min 增强（post）和 15 min 延迟期（delay），用于确定肾上腺病变是否表现出腺瘤的廓清动力学特征。如果只有增强和延迟的 CT 图像，肾上腺廓清可计算为绝对廓清率（absolute percentage washout, APW）或相对廓清率（relative percentage washout, RPW）。绝对廓清率（APW）和相对廓清率（RPW）公式如下：

$$绝对廓清率 = \frac{门静脉期（post）- 延迟期（delayed）}{门静脉期（post）- 平扫（pre）} \times 100\%$$

$$相对廓清率 = \frac{门静脉期（post）- 延迟期（delayed）}{门静脉期（post）} \times 100\%$$

例如，如果绝对廓清率 > 60%，则将肾上腺病变归类为良性腺瘤。如果相对廓清率 > 40%，则将肾上腺病变归类为良性腺瘤。

另一方面，也可以利用 T1W 的同反相位成像进行化学位移 MR 扫描，寻找肾上腺病变中的微小脂肪。在肾上腺病变上选择感兴趣区，并且任意在同反相位图像之间比较其衰减。反相位图像中信号丢失 > 20% 表明肾上腺结节内存在微小脂肪，与富脂性腺瘤一致。在化学位移 MR 方法不确定的情况下，应该进行 CT 肾上腺肿块扫描方案，以便更好地定量。

处理：此肾上腺腺瘤不需要进一步的影像检查。由于没有肾上腺功能亢进的临床证据，该患者被诊断为偶然发现的无功能性肾上腺腺瘤。

38.2 病例 2

76 岁男性，因下腰痛伴右侧延伸就诊。进行腰椎 MRI 寻找患者背痛的病因（▶ 图 38.3）。

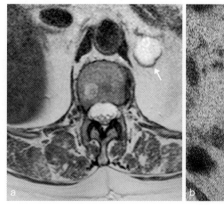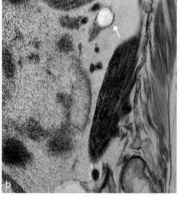

图 38.3 横断位（a）和矢状位（b）T2WI 显示左侧肾上腺病变呈 T2 高信号（箭）。

影像学印象

偶然发现的左侧肾上腺 T2 高信号病变，提示有液体成分，但不是决定性的。

所需的进一步检查

腹部和盆腔 CT 增强扫描来评估左侧肾上腺病变（▶ 图 38.4）。

发现 T2 高信号的肾上腺病变不能做出肾上腺囊肿的诊断，因为嗜铬细胞瘤也可有 T2 高信号。然而，CT 增强扫描显示液体密度且肾上腺病变无强化与肾上腺囊肿一致，不需要进一步随访。至于嗜铬细胞瘤，患者可能有症状，出现尿液去甲肾上腺素水平升高，且在 CT、MR 成像上显示有强化，不似肾上腺囊肿缺乏强化。

处理：良性肾上腺囊肿不需要进一步随访或检查。

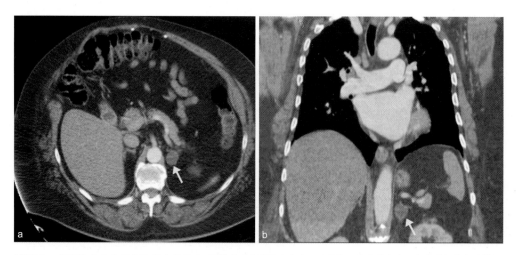

图38.4 横断位（a）和冠状位（b）增强CT图像显示左侧肾上腺病灶无强化，有液体密度，与囊肿相符合（箭）。

38.3 病例 3

77 岁女性，因创伤后出现棘旁腰痛就诊。进行 CT 平扫评估疼痛的病因（▶ 图 38.5）。

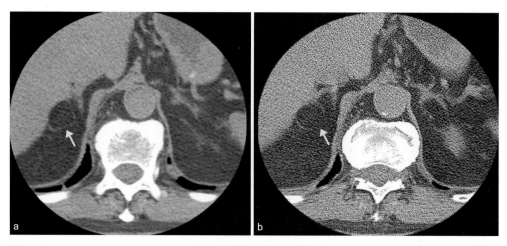

图38.5 （a、b）横断位平扫CT显示右侧肾上腺病变，密度与邻近腹膜后脂肪相似，与肾上腺髓样脂肪瘤相符合（箭）。

偶然发现右侧肾上腺含有肉眼可见脂肪的病变，与肾上腺髓脂肪瘤相符合。此肾上腺病变预期会在频率选择性脂肪饱和 MR 序列上显示信号丢失，源于肉眼可见脂肪的存在。

处理：良性含肉眼可见脂肪的肾上腺髓样脂肪瘤。由于病变< 4 cm，且患者没有内分泌功能障碍的证据，因此在没有症状进展的情况下不建议进一步随访或治疗（▶ 表 38.1）。

表 38.1　肾上腺结节的鉴别诊断（DDx）

DDx	点　评
腺瘤	此为最常见的肾上腺偶发病变，占 CT 所见病变的 75%。腺瘤通常是边界清楚、圆形或椭圆形的小病灶，直径< 3 cm，密度常均匀。高达 70% 含有细胞内或微小脂肪。CT 密度 10 Hu 或更小对诊断富脂性腺瘤的特异性为 98%。化学位移 MR 成像可以区分腺瘤，通过与同相位图像相比在反相位图像中信号强度的丢失（> 20%）来寻找微小脂肪
髓样脂肪瘤	髓样脂肪瘤是含有肉眼可见脂肪的良性肾上腺病变。在 CT 图像上，肉眼可见脂肪的密度与邻近腹膜后脂肪相似。在 MR 图像上，病变在 T1WI 和 T2WI 上都是高信号且在脂肪抑制上都是低信号。在 T1W 反相位图像上，在脂肪-水界面处可见印度墨汁伪影，但在反相位图像中没有信号丢失
囊肿	此为囊性肾上腺病变，CT 密度在−10～20 Hu 之间，T1WI 上为低信号，T2WI 上为高信号。有时可能存在细小、无强化的分隔
嗜铬细胞瘤	此类病变起源于嗜铬细胞，其中大部分（90%）是良性的。在 CT 图像上，病变有软组织密度，但倾向于富血供，动脉期明显强化。在 MR 图像上，大多数嗜铬细胞瘤在 T2WI 上呈高信号，被描述为亮灯征，并显示出增强后的快速强化
出血	肾上腺出血是无症状的，但可表现为腰部疼痛。急性出血时，表现取决于成像时间，CT 平扫上密度值的范围从 50～90 Hu 不等。出血的 MR 表现取决于血液产物的期龄
恶性肿瘤	肾上腺恶性病变如肾上腺皮质癌，在发病时往往较大（> 4 cm），且为不均匀伴有坏死和不规则的边缘。没有已知原发恶性肿瘤，转移瘤作为偶然发现是很少见的。转移到肾上腺的肿瘤源于肺癌、结直肠癌、乳腺癌、胰腺癌、肾癌和黑色素瘤

38.4　诊断要点与难点

- 由于许多胸椎或腰椎 MR 图像中使用的锥形图像与 MR 序列的类型，并不总是能够确定肾上腺偶发瘤（incidentaloma，AI）的特征，因此通常需要进一步成像。
- 肾上腺腺瘤是最常见的肾上腺病变，大部分（> 70%）含有微小或细胞内脂肪，可用化学位移 MR 成像来证实，反相位图像上信号丢失> 20% 及平扫 CT 上密度< 10 Hu 的特异性> 98%。
- 平扫 CT 显示密度> 10 Hu 的肾上腺病变仍属不确定，因为这些病变可能是乏脂性腺瘤和其他风险更高的病变。需要进行 CT 肾上腺肿块扫描方案以确定病变的廓清特征。
- 肾上腺病变的绝对廓清> 60% 与相对廓清> 40%，更倾向于代表肾上腺腺瘤。
- MRI 上 T2 高信号的肾上腺病变可能代表囊肿或嗜铬细胞瘤的可能性。CT 平扫或增强扫描显示囊肿呈无强化的液体密度，而嗜铬细胞瘤则显示软组织密度和强化，并有延迟期的廓清。
- 大的肾上腺病变（一般> 4 cm）伴有边界不规则与强化不均匀，很可能代表恶性肿瘤如肾上腺皮质癌。
- 虽然罕见，但确实会发生肾上腺转移，且通常与已知的原发性恶性肿瘤有关。

38.5 关于MRI上肾上腺偶发瘤的基本事实

肾上腺偶发瘤（AI）的发病率

- AI 很常见，通常 1 cm 或更大，通常是在进行与排除恶性肿瘤无关检查的成像研究中发现。
- 肾上腺是原发性良、恶性肿瘤和转移的常见部位。偶发结节见于 4%～7% 的腹部 CT 扫描中，并且出现频率随着患者年龄的增加而增加。
- 大多数偶然发现的肾上腺肿块是良性的，诊断性成像的目的是对良性病变与那些需要随访或进一步治疗的病变进行鉴别。
- 肾上腺病变较大、不规则、含有坏死且呈间歇性生长支持恶性肿瘤。▶ 表 38.2 显示的是良性和恶性肾上腺病变。

表 38.2　肾上腺良恶性病变

良性肾上腺病变	恶性肾上腺病变
腺瘤（含微小脂肪）	肾上腺皮质癌（＞ 4 cm）
出血	转移
囊肿	嗜铬细胞瘤（较大）
髓样脂肪瘤（含肉眼可见脂肪）	
嗜铬细胞瘤（较小）	

肾上腺偶发瘤的影像学特征

- 恶性肿瘤的可疑特征包括尺寸大（＞ 4 cm）、间歇性生长、不均匀、边缘不规则和坏死（即肾上腺皮质癌、巨大嗜铬细胞瘤以及转移）。
- CT 可用 APW 或 RPW 鉴别大多数腺瘤和非腺瘤，因为腺瘤比非腺瘤更倾向于早期、明显强化，且比非腺瘤更早、更大程度廓清。
- 在平扫 CT 上表现为＜ 10 Hu 且均质的肾上腺病变有 98% 以上的特异性为富脂性腺瘤（约 70% 含有微小脂肪），不需要进一步随访。在化学位移磁共振成像中，腺瘤在反相图像中的信号损失比同相图像中的信号损失要大 20% 以上，这表明腺瘤中存在微小的脂肪。
- ＞ 10 Hu 的肾上腺病变可以是乏脂性腺瘤（占腺瘤的 30%）或其他非腺瘤如嗜铬细胞瘤、转移瘤或肾上腺皮质癌。
- 肾上腺病变的绝对廓清率＞ 60%，相对廓清率＞ 40%，即为乏脂性肾上腺腺瘤。
- 病变的绝对廓清率低于 60% 或相对廓清率低于 40% 是不定性的，需要进一步的内分泌学检查。
- 肾上腺病变伴大量肉眼可见脂肪是肾上腺髓样脂肪瘤的诊断，CT 平扫时密度应为≤ 10 Hu，MR 脂肪饱和序列上会有信号丢失。
- 肾上腺囊肿（罕见）和假性囊肿（不常见）在 CT 上呈液体密度（0～20 Hu），在 MR 上呈 T2 高信号，且无强化。
- 肾上腺出血在 CT 上往往有较高的密度，既往外伤或抗凝史会是有用的信息。MR 成像在 T1 和 T2W 图像上信号强度多变且无强化。
- 如果病变不能被诊断为上述良性实体之一，则应排除嗜铬细胞瘤、肾上腺皮质癌和转移瘤，并应寻找恶性肿瘤病史。

- 在影像上，嗜铬细胞瘤的表现多样，但倾向于血供丰富，动脉期明显强化。在 MR 上，这些病灶可表现为 T2 高信号。
- 肾上腺皮质癌往往较大，通常 > 4 cm。此外，肿瘤边缘往往不规则，中央坏死和出血常见，特别是当肿瘤 > 6 cm 时。
- 转移瘤的表现可为多种多样的。

  放射学报告的主要内容
- 肾上腺结节的大小。
- 结节的位置。
- 结节的信号特征。
- 结节是否需要进一步检查。

2010 年，ACR 发布了一份白皮书，其中包括肾上腺偶发结节的处理流程图，汇总如 ▶ 图 38.6 所示。

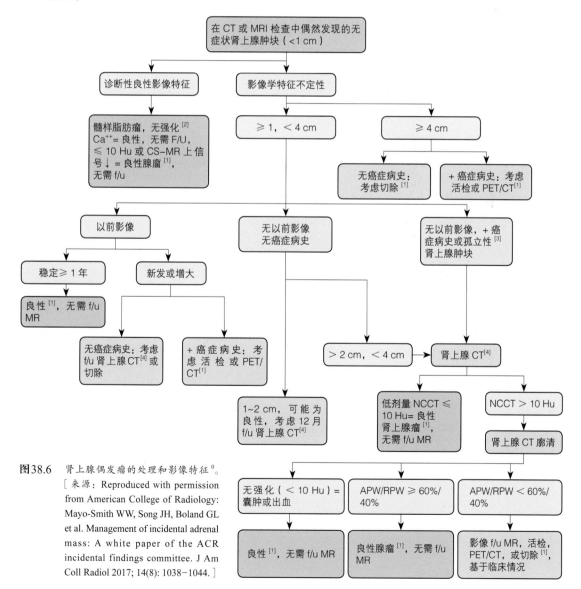

图38.6 肾上腺偶发瘤的处理和影像特征[0]。

[来源：Reproduced with permission from American College of Radiology: Mayo-Smith WW, Song JH, Boland GL et al. Management of incidental adrenal mass: A white paper of the ACR incidental findings committee. J Am Coll Radiol 2017; 14(8): 1038–1044.]

38.6　要点总结

- 偶然发现的肾上腺病变并不总是代表转移性疾病。
- 有许多良性肾上腺病变不需要进一步随访
  - 腺瘤。
  - 囊肿。
  - 髓样脂肪瘤。
  - 出血。
- 不定性病变（1～4 cm）的处理基于以前的影像、稳定性及癌症病史，这些细节如 ▶ 图 38.6 所示且简要描述如下。
- 有以前的影像：
  - 如果病变已经稳定超过 1 年，这些病变更支持是良性的，不需要进一步的随访。
  - 如果病变是新发或有增大，如果没有癌症病史则将其切除，如果有癌症病史则进行活检或接受 PET/CT 进一步评估。
- 没有以前的影像
  - 如果病变为 1～2 cm，并且没有癌症病史，这些病变可能是良性的，并在 1 年内进行随访成像以证明其稳定性。
  - 如果病变为 2～4 cm，并且没有癌症病史，则进行 CT 肾上腺肿块扫描方案以确定是否可能为腺瘤，此时不需要进一步随访。然而，如果不是腺瘤，则可以根据临床情况进行活检、切除或 PET/CT 成像。
  - 如果发现孤立的肾上腺病变，并且有癌症病史而没有以前的影像，则进行 CT 肾上腺肿块扫描方案。如果病变是腺瘤，则不需要进一步随访。如果不是腺瘤，则根据需要进行切除、活检或进一步的 PET/CT 成像。
- 如果没有癌症病史，不定性的病灶（＞4 cm）可以切除，也可以活检或接受 PET/CT 进一步评估。

● 推荐读物 ●

[1] Allen BC, Francis IR. Adrenal imaging and intervention. Radiol Clin North Am. 2015; 53(5): 1021−1035

[2] Kapoor A, Morris T, Rebello R. Guidelines for the management of the incidentally discovered adrenal mass. Can Urol Assoc J. 2011; 5(4): 241−247

[3] Mayo-Smith WW, Song JH, Boland GL, et al. Management of incidental adrenal masses: a white paper of the ACR Incidental Findings Committee. J Am Coll Radiol. 2017; 14(8): 1038−1044

[4] Willatt J, Chong S, Ruma JA, Kuriakose J. Incidental adrenal nodules and masses: the imaging approach. Int J Endocrinol. 2015; 2015: 410185

39 腹膜后淋巴结

Kaustubh G. Shiralkar, Eduardo J. Matta, Steven S. Chua, and Chakradhar R. Thupili

39.1 病例1

病史

67 岁女性，因慢性背部疼痛就诊。进行骶骨 MRI 平扫及静脉（IV）对比剂增强检查以评估可能的神经根受压（▶ 图 39.1）。

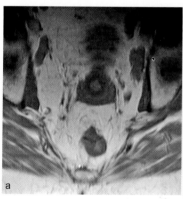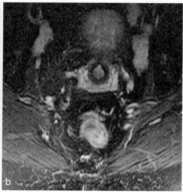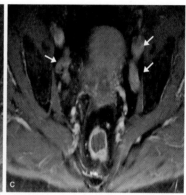

图39.1 非脂肪饱和 T1W（a）、脂肪饱和 T2W（b）和增强后脂肪饱和 T1W（c）横断位图像，显示髂链内双侧淋巴结肿大（箭）。这些增大淋巴结的短轴直径可达 2 cm。均匀强化，无坏死迹象。

病例1最可能的影像诊断

病例1显示骶骨 MRI 偶然发现髂链淋巴结肿大。回顾患者以前的 CT 显示这些淋巴结是稳定的（▶ 图 39.2）。考虑到稳定性超过 1 年，此被认为是良性发现而不需要进一步的随访。

39.2 病例2

病史

67 岁男性，因背部疼痛加重就诊，且有已知的肺癌病史。

病例2最可能的影像诊断

病例2显示为播散性转移性疾病情况下的腹膜后淋巴结病变（▶ 图 39.3）。

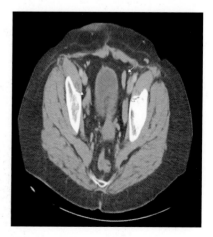

图39.2 大约 1 年前的横断位 CT 图像显示淋巴结大小稳定（箭）。没有恶性肿瘤或其他可能导致淋巴结肿大的病史。

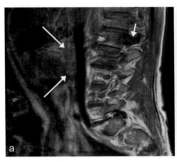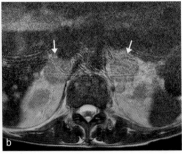

图39.3 矢状位 T2WI（a）显示主动脉旁淋巴结增大，仅可见于矢状位图像（长箭）。另请注意 T12 椎弓根的骨转移（短箭）。横断位 T2WI（b）显示双侧肾上腺肿块（箭），符合患者已知的转移性疾病。

鉴别诊断和影像学难点	点 评
转移性疾病 / 淋巴瘤	淋巴瘤通常是对称性且会推移邻近的血管结构［主动脉、下腔静脉（inferior vena cava, IVC）］。转移往往是更不对称和异质性，且可能有已知的原发性恶性肿瘤病史
肉瘤	脂肪肉瘤是腹膜后最常见的肉瘤。寻找腹膜后巨大肿块内的脂肪信号或脂肪密度区
腹膜后出血	可能是由于潜在的凝血障碍或破裂的主动脉瘤，沿筋膜平面分布的高密度液体
IVC 重复 / 异常或侧支血管	管状形态类似血管；可见流空或静脉强化模式
腹膜后纤维化	边界不清的肿块或软组织增厚，包绕下段主动脉、IVC 和输尿管，无移位或占位效应。然而，经常导致中段输尿管扁曲和梗阻

39.3 鉴别诊断与诊断清单

- 确定有问题的发现是否真的是淋巴结肿大和（或）异常。
- 确认病变不是来自其他腹膜后器官如肾脏、肾上腺或胰腺。在这些情况下，寻找对邻近腹膜后结构如主动脉或下腔静脉的占位效应可能会有帮助。
- 淋巴瘤通常使下腔静脉和主动脉等血管结构前移，很少阻塞输尿管。相反，腹膜后纤维化可包裹血管结构而没有占位效应，常导致输尿管梗阻。
- 检查多个平面且使用多平面重建至关重要，因为异常可能仅见于一个或两个平面（即 MR 脊柱上的定位序列或矢状面）。
- 正常结构可以类似淋巴结肿大。常见的难点包括以下几点：
  - 邻近腹膜后的小肠圈可能类似淋巴结疾病。
  - 正常、突出的卵巢可能拟似髂外淋巴结增大。
  - 异常血管可能被误认为淋巴结病变，特别是在平扫像上。正常的解剖变异如左侧下腔静脉或重复的下腔静脉，可拟似淋巴结病变。突出的乳糜池也可拟似膈脚后淋巴结增大。
  - 术后血肿、脓肿和淋巴囊肿都可能拟似淋巴结疾病。

39.4 关于偶然发现的"淋巴结病"的重要附加信息

39.4.1 定义和主要事实

- 淋巴结病是指淋巴结的任何病理改变，而不一定仅仅是淋巴结大小的增加。
- 淋巴结病可包括淋巴结的数目异常或内部结构的紊乱（例如，囊性或坏死性淋巴结）。

- 淋巴结增大和（或）内部结构异常并不一定意味着肿瘤性疾病。淋巴结病可能代表各种感染性、炎症性、自身免疫性或特发性疾病。
- 反应性淋巴结是一种健康的反应，并不意味着淋巴结本身的病理。

39.4.2 成像和检查（▶图39.4）

- 正常淋巴结在 CT 上显示良好。卵圆形的软组织密度，通常有位于中心的脂肪门结构。
- 在 MRI 上，淋巴结在 T1WI 上通常与肌肉等信号，在 T2WI 上呈等信号或轻度高信号。
- 在 CT 和 MR 上，正常淋巴结通常在 IV 对比剂时强化均匀而明显。
- 采用断面成像通常很难区分正常和异常淋巴结。然而，某些形态学特征有助于鉴别。
- ACR 白皮书建议使用淋巴结的大小、形状、密度 / 信号、强化和数目作为特征 [1, 2]。
- 推荐腹膜后短轴直径 ≥ 1 cm 用于鉴别正常大小和肿大淋巴结。
- 由于正常大小的淋巴结也可能存在疾病，因此也应该评估淋巴结的结构和数量。
- 明显强化或缺乏强化（坏死）认为是异常的。
- 单一淋巴结区域内一组 ≥ 3 个淋巴结或 ≥ 2 个区域（即胃肝韧带、腹膜后和肠系膜）内 ≥ 2 个淋巴结可以认为是可疑的。

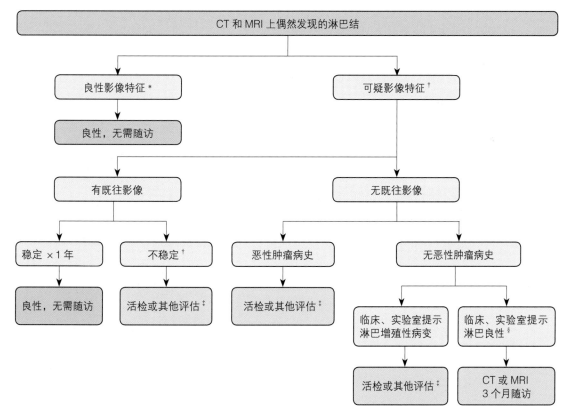

图39.4 良性影像特征：正常短轴直径（在腹膜后 < 1 cm），正常结构（狭长，脂肪性门结构），正常强化，正常淋巴结数目。†异常影像学表现：短轴直径增大（在腹膜后 ≥ 1 cm），结构（圆形，门结构模糊），强化（坏死 / 富血供），数目增多（单一淋巴结区域内一组 ≥ 3 个淋巴结或 ≥ 2 个区域内一组 ≥ 2 个淋巴结）。‡非肿瘤性疾病：例如，感染、炎症、结缔组织。§其他评估 [PET/CT、核闪烁成像（MIBG）、内镜超声]。[使用 ACR 流程图对偶然发现的淋巴结进行检查和处理。来源：Heller MT, Harisinghani M, Neitlich JD, Yeghiayan P, Berland LL. Managing Incidental findings on abdominal and pelvic CT and MRI. Part 3: white paper of the ACR incidental findings committee II on splenic and nodal findings. J Am Coll 2013; 10(11): 833–839. Reproduced with permission from the American College of Radiology.]

- 如果患者有异常数量或表现的淋巴结，临床和实验室异常提示可能是淋巴增殖性疾病或已知的恶性肿瘤病史，建议对容易获得的、有代表性的淋巴结进行影像引导下活检。
- 对于在不太可能导致淋巴结肿大患者中偶然发现的淋巴结，建议与患者的病史和临床情况相关联。任何相关的既往影像学检查都应进行复查，如果异常淋巴结在 1 年内没有变化，则可以认为是稳定和良性的，不建议进一步随访。否则，建议在大约 3 个月内进行短期 CT 或 MRI 随访。

39.5 要点总结

- 大多数偶然发现淋巴结是非特异性的，但为良性的。
- 准确识别恶性淋巴结是诊断放射学的一大挑战。
- 仔细评估淋巴结形态以及与病史和既往影像的相关性可以更好地提示淋巴结是否异常以及是否需要进一步检查。
- 如果患者有异常淋巴结，但没有明显的临床或实验室异常提示淋巴增殖性疾病，建议在 3 个月内进行短期 CT 或 MRI 随访。
- 如果一个异常淋巴结或一组淋巴结在 1 年内没有变化，该发现可以认为是良性的。

· 参考文献 ·

[1] Heller MT, Harisinghani M, Neitlich JD, Yeghiayan P, Berland LL. Managing incidental findings on abdominal and pelvic CT and MRI. Part 3: white paper of the ACR Incidental Findings Committee II on splenic and nodal findings. J Am Coll. 2013; 10(11): 833−839

[2] Patel MD, Ascher SM, Paspulati RM, et al. Managing incidental findings on abdominal and pelvic CT and MRI, part 1: white paper of the ACR Incidental Findings Committee II on adnexal findings. J Am Coll Radiol. 2013; 10(9): 675−681

· 推荐读物 ·

[1] Baumgarten DA. Adnexal masses: ignore, follow, or treat. In: Sandrasegan K, Menias CO, eds. Oncologic Imaging: From Diagnosis to Cure. Leesburg, VA: American Roentgen Ray Society; 2016

[2] Calgüneri M, Oztürk MA, Ozbalkan Z, et al. Frequency of lymphadenopathy in rheumatoid arthritis and systemic lupus erythematosus. J Int Med Res. 2003; 31(4): 345−349

[3] Ganeshalingam S, Koh D-M. Nodal staging. Cancer Imaging. 2009; 9(1): 104−111

[4] George V, Tammisetti VS, Surabhi VR, Shanbhogue AK. Chronic fibrosing conditions in abdominal imaging. Radiographics. 2013; 33(4): 1053−1080

40 偶发盆腔肿块

Kaustubh G. Shiralkar, Eduardo J. Matta, Steven S. Chua, and Chakradhar R. Thupili

40.1 病例介绍

39 岁女性，因下腰痛就诊，进行无静脉（IV）对比剂的腰椎 MR 检查（▶ 图 40.1）。

40.2 影像学表现和印象

MRI 显示偶然发现的、部分可见的左侧附件多房囊性肿块，有分隔轻微增厚（▶ 图 40.1 中的箭）。该异常位于视野的边缘，在这次检查中表现不完全。良性生理性卵巢 / 黄体囊肿是年轻绝经前女性最常见的囊性病变。然而，在此例中，分隔的大小和存在需要进一步检查和完整的成像。

所需的进一步检查

- 盆腔超声结合经腹和经阴道成像是检查子宫或附件病变的首选技术（▶ 图 40.2）。
- 如果超声不是决定性的，CT 和（或）MRI 增强断面成像也可以用于更复杂的病例并用来解决问题。

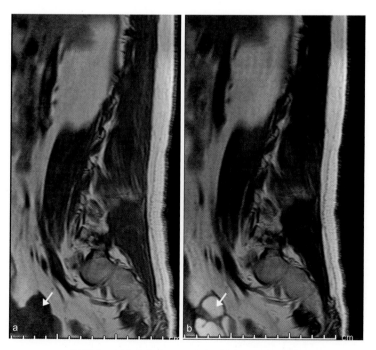

图40.1 腰椎矢状位 T1WI（a）和矢状位 T2WI（b）。

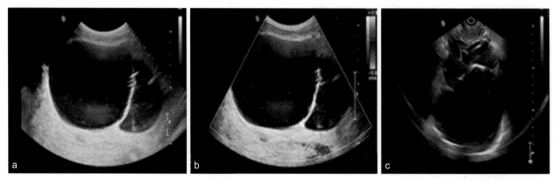

图40.2 左侧附件矢状位经腹（TA）超声图像（a），左侧附件矢状位 TA 图像（b），经阴道横位图像（c）。

盆腔超声表现与印象

大约 12 周后进行的盆腔超声检查显示一 9 cm 大的多房囊性肿块，分隔增厚。未显示内部血流。表现与囊性卵巢肿瘤有关，因此转诊至妇科医生。由于大小（＞7 cm）、随访影像的持续性和内部复杂性，病变被切除。

随访：患者接受了左侧卵巢切除术，最终病理显示为浆液性囊腺瘤。

40.3 关于卵巢浆液性囊腺瘤的重要信息

- 卵巢浆液性囊腺瘤为良性病变，归类为卵巢上皮性肿瘤，在影像学上通常与功能性卵巢囊肿无法鉴别。
- 任何年龄段都可能偶然出现，但高峰发生期通常是在生命的第 40 年和第 50 年。
- 占所有良性卵巢肿瘤的 25%，其中 10%~20% 是双侧的。
- 与生理性卵巢囊肿的主要区别为其大小（平均 10 cm）和后续检查的持续性（最重要的鉴别因素）。
- 可为有分隔的多房性，但在分隔或实质性成分如壁结节内通常不会有内部血流。用于定性的首选成像工具是超声（▶ 表 40.1）。

表 40.1 常见附件肿块的鉴别诊断

鉴别诊断	点 评
生理性卵巢/卵巢旁囊肿	薄壁不伴复杂性特征，如分隔增厚或壁结节；出血性囊肿可类似实质病变，但通常在短期随访中消退
黄体囊肿	特征性的边缘强化或富血管性
卵巢囊性肿瘤	复杂的多房性伴有实性壁结节和分隔；通常会强化
子宫内膜异位症	实性或复杂的液体密度，非特异性 CT 表现；MR 上可有特征性的 T2 "阴影" 和 T1 高信号，源于固有的血液产物
输卵管积水	可与卵巢囊肿相似，但形态呈管状且位于卵巢旁
皮样囊肿	CT 上脂肪密度和不同程度的钙化；MRI 上 T1 和 T2 信号增高，而在脂肪饱和图像上信号丢失，源于肉眼可见脂肪成分

续　表

鉴别诊断	点　评
子宫肌瘤	浆膜下或带蒂平滑肌瘤可类似实质性附件 / 卵巢病变；CT/MRI 上寻找子宫起源；MR 上一般为 T2 低信号，CT 上可有钙化
肠圈	如果可以的话，在 CT 上使用多平面重建或在 MR 上使用多平面扫描来与充满液体的小肠圈相鉴别
膀胱憩室	巨大膀胱憩室或输尿管脱垂可类似囊性附件病变；寻找与膀胱或输尿管的连接

40.4　关于腰骶部MRI或CT发现偶发盆腔肿块的重要信息

40.4.1　正常成像表现（ ▶ 图40.3a、b）

- 正常绝经前卵巢 CT 表现为椭圆形软组织密度结构，通常位于髂窝或其附近，可追踪到性腺血管（ ▶ 图 40.3a）。
- 正常绝经前卵巢 MR 表现为 T1WI 上呈均匀的低至中等信号，T2WI 上可见黑色间质及大小不一的卵泡（ ▶ 图 40.3b）。
- 正常绝经后卵巢体积较小，CT 上以实性结构为主，因为间质组织相对增多且卵泡减少，MR 上呈 T1、T2 低信号。因而，正常卵巢不应误诊为盆腔肿块。
- 卵巢在静脉增强 CT 和 MR 上都有强化，但低于正常子宫肌层。

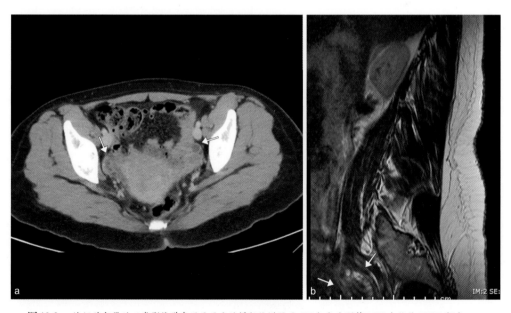

图40.3　绝经前卵巢的正常影像学表现见于盆腔横断位增强后 CT（a）和腰椎 MRI 矢状位 T2WI（b）。

40.4.2　腰骶椎MRI上盆腔偶然发现的诊断路径（ ▶ 图40.4）[1]

- 推荐盆腔超声作为首选，通常也是最好的检查以确定肿块与卵巢或起源器官的关系，这是至关重要的。
- 超声也能更准确地描述病变的内部结构。此外，在 CT 或平扫 MRI 上识别小壁结节的能力尚未建立。

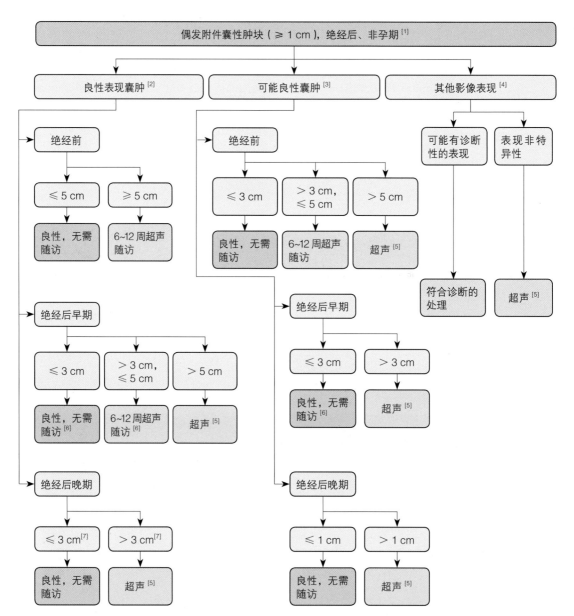

图40.4　使用 ACR 检查和处理偶然发现附件病变的流程图。[来源：Reproduced with permission from Patel MD, Ascher SM, Paspulati RM, et al. Managing incidental findings on abdominal and pelvic CT and MRI, part 1: white paper of the ACR Incidental Findings Committee II on adnexal findings. J Am Coll Radiol 2013; 10(9): 675–681.]

- 对于单纯性或轻度复杂型囊肿，绝经前患者的超声随访时间为6~12周，因为随访时囊肿可能消退或缩小，因此不需要进一步检查。
- 绝经晚期的附件囊肿、较大的轻度复杂性囊肿（可能是良性的）以及含有实性成分的囊肿首先都要立即进行超声检查。
- 偶然发现附件肿块的分层通常基于患者的人口学特征、形态学特征和肿块的大小。
  - 患者人口学特征：
    ○ 如果患者的最后一次月经期（last menstrual period, LMP）未知，50岁可主观指定为早期绝经，55岁可作为绝经晚期。

◦ 如果 LMP 已知，绝经"早期"和"晚期"分别被定义为 LMP 后 5 年内和 5 年后。
- 病变形态学：
◦ 形态学表现和大小是至关重要的特征。
◦ 任何年龄的女性包括绝经后患者，< 10 cm 的单纯性囊肿很少是恶性的。
◦ 根据 ACR 偶然发现委员会 II 的规定，轻度复杂性囊肿或"可能是良性的"囊肿可能有成角的边缘、形态非圆形或椭圆形或者影像不完全 / 不理想。许多在神经影像上偶然发现的盆腔病变将归入此类。
◦ 其他表现如实性成分、壁结节和分隔增厚更令人担忧，需要更严格的检查。

40.5 要点总结
• 断面成像的大量使用，图像质量的改善，以及越来越多的法律问题，导致对潜在重要的偶然发现的更多检查。虽然许多附件病变的临床意义不大，但在某些情况下，对这些病变的检查可能为早期、可能挽救生命的治疗创造机会。
• 当发现偶发附件病变时，第一步是确定病变性质是卵巢病变还是卵巢外病变。
• 然后，卵巢病变的风险分层及所需的进一步检查基于病变的大小与复杂性，以及患者的年龄和月经状况。
• 偶发附件肿块的初始特征主要是经腹和经阴道盆腔超声检查。

参考文献

[1] Patel MD, Ascher SM, Paspulati RM, et al. Managing incidental findings on abdominal and pelvic CT and MRI, part 1: white paper of the ACR Incidental Findings Committee II on adnexal findings. J Am Coll Radiol. 2013; 10(9): 675–681

推荐读物

[1] American Cancer Society (ACS). Cancer statistics center. ACS website. Available at: Ovary.cancerstatisticscenter.org/?_ga=1.203425104.1140738009.1473004625#/cancer-site/Ovary
[2] Maxwell AW, Keating DP, Nickerson JP. Incidental abdominopelvic findings on expanded field-of-view lumbar spinal MRI: frequency, clinical importance, and concordance in interpretation by neuroimaging and body imaging radiologists. Clin Radiol. 2015; 70(2): 161–167
[3] Modesitt SC, Pavlik EJ, Ueland FR, DePriest PD, Kryscio RJ, van Nagell JR, Jr. Risk of malignancy in unilocular ovarian cystic tumors less than 10 centimeters in diameter. Obstet Gynecol. 2003; 102(3): 594–599
[4] Spencer JA, Forstner R, Cunha TM, Kinkel K, ESUR Female Imaging Sub-Committee. ESUR guidelines for MR imaging of the sonographically indeterminate adnexal mass: an algorithmic approach. Eur Radiol. 2010; 20(1): 25–35
[5] Tuncel SA, Çaglı B, Tekataş A, Kırıcı MY, Ünlü E, Gençhellaç H. Extraspinal incidental findings on routine MRI of lumbar spine: prevalence and reporting rates in 1278 patients. Korean J Radiol. 2015; 16(4): 866–873

第六篇
可能掩盖病变与疑似疾病实体的伪影

引言

伪像：任何出现在图像中但未出现在原始成像对象中的发现。

虽然伪影从定义上说是偶然发现，但有类似病理过程的潜在危险性，可能导致不必要的进一步检查和不适当的治疗。影像解读中最重要的挑战之一是识别并努力消除伪影，或者在不可能消除的情况下，将其影响降到最低。然而，当不理想的、伪影降质的检查被简要称为"非诊断性"且部分被掩盖，就可能会出现另一个错误，"真实的"病理发现被忽略。

尽管所有成像方式都可能出现伪影，本章将重点介绍一些最棘手的CT血管造影和射束硬化伪影的例子（第41章）。然后，本篇剩余部分将展示磁共振成像（MRI）中所遇伪影的一些特例。由于MRI的复杂性，可能会出现种类繁多的伪影，随着并行成像及其他先进成像技术的出现，伪影更为常见，识别难度也更大。MRI伪影病例将根据其病因进行分类（第42章、第43章和第44章）。

41 计算机断层扫描伪影

Clark W. Sitton and Kaye D. Westmark

41.1 CT血管造影

41.1.1 病例介绍：CTA伪影类似颈动脉夹层

病史

35岁男性，因治疗机动车碰撞中的硬膜下血肿而住进神经外科。基于损伤机制的常规筛查进行颈部CT血管造影（CT angiography, CTA）（▶图41.1）。放射学报告描述左颈动脉起始部夹层（▶表41.1）。

影像学印象

正常颈动脉分叉；明显的充盈缺损是伪影。

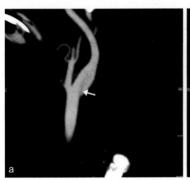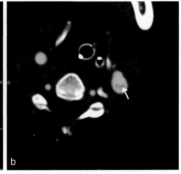

图41.1 CTA最大密度投影（maximum-intensity projection, MIP）矢状位（a）和横断位原始（b）图像显示起源于颈动脉球与颈总动脉（箭）交界处的浅淡线状充盈缺损。在横断位图像上，此缺损未与血管壁接触。

表41.1 颈内动脉起始部瓣状充盈缺损的鉴别诊断

鉴别诊断	点 评
流动/混合伪影	隐约可见的线样或弧线样密度降低区，起源于颈动脉球的后缘并延伸至血管腔内，通常形成曲线样形态
动脉粥样硬化性夹层	造影和动态血管造影上的充盈缺损，为对比剂环绕，完全附着于血管壁。与血管壁的动脉粥样硬化改变相关，如钙化和不规则
外伤性夹层	颈内动脉外伤性夹层发生于两个部位。一是在起始处和颅底之间，此处有茎突韧带通过；二是在颅底或其正下方，此处动脉被颈动脉管拴系 除穿透性损伤外，其他部位的外伤性损伤极为罕见。夹层可从主动脉弓延伸到颈总动脉和颈内动脉
颈动脉网	1~2 mm厚的软组织架，起源于颈动脉后壁，与动脉粥样硬化改变无关

原因

继发于颈动脉分叉相关湍流的假性低密度，导致对比剂与不透光血液的不均匀混合。

疑难病例中需要考虑的进一步检查。

- 推荐：延迟增强检查，如颈部常规增强 CT。这种混合现象是极其短暂的，与现代多排探测器扫描仪的快速扫描有关。

- 不推荐：二维时间飞跃法的 MR 血管成像。如果突起部的湍流严重到足以在 CT 上产生这种伪影，那么几乎可以肯定的是，在 MRI 上也会产生类似的伪影，尽管物理原理完全不同。

其他可能在 CTA 上拟似急性夹层的常见现象

- CT 射束硬化伪影：与高密度物质（如牙科银汞合金或其他不透射线的异物）以及静脉系统的高密度对比剂有关的条状伪影。由此产生从致密物体投射出的低密度线性带在横断位平面上穿过血管，导致重建图像上的线性充盈缺陷，并且有时甚至在原始图像上也可能出现瓣膜样表现。

- 搏动伪影：CT 采集过程中颈动脉的运动导致颈动脉密度叠加在相邻结构上，在横断位图像上出现维恩图式的重叠现象。这会导致血管管腔轮廓不规则，或在重建图像上出现线性瓣膜样充盈缺陷。这主要发生在两个部位：位于胸廓交界处，此处颈动脉的搏动性更明显；对于儿童和更年轻的患者，位于颈内动脉，此处颈内动脉紧邻颈内静脉。

- 纤维肌肉发育不良（fibromuscular dysplasia, FMD）：血管壁增厚可导致类似于动脉夹层的串珠状不规则表现。通常是双侧的，也可以累及椎动脉。重要的是要认识到 FMD 与颅内动脉瘤和真正的夹层相关。

41.1.2　相关病例

41.1.2.1　相关病例 1（▶ 图 41.2）

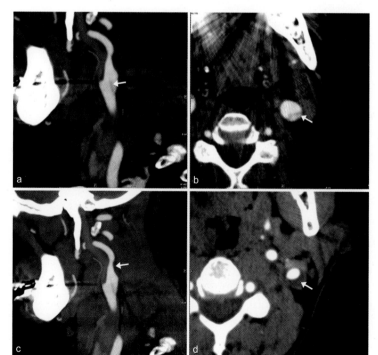

图41.2　第二例颈动脉分叉处有相似伪影表现的病例供比较。该患者有左侧大脑中动脉卒中，正考虑进行血管内治疗。（a、b）假性充盈缺损（箭）；（c、d）低密度动脉粥样硬化斑块（箭），很可能是真正的罪魁病变。

41.1.2.2　相关病例2（▶图41.3）

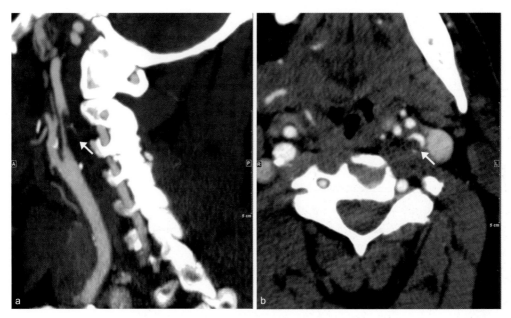

图41.3　（a、b）附着于不稳定性动脉粥样硬化斑块上的腔内血栓（箭），从钙化斑块壁向远端延伸到动脉腔内，周围有对比剂包绕。

41.1.2.3　相关病例3（▶图41.4）

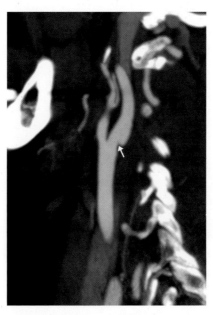

图41.4　颈动脉网。这种变异型纤维肌肉发育不良（FMD）起源于颈总动脉和球部交界处的后壁，并产生大小不一薄而致密的瓣膜。非洲-加勒比裔女性最常受累，但这一发现可见于所有人群。这与微栓塞术有一定的相关性，可作为抗凝治疗的指征。

41.1.2.4　相关病例 4（▷图 41.5）

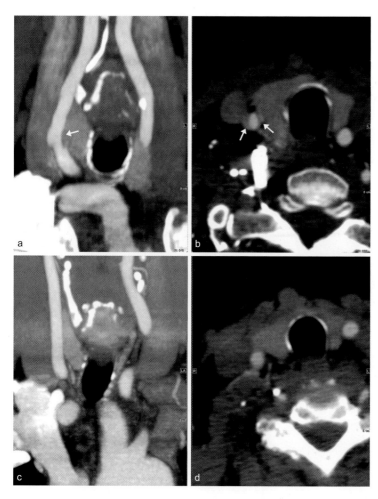

图41.5　该患者接受 CT 检查随访椎动脉夹层，发现右侧颈总动脉（a 和 b 中的箭）可疑的不规则。这是典型的搏动相关伪影。注意右侧横断切面上颈动脉的维恩图表现（b）。1 天后的随访检查显示血管正常（c、d）。

41.1.2.5　相关病例 5（▷图 41.6）

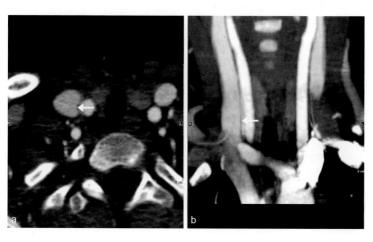

图41.6　这些图像显示另一例产生夹层状假瓣膜的搏动伪影。在此例中，发现更多的线性和维恩图表现，不仅在横断位上（a），也在冠状位重建上（b），因为颈静脉边缘和颈动脉重叠。

41.1.2.6 相关病例 6（▶ 图 41.7）

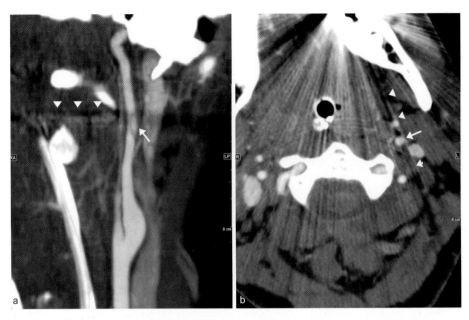

图41.7 牙科汞合金引起的典型射束硬化伪影。在最大密度重建上，颈内动脉内出现瓣膜样缺损（a 中的箭）。与射束硬化相关的低密度线条（b 中的箭）在横断位图像上显示得更清楚，穿过不透光的动脉导致人为缺损。同样的条纹伪影也可见于重建图上，但更轻微（a 中的箭头）。

41.1.2.7 相关病例 7（▶ 图 41.8）

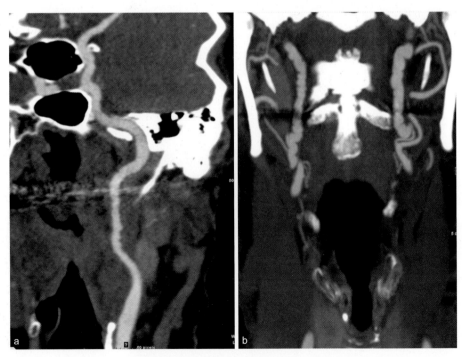

图41.8 FMD 伴有经典的"串珠样表现"。颈内动脉与茎突韧带交叉处有一广泛、急性的 1 级夹层，无血流受限的不规则（a）。注意冠状面重建显示的双侧受累和锐利边缘（b）。

41.1.3 病例介绍：类似局部基底动脉血栓的CTA伪影

病史

65 岁男性接受 Willis 环 CTA 检查以评估可能的短暂性脑缺血发作。

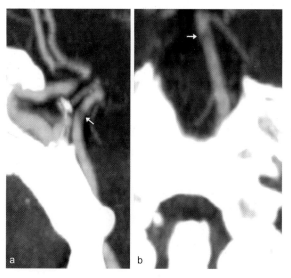

图41.9　矢状位（a）和冠状位（b）MIP 重建显示基底动脉中段有明显的充盈缺损（箭）。然而，此局部异常远端的动脉管腔正常充盈对比剂。随访的脑部 MRI 没有发现任何相关的异常（未显示）。

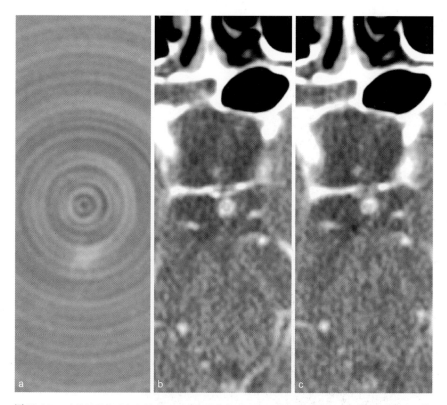

图41.10　对原始图像的仔细检查显示局部腔内充盈缺损，未接触血管壁。查看极宽窗宽与低窗位（肺窗）的图像，发现位于扫描野几何等中心附近的一系列同心环。这些同心环最易见于采用肺窗的头部正上方区，此处有空气（a~c）。

重要的是将 CTA 上的异常与预期的相关表现联系起来，如远端血流减少或后循环分布区的缺血性改变。

原因

同心环形伪影在第三代 CT 扫描仪中并不少见，源于校准错误或缺陷的探测器元件。其正好出现在旋转的中心，最常见于大窗宽和低中心窗位。如果伪影的低密度中心环精确地落在高密度区域，例如增强的血管，就会产生人为的"充盈缺损"。

解决方案

服务工程师必须校准或更换有缺陷的探测器元件，如果可能的话，应重复研究。

41.1.3.1 相关病例

病史

急性精神状态改变与突发性半身无力。进行 CTA 以评估"卒中"。

影像学表现见 ▶ 图 41.11～ ▶ 图 41.14。

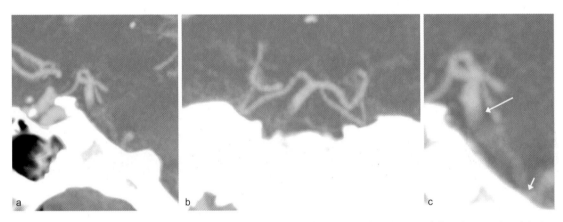

图41.11 CTA 矢状位（a）和冠状位（b）重建图像显示基底动脉近端起始部的闭塞，导致远端基底动脉的血流是通过大脑后动脉从前向后的侧支循环。矢状面重建放大图像（c）显示没有正常血流征象的节段。短箭显示正常椎动脉进入最近端基底动脉的连接处，随后立即闭塞。长箭显示更远端基底动脉中由侧支血管重组的血流（a～c）。

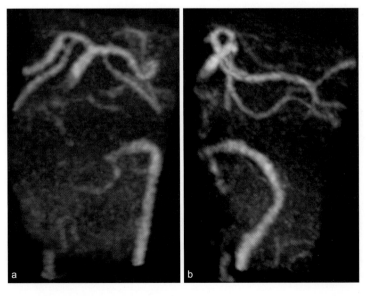

图41.12 3D MIP 图像显示优势的左侧椎动脉，细小的右侧椎动脉（其或是较小或是血流不足），以及闭塞的近端基底动脉伴有更远端出现的血流与大脑后动脉内的血流（a、b）。

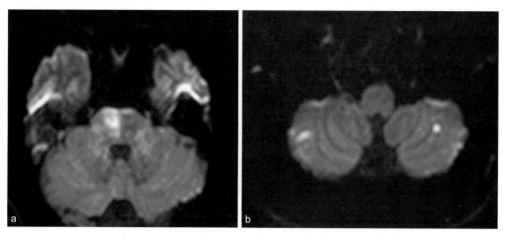

图41.13 当天晚些时候脑部 MR 获得的扩散加权图像显示急性右侧脑桥梗死和较小的栓塞性梗死散布于小脑半球周边，源于局部基底动脉血栓（a、b）。

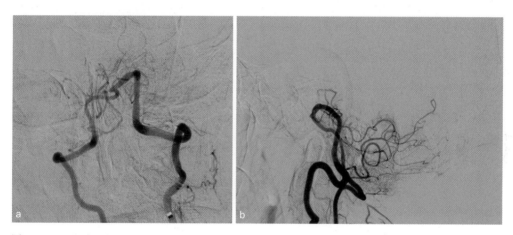

图41.14 经导管血管造影前后位和侧位投影，左侧椎动脉注射，显示左侧椎动脉内顺行血流交叉充盈至基底动脉最近端并逆行流向右侧椎动脉。右侧椎动脉注射后，基底动脉远端无血流出现（a、b）。

41.2 射束硬化伪影类似脑肿瘤

病史

30 岁女性，因头痛进行脑部 CT 平扫发现左侧颅中窝的肿块，为进一步评估转诊进行脑部 MRI（▶ 图 41.15）。

虽然在此单幅图像上，高密度肿块的发现确实令人担忧，但应该认识到，如果这确实是肿瘤，其大小为 2.5 cm × 1.7 cm × 0.3 cm，这与轴内肿块的生长模式更接近球形并不相符。

影像学印象

脑部 CT 正常（▶ 图 41.16）。发现的可疑肿块是伪影，为随后的 MRI 所证实（▶ 图 41.17）。

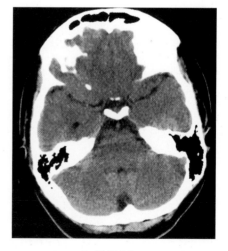

图41.15

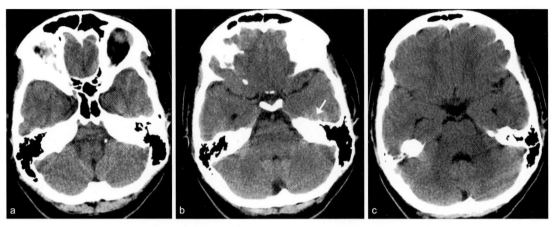

图41.16 连续3mm层厚的脑部CT平扫图像显示左侧中颅窝的高密度区（b中的箭），横径2.5cm，前后经1.7cm。外侧裂是对称的（a~c）。

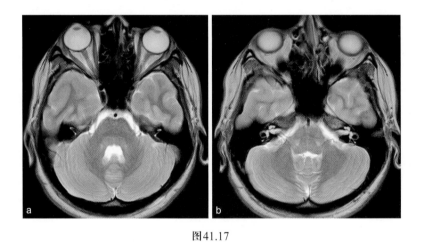

图41.17

原因

脑部CT上的射束硬化条纹伪影源于致密的岩尖（▶图41.18）。

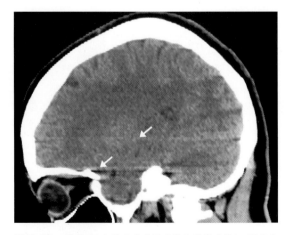

图41.18 脑部CT矢状面重建显示线状伪影（箭），源于致密岩骨，穿过颅中窝。

解决方案

由于这个原因，CT 成像评估颅后窝和脑干存在局限。致密的颅底和岩尖引起 CT 射束分散，并导致假性高密度和低密度区。技术提升将减少这种伪影，但也会增加辐射剂量（▶图 41.19）。如果患者有与颅后窝、脑干病变有关的症状，通常需要 MRI 进行进一步评估。

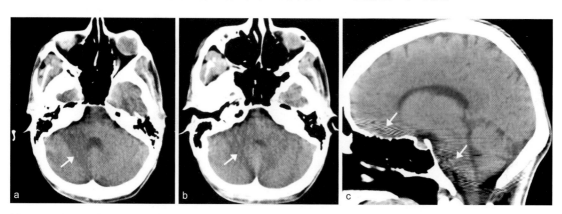

图41.19 （a、b）穿过颅后窝的横断位图像有明显低密度的线状区域（a 和 b 中的箭）。突然变化、线形结构、跨越正常的解剖界限以及周围脑内没有任何占位效应，这些都有助于证实这一发现的人为性质。（c）矢状面重建显示射束硬化和光子饥饿伪影（箭）严重影响颅后窝和紧邻颅底的额叶下部。

41.3 环形探测器伪影类似基底节肿块

病史

4 岁患儿，被转送到三级护理医院以进一步评估可能的非偶然创伤。右侧枕区有软组织肿胀，右侧基底节发现可疑 1 cm 的出血伴周围水肿。

原因

某台 CT 扫描仪探测器校准错误或存在缺陷（▶图 41.20～▶图 41.23）。

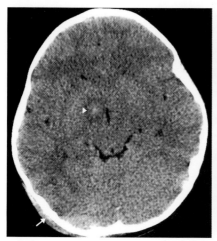

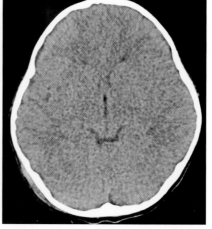

图41.20 右侧枕部可见少许软组织肿胀（箭头）。右侧基底节可见小的高密度影伴周围低密度环（箭）。尽管有 1.5 cm 大小的"病变"，但这一发现被认为是可疑的伪影，由于完全没有对周围大脑和邻近的第三脑室产生任何占位效应。复查头部 CT 是正常的。

图41.21 当天晚些时候进行的随访脑部 CT 显示颅内正常，仍可见右侧枕区少许表层软组织肿胀。

解决方案

呼叫服务商重新校准或更换故障探测器。

关于环形探测器伪影的重要信息

• 早期扫描仪上的环形探测器伪影通常很明显，几乎在每一张图像上都会显示为同心圆环。

• 随着新一代扫描仪的探测器数量不断增加，任何一个探测器的故障都更难检测到。环形不会出现在每一张图像上且更轻微。

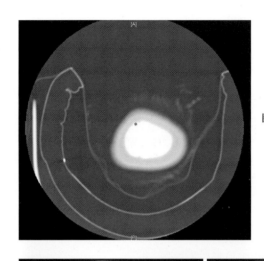

图41.22　鉴于此异常的环形表现，应考虑环形探测器伪影。如果这是原因，即使被成像的身体部位偏离中心，环形伪影也将始终位于视野图像的中心。将光标放在环形伪影的中心，并向上滚动至头顶上方的图像中，可以更清晰地显示圆形视野，并揭示出伪影确实是居中的。

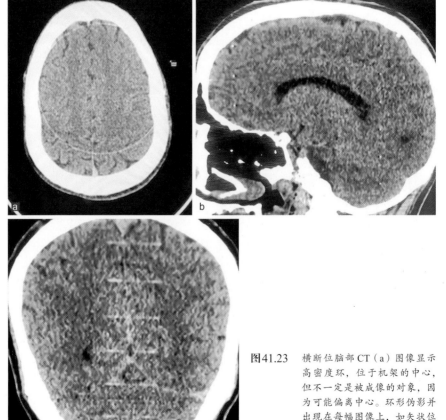

图41.23　横断位脑部CT（a）图像显示高密度环，位于机架的中心，但不一定是被成像的对象，因为可能偏离中心。环形伪影并出现在每幅图像上，如矢状位（b）和冠状位（c）重建所示。

42 MRI患者相关运动伪影

Clark W. Sitton, Alexander B. Simonetta, and Kaye D. Westmark

脑脊液流动伪影

42.1 病例介绍

临床病史

50岁女性，主诉中下部腰痛。体格检查正常。

影像学表现与印象

在短时反转恢复（short tau inversion recovery, STIR）序列（▶ 图42.1a中的箭）上，脊髓内有一线性信号增高区，不管是在矢状位（▶ 图42.1b）还是在横断位（▶ 图42.1c）快速自旋回波（fast spin echo, FSE）T2WI上均不存在。STIR图像上的这个脊髓中央高信号延伸至脊髓全长，不会向上逐渐变细，也不会使脊髓扩大。

此外，在矢状位STIR（箭头；▶ 图42.1a）和FSE-T2WI（箭头；▶ 图42.1b）上，都可见脊髓背侧CSF中多发大的、不连续的信号减低区。偶然注意到L1椎体内的血管瘤（▶ 图42.1b中的星号）。

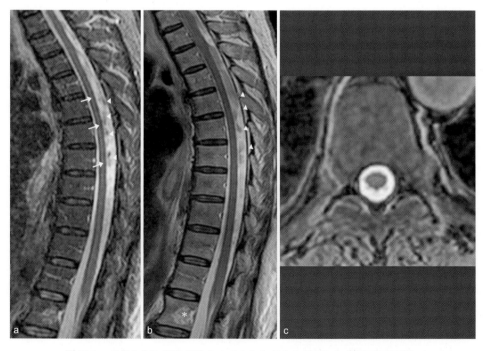

图42.1 胸椎矢状位STIR图像（a）及矢状位（b）和横断位（c）FSE T2W图像。

原因

脑脊液（cerebrospinal fluid, CSF）中信号减低区位于胸髓背侧，是遭受湍流 CSF 流动的熟知区域。CSF 信号丢失区是粗大而不连续的，而不是蛇形的，并且不是紧贴在脊髓的软脊膜面。不管是在矢状位 FSE T2WI 还是在横断位 T2WI 上，脊髓内 STIR 序列上所见的线性信号增高区均不存在。

诊断

这些表现都是伪影，脊髓和椎管是正常的。

42.2 鉴别诊断

- 正常胸椎 MR：由于 Gibbs 截断伪影（TA）导致脊髓信号的假性增高，而由于湍流 CSF 信号去相位导致胸髓背侧 CSF 信号的假性降低。
- 伴有弥漫性脊髓水肿的硬脑膜动静脉瘘（DAVF）：线形、蛇形流空紧贴在脊髓软膜表面。脊髓内信号增高的中心区逐渐向上变细，呈现"雪茄样"。
- 脊髓梗死：超急性，尽管有严重的急性腰痛和截瘫的临床表现，但脊髓在 T1WI 和 T2WI 上可能表现正常，而在 DWI 上的信号增高集中于 8～12 h。1～2 天后，中央可见高信号，累及脊髓的前 2/3，通常位于胸段。到 1 周时，DWI 将表现正常[1]。
- 永存中央管：通常在高分辨率 MRI 上显示的正常发现。此发现更多出现在较年轻的患者中。在 T2W 矢状位图像上，表现为线性高信号区，正好位于颈段和上胸段脊髓前 1/3 与后 2/3 之间，越靠近圆锥越移向中央[2]。在横断位图像上，应该是完整的圆形，大小为 ≤ 2 mm （报道的范围为 1～5 mm）[3]。周围的脊髓在走形、直径和信号强度上都应该是正常的。有症状的永存中央管是一种排除性诊断。
- 胸段脊髓空洞症：虽然空洞的信号强度与脑脊液一致，但其形态通常比单纯的永存中央管更不规则且更大。由于有些脊髓空洞与肿瘤相关，应进行增强 MRI 检查。应检查颅后窝是否有 Chiari 畸形，并应检查脊髓的远端以排除脊髓栓系合并脊髓积水的可能性。在任何可能有空洞的患者中，临床相关性对于确定是否有症状非常重要[3]。

42.3 鉴别诊断要点与难点

- 注意体积较大且不连续的信号降低区是否在更易发生湍流的 CSF 区域内，即胸髓背侧。这些观察结果支持人为的流动相关 CSF 信号去相位。
- 紧贴脊髓的线形、蛇形和连续的流空更为可疑。推荐对比增强用于进一步评估。
- 金标准检查是脊髓血管造影，在临床怀疑 DAVF 的情况下，可能需要脊髓血管造影来确认以及进行可能的治疗。

42.4 解决伪影问题：在疑难病例中推荐进一步评估

脊髓可能的信号异常

- 推荐：在横断位 T2WI 上评估脊髓信号，因为如果是由于 Gibbs TA，则不会出现异常信号。
- 推荐：如果在 STIR 序列上见到脊髓内高信号，就与高分辨率矢状位 FSE-T2WI 相比，因为高分辨率序列更不易发生 TA[4]。
- 推荐：提高分辨率且减小视野（FOV）将降低 Gibbs TA[4]。
- 可以推荐：不管是否真的有水肿以及线样流空是蛇形且连续或临床高度怀疑，在不能排除

DAVF 的情况下，可以推荐对比增强（CE）T1WI、CE-MRA 和容积 FSE-T2W 或稳态梯度回波（gradient recalled eco, GRE）序列。

可能的异常流空与脑脊液湍流去相位

- 推荐：如果线形、蛇形和连续的流空紧贴脊髓，该发现更可疑，推荐使用对比增强 T1W 序列来评估可能的 DAVF。在获得增强后 T1W 序列之前，还可以获得动态增强 3D MRA[4, 5]。

- 推荐：许多序列不会像横断位 2D FSE-T2W 成像那样为湍流 CSF 流动伪影所降质。GRE 脉冲序列，通过梯度反转而不是层面选择性射频（radiofrequency, RF）脉冲来生成图像，不受 CSF 流动伪影的影响。如果正常，脑脊液应保持均匀高信号。容积（3D）重 T2W FSE 序列也显示更高、更均匀的 CSF 信号，这可能有助于定位脊髓 DAVF 最有可能的部位[6]。平衡稳态 GRE MRI 序列提供均匀、高信号的 CSF，而没有源于湍流去相位的信号丢失[4, 7]。

- 可以推荐：评估 DAVF 的金标准检查是脊髓血管造影，在临床怀疑 DAVF 与常规 MR 成像高度可疑的情况下，可能需要脊椎血管造影来确认及进行可能的治疗[8]。

42.5 重要信息

脑脊液流动产生的伪影

- FSE-T2W 和其他自旋回波序列利用一系列层面选择性 RF 脉冲来生成图像。通过成像平面移动的任何物质都可能因与流动相关的去相位而丢失信号，因为尽管对于初始 RF 脉冲而言可能在平面内，但在随后的 RF 重新聚焦脉冲期间已经有位移。这就是流经成像平面的正常血流显示为黑色的原因[4]。

- GRE 成像序列通过梯度反转而不是层面选择性 RF 脉冲来生成图像，因此不受 CSF 流动伪影的影响，因为信号通过梯度反转而不是层面选择来重聚相位。因此，这也解释了为何正常流动的血液在 GRE 图像上呈现白色[4]。

- 鞘内的塔洛夫囊肿和鞘内蛛网膜囊肿在 FSE-T2WI 上可能比正常脑脊液显得更"明亮"，因为其内的液体相对停滞。正常鞘内 CSF 中总会有一些信号丢失，是因其正常搏动性运动。

- 在椎管直径相对狭窄的区域，脑脊液可能会丢失紧邻狭窄远端的信号，因为流动加速并有湍流去相位的增加。这一现象解释了颅后窝矢状位 T2WI 上位于导水管正下方的第四脑室 CSF 流动相关信号丢失，以及横断位 FSE-T2WI 上颈椎外侧隐窝内 CSF 三角形区域的信号丢失。

Gibbs 截断伪影

- 难点：在脊柱图像上，可能会在全脊髓内产生异常信号的假象，即假性脊髓空洞。

- 表现：图像内出现一系列交替的高、低信号线，与正常解剖区域平行，该区域具有突然的高信号 / 低信号界面。这种伪影在 STIR 图像上最为常见，因为除了来自 CSF 的信号外，几乎所有的信号都被抑制（即对图像整体信号有贡献的骨髓和皮下脂肪信号被完全抑制），所以 STIR 图像总是具有低信噪比。低场强磁体通常会使情况变得更糟，因为先天性具有比高场强磁体更低的信号。因此，低场强磁体成像方案通常采用低矩阵与低带宽以图提高 STIR 图像上的信噪比。低矩阵意味着没有收集高频信息，这是 Gibbs TA 的来源。

- 典型部位：颅骨内板与 CSF 界面。脊髓与 CSF 界面。

- 原因：在极短距离内从极高信号突然转换到极低信号是 MR 成像过程中必须收集的高频信息，以便准确地表示。在低分辨率成像中［矩阵小和（或）FOV 大］，高频数据的收集极大减少。数据采集基本上是"截断"的，这导致了 Gibbs TA，即信号强度的周期性上冲-下冲紧邻并平行于高信号 / 低信号界面[4]。

42.6 相关病例

55 岁男性，主诉进行性下肢无力，现在爬楼梯有困难。

影像学表现与印象

大量的流空表现为点状和蛇形并紧贴于脊髓的软膜表面。增强后图像（ ▶ 图 42.2b）显示血管异常强化，沿着所见脊髓的全程延伸。

第 2 例患者中，T2WI 显示脊髓中央水肿及脊髓轻度膨胀（ ▶ 图 42.2c）。然而，水肿向上逐渐减少且没有延伸至脊髓全程。

以下发现证明此为真正的异常而不是 Gibbs TA：缺乏全脊髓受累；没有邻近的高、低信号交替线；髓内异常信号逐渐向上变细；脊髓轻度膨胀；水肿与蛛网膜下腔异常流空相关。

此外，患者有与脊髓静脉充血和水肿相关的症状，这显然不是偶然发现。

诊断：DAVF 引起的脊髓水肿。

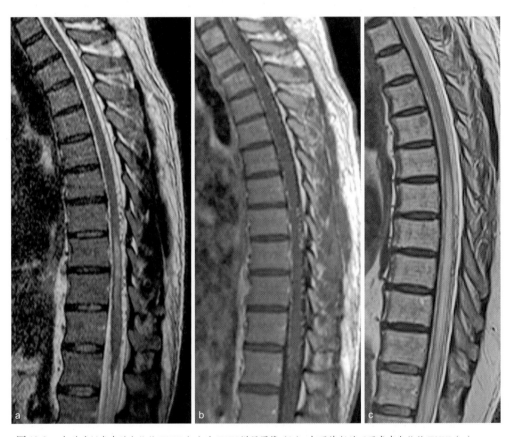

图42.2 相关病例患者的矢状位 T2WI（a）和 T1W 增强图像（b）。相同诊断的不同患者矢状位 T2WI（c）。

搏动运动伪影

42.7 病例介绍

影像学表现

横断位 T1WI 显示 L1 椎体内终板区的圆球形病变（ ▶ 图 42.3 中的星号）。

回顾更大 FOV 与更大窗宽的横断位 T1WI，不仅显示椎体内的圆形病变，而且还显示主动脉正前方的相同病变（ ▶ 图 42.4a、b 中的箭）。

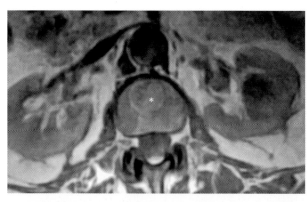

图42.3 慢性下腰痛患者的腰椎 MR 横断位 T1WI。对于 CT 上无法显示的病变（星号），可能需要活检而请介入放射科会诊。

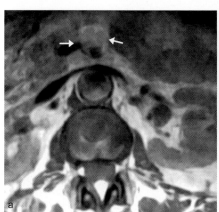
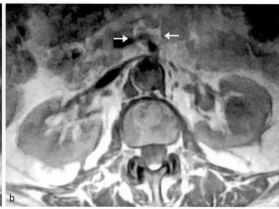

图42.4 （a、b）

回顾矢状位 T1WI 上的相应部位未发现椎体内的任何异常（▶ 图 42.5）。

印象

主动脉搏动造成的假性病变。

原因

相位编码的搏动性运动伪影。

解决方案

相位编码运动伪像有几种解决方案。然而，最重要的是要认识到假性病变的伪影性质，因为它们通常不会模糊正常的解剖结构，以至于成像序列需要改变和重复。

42.8 解决伪影问题：在疑难病例中推荐进一步评估或序列修改

可以利用以下技术来减少或消除相位编码伪影：

• 交换相位和频率编码方向以促使相位编码运动伪影沿着其产生最小问题的方向运行（即使眼眶的相位从右向左运行，这样患者眼睛运动就是以从右向左的方式使图像模糊，而不是使眶尖部的视图模糊）。

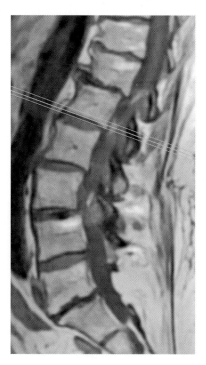

图42.5

- 心脏或脉搏血氧饱和度门控采集相位编码信息。
- 在血管上放置饱和带以消除来自血管的信号。
- 在成像平面下方放置饱和带以减少动脉血液流入平面的信号。这也将降低系列图像中第一个断面的血管内高信号（即进入层面现象）。
- 梯度瞬间无效：可以应用流动补偿梯度（即流动补偿），其有助于聚相位流动血液内的信号，从而帮助消除导致空间错误配准的相位误差。
- 利用尽可能短的成像序列（即回波平面成像、并行成像技术）。
- 利用特殊序列改变相位编码方向并增加分隔，以一种不允许累积相位误差的方式，此误差源于磁场不均匀性或平面内运动伪影。

42.9 关于MRI上产生假病变的运动伪影的重要信息

- 运动伪像出现在相位编码方向上，是因为与频率编码所需的时间相比，收集相位转变信息所需的时间要长得多，频率编码所需的时间发生得如此之快，以致不受生理运动的影响。
- 相位编码运动伪影如果是由患者的随机运动所引起，则会表现为图像的失真与模糊。如果运动是周期性的，比如主动脉的动脉搏动，就会出现血管分离的"鬼影"，其间距与搏动的频率成反比。
- 当主动脉搏动在椎体内产生圆形假病变时，就会出现熟知的伪影。
- 增宽窗位可能有助于识别其他鬼影，等间距出现在整个图像中并延伸到正常解剖边界之外。
- 预期相位编码鬼影会以周期性方式出现，与搏动的血管系统一致。除主动脉外，典型的部位还包括横窦旁的颅后窝与毗邻大脑内静脉、Galen 静脉的脑实质，以及海绵窦外侧，源于颈动脉的海绵窦段。
- 当可能的病变与已知受相位编码"鬼影"影响的区域一致时，尝试在多个平面上确认强化病变是很重要的。然而，重要的是要知道，如果图像是通过 3D 采集的重组所获得，伪影将出现在所有 3 个平面中。第二次单平面、正交采集可能是必要的。

42.10 相关病例

CSF 搏动进入第四脑室在 FLAIR 上会导致"鬼影"伪影（▶ 图 42.6）。

影像学表现

在延髓（▶ 图 42.6a）和脑桥（▶ 图 42.6b）水平的横断位 FLAIR 图像上显示第四脑室内脑脊液的高信号强度与双侧小脑半球（▶ 图 42.6a）和中脑脚后外方（▶ 图 42.6b）的"病变"。更宽的窗位检查图像显示颞骨中也存在类似表现的高信号"病变"（▶ 图 42.6c 中的箭）。

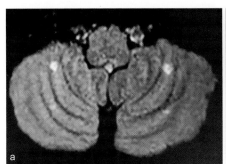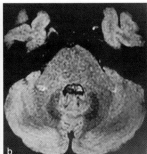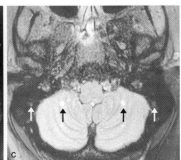

图42.6 （a~c）

印象

高信号脑脊液的搏动进入第四脑室，产生"鬼影"伪影。

原因

FLAIR 序列使用层面选择性 180° RF 脉冲跟随着 90° RF 脉冲来抑制 CSF 信号，该脉冲精确定时与流体 T1 反转越过无效点的时间点一致。CSF 通过成像平面的快速运动不仅干扰其接收反转脉冲（因为其是层面选择性的），而且还产生鬼影伪影，因为在采集相位编码信息期间发生的运动导致相位编码方向上的空间定位误差。通常，这些"鬼影"以周期性的方式出现，与高信号的第四脑室中心一致。在更宽的窗位查看图像有助于确认这些鬼影的伪像性质，因为可见其可能超出正常解剖边界。由于横窦和乙状窦内流动血液的运动，颅后窝的类似伪影经常出现在增强后的 T1WI 上。

MRI上血管内缓慢流动产生的伪影

42.11 病例介绍

病史

57 岁女性，每天持续头痛，由初级保健医生转诊进行脑部 MRI 平扫检查。放射科医生指出：左侧乙状窦和颈静脉孔的 T2 高信号，可能代表静脉窦血栓形成或占位病变。建议随访（▶ 图 42.7）。

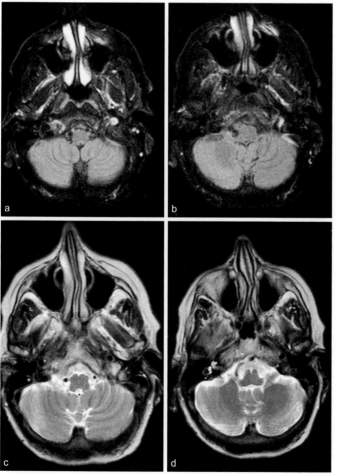

图42.7 乙状窦和颈静脉孔水平的横断位 FLAIR（a、b）和 T2WI（c、d）。

诊断

颅底正常。乙状窦和颈静脉球血流缓慢所致的假性高信号（鉴别诊断见 ► 表 42.1；► 图 42.8 和 ► 图 42.9）。

表 42.1 颈静脉孔病变的鉴别诊断

鉴别诊断	评 论
• 缓慢流动所致的假性信号增高	颈静脉孔呈 T2 或 FLAIR 高信号而其他表现正常。CT 血管造影和增强 MRI 检查显示颈静脉孔正常。T2 信号可根据成像平面而变化
• 颈静脉球瘤	CT 上强化肿块伴有骨质侵蚀。在 T2WI 上盐和胡椒样表现。继发于肿块内的流空
• 神经鞘瘤	肿块均匀强化，T2 高信号，CT 显示颈静脉孔光滑的骨质重塑 / 扩张
• 颅底转移瘤	强化多样、T2 信号多样的肿块伴骨质侵蚀。扩散受限
• 乙状窦血栓形成	充盈缺损，在增强后图像和动态 CT 血管造影上为对比剂包绕。无骨质异常。CT 平扫呈高密度

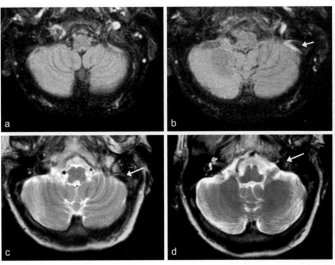

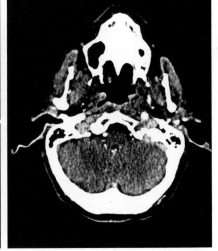

图42.8 在 FLAIR 序列和 T2WI 上都有左侧颈静脉孔内的高信号（长箭）。在 T2WI 上，乙状窦内呈低信号。在 FLAIR 图像上，乙状窦内呈高信号（短箭）。颈静脉孔显示大小和形态正常，且邻近的乳突和岩尖都正常。

图42.9 脑部静脉造影显示颈静脉和乙状窦正常显影，颈静脉孔大小正常。没有发现肿块损害或血栓形成的证据，这进一步证实了这一偶然发现的伪影性质。

42.12 鉴别诊断要点

在平扫 MRI 上应对缓慢流动而不是血栓或病变的几个线索。

- T2WI 更有可能出现流空，所以，如果 T2WI 上有流空，显然就是血管。
- 流动现象通常基于断面的平面，所以，如果见到血管在冠状平面上看起来是正常的，那么很可能就是正常的。
- 如果见到与血管相关的搏动伪影，很可能就有流动。
- 如果有的话，记得看一下平扫 CT。这可能会很有帮助。通常，将源自多种检查的所有信息组合在一起会给人带来最大的信心，而不是依赖于任何一个序列或检查。

42.13 解决伪影问题：在疑难病例中需要考虑的进一步评估

- 推荐：对比增强检查，CT 或 MRI。利用 MR 静脉造影作为首次通过的增强检查是非常有帮助的，是排除静脉窦血栓的最佳检查，具有较高的敏感性和特异性。强烈推荐使用标准的 MRI 对脑部进行平扫和增强检查。

- 不推荐：平扫 MR 静脉造影不是一个好主意，因为缓慢流动会导致信号不足，仍然会得到模棱两可的结果。

- 推荐：如果有的话，记得看一下平扫 CT。这可能会很有帮助。

42.14 关于 MRI 上血液流动产生伪影的重要信息

- MRI 上的流动可产生两种不同的现象：流空和流动相关增强。
- 流动相关增强通常是由于不饱和质子进入相对饱和的区域，因此其所发出的信号比周围组织更高。
- 在 T1W GRE 序列如 SPGR 上，通常可见动脉内的血流相关增强，但在某些情况下也可见于 FLAIR 和 T2WI 上，特别是有缓慢流动时。
- 静脉系统中这种情况的常见部位是乙状窦、颈静脉和横窦，尤其是仰卧位，由于胸腔内压或锁骨下静脉与主动脉相互作用机制的改变，其中一侧颈静脉的血流可能非常有限。当动脉近端闭塞且血管在充盈时，这种现象也可动脉内，例如急性卒中。
- 在 FLAIR 上也可见与脑脊液搏动相关的"增强"（参见第 42.2 节中的相关病例）。
- 这种现象在中枢神经系统之外的其他常见部位是股静脉和盆腔静脉。

42.15 相关病例

42.15.1 相关病例1

颈静脉和乙状窦血栓形成（▶ 图 42.10，▶ 图 42.11）。

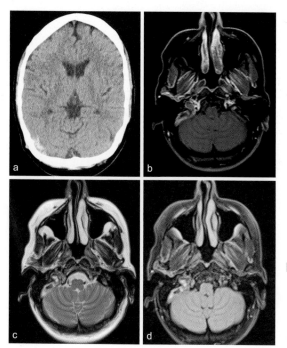

图42.10 平扫 CT 图像（a）显示右侧横窦高密度，与血块一致。对比增强 T1W MRI（b）显示右侧乙状窦和颈静脉充盈缺损，周围有对比剂。T2W（c）和 FLAIR（d）图像显示右外侧远端横窦和乙状窦-颈静脉的充盈缺损，明显低信号，与急性血栓中的脱氧血红蛋白一致。

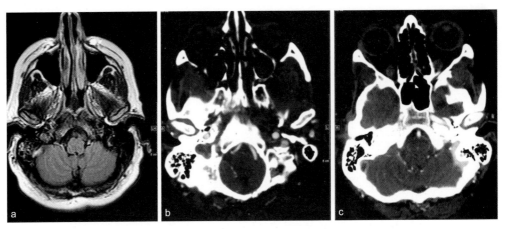

图42.11 不同患者的横断位FLAIR（a）和增强CT图像（b、c）显示右侧横窦、乙状窦和颈静脉（a）在FLAIR图像上呈高信号，CT血管造影显示乙状窦（b）和右侧横窦（c）内充盈缺损，与血栓一致。

42.15.2 相关病例2

颅底转移（ ▷ 图 42.12）。

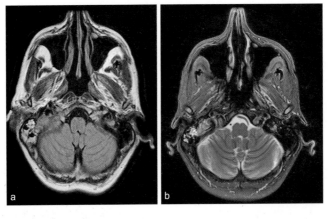

图42.12 横断位FLAIR（a）和FSE T2W（b）图像显示颞骨骨髓异常信号，其中尚有乳突积液。颈静脉内有流空，但在颅底转移的该患者中，颈静脉较小且向前移位。

42.15.3 相关病例3

颈静脉孔神经鞘瘤（ ▷ 图 42.13）。

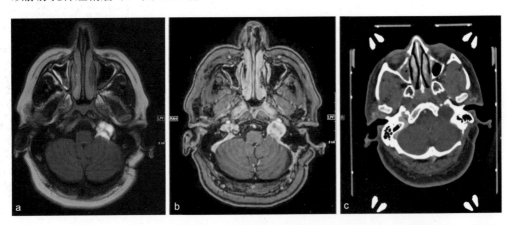

图42.13 横断位FLAIR（a）和增强后T1W（b）图像显示左侧颈静脉孔内有一高信号、对比增强的肿块，使颈静脉孔光滑扩大。动脉期CT血管造影（c）没有显示任何强化。CT显示此神经鞘瘤使颈静脉孔光滑扩张。

42.15.4 相关病例4

颈静脉球瘤（▶图42.14）。

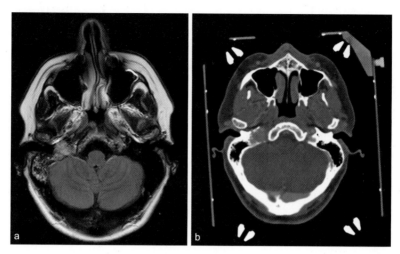

图42.14 横断位FLAIR图像（a）和增强CT扫描（b）显示在FLAIR图像上右侧颈静脉孔区的高信号。增强CT显示强化的占位病变，伴有不规则的骨质侵蚀和颈静脉孔扩张，与血管球瘤一致。

患者随机运动

42.16 病例介绍

影像学表现

检查时难以静卧的昏迷患者，脑部横断位FLAIR图像（▶图42.15）显示患者运动的证据。低信号与高信号交替的曲线带，是头骨和皮下脂肪的部分复制，延伸到脑部区域，也延伸到头部之外。此伪影部分模糊了患者右侧硬膜下血肿，如▶图42.16中CT扫描显示更佳。

可能的解决方案：如果医学上可能的话，考虑给那些不能静卧做MRI的患者使用镇静剂。如果镇静为禁忌或不可取的，特别是在儿科人群中，可以使用"快速脑部"方案，这可以明显减少成像时间，通常在2 min内。通常使用超快速FSE/TSE技术来获取T2WI，并使用回波平面技术来获得DWI序列和T2*图像。

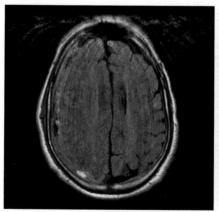

图42.15

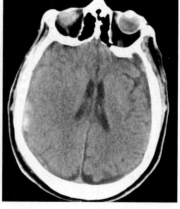

图42.16

并行成像技术现在广泛使用，并且通过多个接收线圈来显著缩短成像时间，仅对被成像身体的一部分敏感，从而收集数量减少的相位编码信号。然后，根据每个线圈计算出的敏感性，重新组合来自每个线圈的信号，这可能会产生一些很不寻常的运动和混叠伪影，以致难以识别（请参阅第 43 章，相关病例 1 和相关病例 2）。

运动伪影可以通过使用特殊成像序列来减少，其中相位编码梯度的方向在整个图像采集过程中周期性地改变。相位编码线的矩形平行切面周期性地旋转和改变方向（PROPELLER：周期性旋转重叠平行线采集和增强重建），并且居中于 K 空间的中心。这种 K 空间数据采集方法提供了对 K 空间中最重要的中心区域的过采样，这决定了图像内的信噪比和对比度。K 空间数据的非笛卡尔、多分段采集防止了相位误差的累积，特别是由于平面内运动引起的相位误差，并且还增加了成像时间而不能通过平面运动进行校正。PROPELLER DWI 还具有进一步的价值，可以减轻 DWI 型成像在颅后窝靠近颅底和岩尖出现的严重磁敏感伪影，这些伪影可能会掩盖小的急性脑干梗死。由于提高了颞骨在 DWI 上的可视化，因此在检测中耳区胆脂瘤（原发性和复发性）方面也有特殊的临床应用[4]。

42.16.2　相关病例

有颈部疼痛病史的患者从 1.5 m（5 ft）以下的高度轻微跌落后接受颈椎 CT 检查。患者的体格检查是正常的。

原因

扫描过程中患者的大幅度运动导致扫描时患者颈部向后方重新定位，随后在矢状面重建上出现人为的错位，类似双侧小关节脱位和 C4 上方 C3 的向前半脱位。在解读 CT 扫描时，应始终检查定位图像。总是要查看原始图像而不是依赖于多平面重建。在矢状位重建上，患者的大幅度运动在空气–软组织交界处是最明显的，且应该在横断位原始图像上进行确认。即使这一发现显然是伪影，但如果可能的话，应该重复扫描，因为运动伪影会降低检查的质量，并可能掩盖真正的异常（ ▶ 图 42.17）。

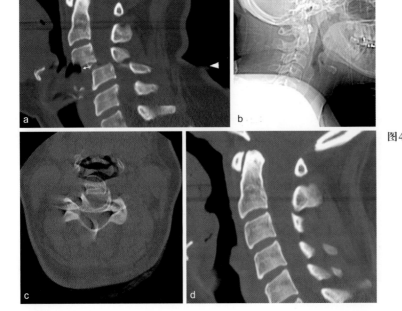

图42.17　（a）仔细检查矢状面重建，就在明显脱位的横断截面上，显示气管气柱的非解剖性排列不齐（白色箭头）和皮下软组织与颈后部的空气界面（白色短箭头）。（b）回顾颈椎 CT 定位图像显示，C3 和 C4 之间的排列正常。（c）回顾横断位原始图像证实，在 C3~C4 椎间隙水平成像时，出现严重的患者运动。（d）立即复查颈椎 CT 显示没有异常且排列正常。

参考文献

[1] Küker W, Weller M, Klose U, Krapf H, Dichgans J, Nägele T. Diffusion-weighted MRI of spinal cord infarction. J Neurol. 2004; 251(7): 818−824

[2] Petit-Lacour MC, Lasjaunias P, Iffenecker C, et al. Visibility of the central canal on MRI. Neuroradiology. 2000; 42(10): 756−761

[3] Holly LT, Batzdorf U. Slitlike syrinx cavities: a persistent central canal. J Neurosurg. 2002; 97(2) Suppl: 161−165

[4] Questions and Answers in MRI. Available at: www.mriquestions.com.

[5] Riccioli LA, Marliani AF, Ghedin P, Agati R, Leonardi M. CE-MR angiography at 3.0 T magnetic field in the study of spinal dural arteriovenous fistula. Preliminary results. Interv Neuroradiol. 2007; 13(1): 13−18

[6] Kannath SK, Alampath P, Enakshy Rajan J, Thomas B, Sankara Sarma P, Tirur Raman K. Utility of 3D SPACE T2-weighted volumetric sequence in the localization of spinal dural arteriovenous fistula. J Neurosurg Spine. 2016; 25(1): 125−132

[7] Morris JM, Kaufmann TJ, Campeau NG, Cloft HJ, Lanzino G. Volumetric myelographic magnetic resonance imaging to localize difficult-to-find spinal dural arteriovenous fistulas. J Neurosurg Spine. 2011; 14(3): 398−404

[8] Krings T, Geibprasert S. Spinal dural arteriovenous fistulas. AJNR Am J Neuroradiol. 2009; 30(4): 639−648

43 MRI磁敏感相关伪影

Clark W. Sitton, Alexander B. Simonetta, and Kaye D. Westmark

43.1 一般磁敏感相关伪影

43.1.1 病例1介绍

有脑室腹腔分流病史的患者出现头痛。在获得脑部侧位片以评估分流阀和类型之后，进行脑部MRI检查。

43.1.2 影像学表现

颅骨侧位片显示 Strata NSC 阀（▶ 图 43.1）。

MR 图像（▶ 图 43.2）显示 T2WI 上信号的明显丢失，这是由于阀门金属部分产生的磁敏感伪影导致的信号大幅去相位。实际上，磁敏感加权成像（SWI；▶ 图 43.2b）上的伪影比 FSE T2WI（▶ 图 43.2a）上的伪影要更差，这是因为后一序列中的多个聚相位180° 射频（RF）脉冲重新聚焦已经去相位的自旋。FLAIR 序列图像（▶ 图 43.2c）特别容易受到局域磁场不均匀性的影响，因为 180° 反转脉冲是层面的，因此是频率特异性的。靠近右侧额中回后方（▶ 图 43.2c 中的箭）CSF 的消失可见于距颅骨分流阀一段距离处，因为金属阀门的存在对磁场均匀性的影响远远超出其所在的图像。

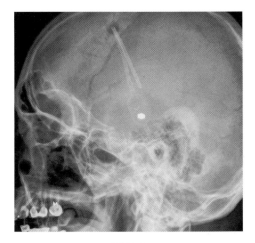

图43.1

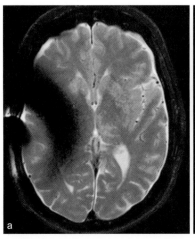
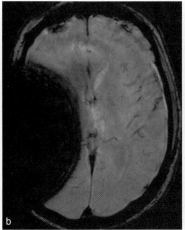
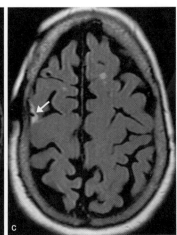

图43.2 （a～c）

原因：金属分流元件引起的磁敏感伪影。

43.1.3 关于MRI磁敏感伪影的基本事实

- 任何特定组织的信号强度取决于许多因素，包括质子密度、组织的 T1 和 T2、成像序列的回波时间（echo time, TE）和 TR（repetition time，重复时间）以及局部磁场均匀性。

- 组织的信号强度明显受局部磁场不均匀性的影响，特别是在梯度回波（gradient recalled echo, GRE）序列的 T2WI 上，而不是自旋回波序列。

- 在存在不均匀磁场时，GRE、MPGR、SPGR、大多数平面回波、DWI 和 SWI 都是特别容易丢失信号的序列。

- 外层中含有不成对电子的物质（脱氧血红蛋白、高铁血红蛋白、铁蛋白、含铁血黄素、Fe、Ni）会增强局部磁场强度，从而导致磁场不均匀及质子自旋频率的差异。这不仅会导致相位丢失，这意味着 T2WI 上的信号强度将显著降低，而且还会导致信号的空间定位错误。由于信号偏移，其频率已经被磁敏感伪影改变，检测到的信号误配通常引起来自信号堆积的亮线和暗线。

- 骨-空气或软组织/骨-空气界面也会扭曲局部磁场并导致类似的伪影。

- 虽然金属伪影在 MRI 上可能无法完全消除，但以下技术可以降低其效果：
    - 视角倾斜。
    - 使用较薄的切面。
    - 使用更高带宽的成像。
    - 低场强的磁体。
    - 使用短时反转恢复（STIR）而不是化学脂肪饱和技术。
    - 使用快速自旋回波（FSE）技术，避免 GRE 类型的成像。

43.1.4 相关病例

43.1.4.1 相关病例 1：MRI 中使用金属抑制技术来减少金属伪影

病史

对一例筛窦内有金属颗粒的患者进行脑部 MRI 检查以评估其头痛。

影像学表现

矢状位 T1WI（► 图 43.3a）显示巨大的去相位伪影，即使在 FSE-T2WI 上也无法显示鼻旁窦（► 图 43.3b、c）。

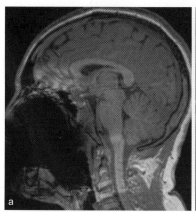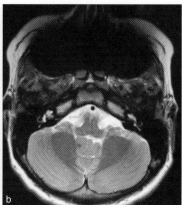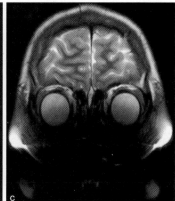

图43.3 （a～c）

在同一台磁共振上进行的不同患者脑部 MRI 矢状位 T1WI（► 图 43.4a）显示比第一个患者图像上更严重的伪影（► 图 43.3），源于不可拆卸的牙科矫治器。然而，使用金属抑制技术大大减少了重做矢状位 T1WI（► 图 43.4b）和横断位 FSE-T2WI（► 图 43.4c）上的金属伪影。

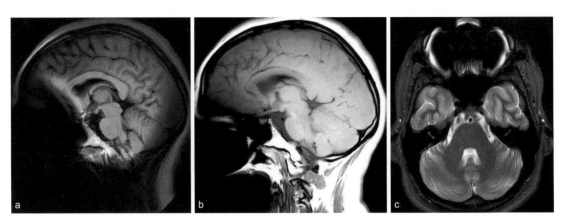

图43.4 （a～c）

43.1.4.2　相关病例 2：色素性化妆品可能导致 MRI 伪影

病史

年轻女性要求做脑部 MRI 加眼眶的特殊成像，是因为有头痛和视力模糊的病史。

影像学表现

MRI 技术员注意到，在眼眶特殊成像之前，脑部 MRI（► 图 43.5）上存在与患者眼睑相关的磁敏感伪影。这名患者证实，正如她在 MRI 筛查表上所述，她既没有文眼线，也没有为面神经损伤植入金丝。然而，她画着浓重的紫色眼线，她擦掉后，重复扫描显示这种伪影消失（► 图 43.6a、b）。

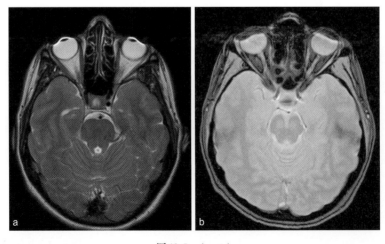

图43.5 （a、b）

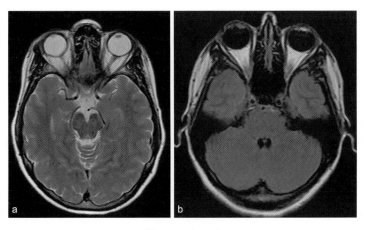

图43.6 （a、b）

43.1.4.3 相关病例3：巨大且明显充气的鼻窦和岩尖可能增加骨-软组织/空气界面相关的磁敏感伪影

病史

一名老年男性患者因可能的小血管缺血性疾病进行脑部MRI检查。

影像学表现

整个脑桥在T2WI上可见广泛的信号异常（▶图43.7a、b）。

由于双侧岩尖气化以及巨大充气的蝶窦，DWI明显扭曲，评估受到限制。由于空间配准错误，图像发生扭曲并好像使得脑桥变形（▶图43.7c）。

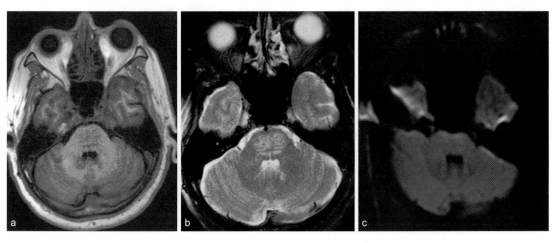

图43.7 （a～c）相关病例3

43.1.4.4 相关病例4：大脑镰明显钙化产生假阳性扩散受限，担忧是DWI上"急性双侧ACA区梗死"

病史

一位老年患者因头晕发作进行MRI检查（▶图43.8）。

影像学表现

除双侧额上回内侧脑部邻近大脑镰可见高信号外（▶图43.8中的箭），脑部MRI于年龄而言是正常的。然而，T2 和 FLAIR 图像是完全正常的，但在增厚的大脑镰可见非常低的信号。当天早些时候，患者进行了 CT 扫描（▶ 图 43.9）。CT 平扫（▶ 图 43.9）显示明显钙化是引起 MRI 上增厚、黑色大脑镰的原因。

回顾脑部 MRI 上 ADC 图（▶ 图 43.10），发现镰状钙化区明显低信号，但额叶皮质信号没有降低的证据，提示真正的扩散受限。

DWI 通常由自旋回波、具有强扩散梯度的回波平面成像所产生。回波平面成像可显著缩短成像时间，以"冻结"患者的生理运动，但对磁场不均匀性极为敏感，这会引起图像失真、信号丢失以及空间位移的高信号伪影区。颅底区域受空气、软组织、骨界面的影响尤其明显，这会造成局部磁场的不均匀性。在这种情况下，靠近脑和 CSF 的大脑镰致密钙化由于磁敏感伪影在 DWI 上产生高信号伪影，位于邻近的额叶皮质内。由于在脑实质中并不存在真正的扩散限制，因此 ADC 图并未显示皮质内信号的相应降低。T2WI 上信号非常低的区域，在这种情况下，镰状钙化的 ADC 计算是不可靠的[1]。

在因梗死导致性缺血的情况下，细胞外的水分子被困于细胞内，这限制了水分子的扩散能力。这种异常的扩散受限在 DWI 上表现为高信号。

DWI 可能会出现一个众所周知的缺陷，因为图像本身就是 T2 加权。因此，T2WI 上高信号的区域可能会"透射"，并在 DWI 上造成信号的伪影增加，这不是由于组织内的扩散受限所致。因此，为了准确解释 DWI 上的信号，放射科医生必须将 DWI 表现与 ADC 图相关联。

同样，T2WI 上信号极低的组织可能会产生"T2 暗化"，并错误地显示为扩散增高区[1]。

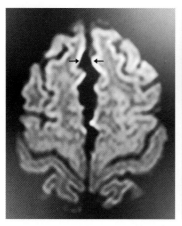 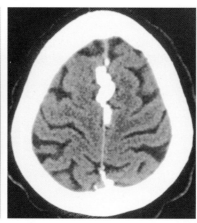 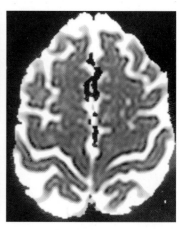

图43.8　相关病例 4。横断位 DWI。　　图43.9　相关病例 4。脑部 CT 平扫。　　图43.10　相关病例 4。ADC 图。

43.2　血管支架伪影

病史

58 岁男性，有短暂的左侧面部麻木和颈动脉疾病的病史，接受进一步的影像学评估。外院影像报告显示右侧颈内动脉（internal carotid artery, ICA）有严重狭窄或闭塞（▶ 图 43.11）。

影像学表现

二维时间飞跃法 MR 血管成像（MR angiography, MRA）最大密度投影（maximum intensity projection, MIP）显示颈总动脉远端（▶ 图 43.12 中的箭头）和 ICA 中段（▶ 图 43.12 中的长箭）之间完全没有信号。颈总动脉和颈外动脉之间也有间隙 [（external carotid artery, ECA）；▶ 图 43.12 中的短箭]。

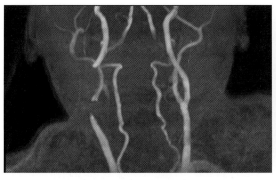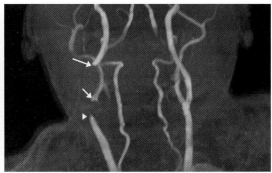

图43.11　2D 时间飞跃法 MRA 的 MIP 图像。　　　　　　　　　　　图43.12

鉴别诊断

- 因存在颈动脉支架而产生的伪影
  - 支架近端信号突然缺失，而在支架远端出现。
  - 如果支架远端可见强劲的血流信号，几乎可以肯定支架是通畅的。
  - 在横断位图像上，支架及其管腔在所有脉冲序列上的信号强度均明显降低。
  - 颅内支架及与血管腔相邻的线圈可见类似的表现。
- 慢性颈动脉闭塞伴 ICA 由颅内循环回充
  - 血管腔在闭塞点突然切断。
  - ICA 无明显远端信号。
  - 脑部 MRA 显示颈动脉虹吸段信号很弱或无信号，同侧大脑中动脉分布区弱信号或无信号，取决于颅内侧支的力度。
- 严重的颈动脉狭窄
  - 90%～95% 的狭窄会在颈动脉的 MIP 图像上产生明显的间隙。
  - 仔细检查原始图像，通常会发现残留管腔中有一些信号，而在血流间隙远端的 ICA 中有信号就表明是通畅的。
  - 2D TOF MRI 上的颈内动脉永远不会逆行充盈，因为有一个移动的、向上的饱和带。
  - 如果狭窄为血流受限，则同侧颅内 MRA 图像的信号强度可能会降低。

影像学印象

与颈动脉支架植入有关的伪影。在信号缺失区远端的血管内有强烈的信号，这表明支架实际上是通畅的。

原因

支架的存在导致磁敏感伪影。

伪影问题解决

需要考虑的其他检查。

推荐：CT 增强检查。不透明的对比剂通常可以显示支架的内腔，如果它是通畅的（ ▶ 图 43.13 ）。

不推荐：增强 MRI 或 MRA。类似的伪影将会出现。

不推荐：多普勒检查。由于支架本身的腔内钙化和反射，评估支架管腔内的血流可能很困难。

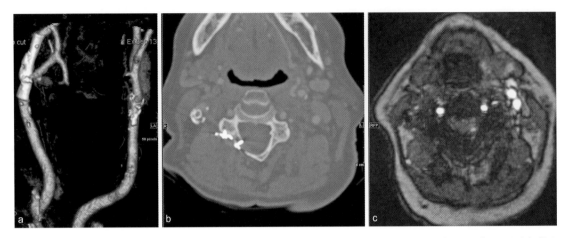

图43.13 使用 CT 血管造影进行随访成像，显示支架跨越颈总动脉远端并延伸到颈内动脉近端。横断位图像上可见支架管腔内的对比剂不透明，清晰可见持续血流经支架进入颈外动脉起始处。3D 重建（a）显示支架的位置，与 MRI 上信号丢失的区域精确对应。横断位重建（b）显示支架位于钙化的血管壁内，有对比剂造成的支架管腔不透明。MRI 检查（c）的断面显示支架区域明显的低信号，与磁敏感伪影有关，血流相关信号完全缺失。

关于支架相关伪影的重要信息

- 尽管大多数现代支架、动脉瘤夹和血管内弹簧圈都是 MRI 安全的，但仍然会造成与磁敏感效应相关的高度局灶性信号丢失。
- 这在梯度回波（GRE）图像上更为夸张，GRE 构成了大多数 MRA 技术的基础，但在一定程度上，几乎每个脉冲序列上都可见到。
- 支架不会导致自旋的饱和，因此支架远端血流的信号强度受到的影响较小。

2D TOF MRA 上类似异常的常见伪影现象

- 运动伪影：来自 2D MRA 或 CTA 的投影图像是由层叠的横断位图像构成的。动脉在层面采集之间发生的任何运动都将导致血管轮廓的不规则，有时表现为信号丢失的水平带。
- 平面内流动：2D TOF 图像对垂直于成像平面的流动最敏感，对平面内流动最不敏感。发生在 X 轴或 Y 轴而不是 Z 轴的平面内流动不会产生流动相关的明显增强，因此显示为信号丢失区。这通常在 ICA 起始处很明显，此处相对于颈总动脉的方向是水平的。这也发生于 V2～V3 和 V3～V4 交界处的椎动脉。这一现象在 3D TOF 成像或增强 MRA 上没有观察到。
- 湍流：血管分叉和血管弯曲产生的多方向或非层流的湍流在 2D TOF 成像上会产生信号丢失，本质上与血管管腔内的平面内流动有关，尽管血管本身是垂直于成像平面走行的。通常有特征性的印戒出现在原始图像上，在血管管腔内信号丢失，但沿血管边缘保留信号，因此处保留有层流。这种伪影可通过 3D TOF MRA 和对比增强技术消除。

43.2.1 相关病例

43.2.1.1 相关病例 1

慢性颈动脉闭塞（▶图 43.14）。

43.2.1.2 相关病例 2

严重颈内动脉狭窄（▶图 43.15）。

43.2.1.3 相关病例 3

动脉瘤夹（▶图 43.16）。

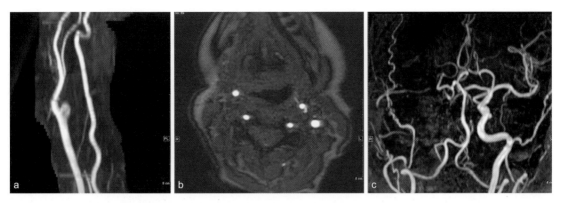

图43.14 MRA 显示颈动脉起始处附近的慢性闭塞，残端有湍流且颅内外影像上无远端血流。如果存在颅内侧支，也缺乏足够的流速来产生血流相关的增强（a～c）。

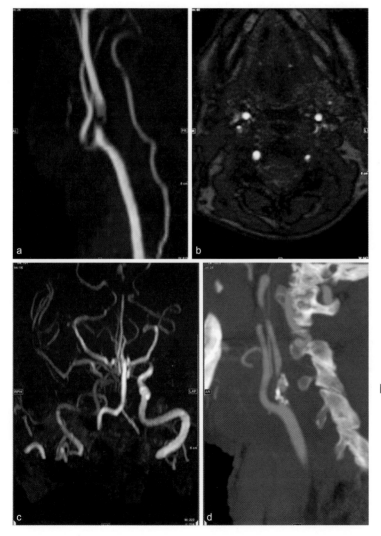

图43.15 TOF 血管造影（a）的最大强度投影图像显示颈内动脉（ICA）信号的间断。同一检查的横断位图像（b）显示有微小的残留管腔。颅内 3D 飞跃法 MRA（c）显示颈内动脉血液流速降低，信号强度较对侧降低。CTA（d）更好显示复杂斑块的解剖，伴有严重的狭窄和亚毫米级的残留管腔。

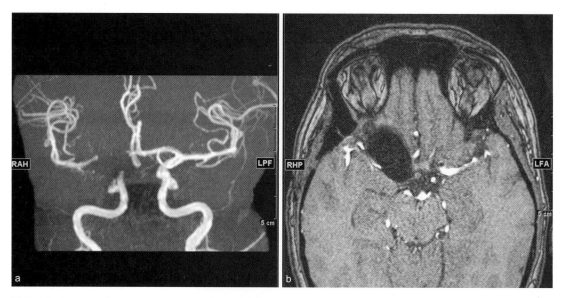

图43.16 （a、b）脑部 3D TOF MRA 显示继发于动脉瘤夹的局灶性信号丢失。注意原始图像上该区域的信号完全丢失，这在最大强度投影图像上形成假性间断。

43.2.1.4 相关病例 4

大脑中动脉支架（ ▶ 图 43.17）。

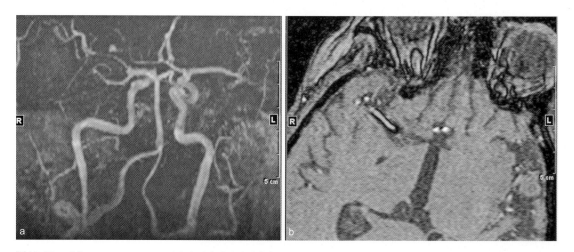

图43.17 脑部 3D TOF MRA 显示右侧大脑中动脉放置支架区的信号丢失。注意支架对信号的抑制不完全，源于其质量极低（a、b）。

43.2.1.5 相关病例 5

2D MRA 上因平面内流动导致的假性信号丢失（ ▶ 图 43.18）。

43.2.1.6 相关病例 6

吞咽或血管搏动引起的运动伪影（ ▶ 图 43.19）。

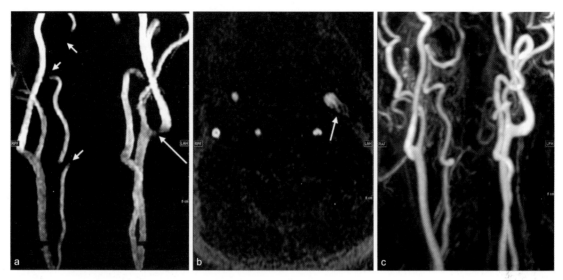

图43.18 2D TOF 最大强度投影（a）显示继发于平面内流动的信号丢失出现在颈内动脉起始部（长箭）与右侧椎动脉（短箭）的水平部。横断位图像（b）显示在横断位图像上与平面内流动或湍流有关的典型信号丢失。增强 MRA（c）显示所有血管表现正常。

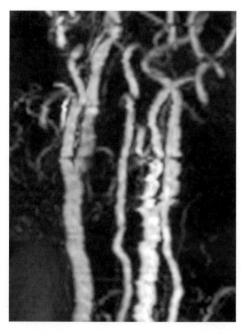

图43.19 2D TOF MRA 最大强度投影因吞咽和（或）血管搏动引起的典型运动伪影而降质，导致颈动脉水平区的不规则和信号丢失。注意椎动脉不受影响，因其运动受到横突孔的限制。

参考文献

[1] Questions and Answers in MRI. Available at: https://mriquestions.com/index. html

44 MRI技术与序列特异性伪影

Alexander B. Simonetta, Seferino Romo, and Kaye D. Westmark

44.1 脉冲序列特异性伪影：FLAIR

44.1.1 病例1介绍

液体反转恢复（fluid attenuated inversion recovery, FLAIR）对脑脊液（cerebrospinal fluid, CSF）的抑制不足类似蛛网膜下腔异常（出血、脑膜炎、肿块）。

44.1.2 影像学表现

经颅后窝的横断位 FLAIR 图像（▶ 图 44.1a）显示桥前池、双侧小脑半球前方及第四脑室内的 CSF 信号增高。这种 CSF 高信号是由于左侧筛窦气房内存在金属颗粒而导致信号的不完全抑制所致（▶ 图 44.1b）。由于磁敏感伪影，在紧邻颗粒处可见明显的信号丢失。该伪影在激发的金属物体上方持续存在，并在额叶区的顶端类似蛛网膜下腔出血（subarachnoid hemorrhage, SAH）（▶ 图 44.1c）。▶ 图 44.2 显示了该患者脑部 MRI 的其他图像。

印象

脑部 MRI 正常。FLAIR 成像上的高信号 CSF 是筛窦内存在金属异物所产生的伪影。

44.1.3 蛛网膜下腔FLAIR高信号的鉴别诊断

• 假性高信号
  - 磁敏感伪影。
  - 血管搏动或 CSF 流动伪影：虽然这可能发生在任何脉冲序列上，但 FLAIR 序列明显受此伪影的影响，特别是在孟氏孔和颅后窝。
  - 钆剂（Gd）：在肾功能不全或血脑屏障受损患者接受对比剂后延迟成像的情况下，Gd 可能会渗入 CSF 间隙，类似 SAH 或脑膜炎。

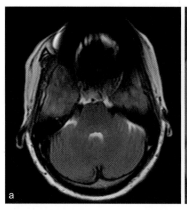
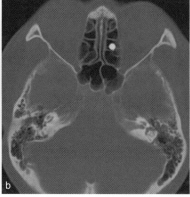
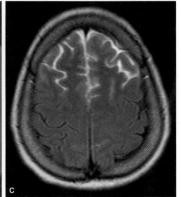

图44.1　一位 30 岁的女性因新发头痛而接受脑部 MRI 检查。显示横断位 FLAIR 图像（a～c）。

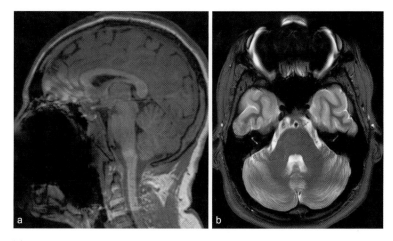

图44.2 矢状位 T1WI（a）显示源于金属颗粒的信号损失造成假性 T1 缩短，向上延伸至额叶区域。横断位 FSE-T2WI（b）显示，金属颗粒引起局部频率变化，导致信号丢失集中于 T2 缩短（去相位）和信号堆积（亮环），因为信号在外周错位[1]。FSE-T2W 序列通常在所有脉冲序列中显示的失真最小，因为其多个 180° 重聚焦脉冲有助于纠正局部磁场的不均匀性。

　　－ 吸入 100% 的氧气，但在那些接受 50% 氧气的人中没有发现[2]。
　　－ 中度到重度运动伪影。
• 真正的病理原因
　　－ SAH。
　　－ 脑膜炎。
　　－ 脑膜癌病。
　　－ 黑色素细胞增多症；黑色素瘤病。
　　－ 皮样囊肿破裂。
　　－ Moyamoya 病——"常春藤征"[3]。
　　－ 急性卒中——FLAIR 上的病理性血管突显。

44.1.4　FLAIR 成像的要点与难点

• FLAIR 序列上信号的增加，如果是伪影，通常会越过正常的解剖学界限，而无法在其他序列上获得预期的相关发现。
• 由于 SAH 或脑膜炎引起的 FLAIR 上 CSF 信号增加通常是非常轻微的。当其因金属伪影而导致 CSF 没有抑制，信号通常是非常高的，并以一种明显"非解剖学"的方式涉及整个区域。
• 检查整个研究中是否有金属伪影的存在，查看 CSF 信号的增加是否可能与此有关。
• 临床相关性非常重要。对于有金属异物的患者，总要考虑真正病理情况的可能性，如 SAH 或脑膜炎，这可能会错误地使人以为 FLAIR 成像上的信号增加是假性的。伪影可能掩盖了真正的病变！
• 由于吸入 100% 氧气而导致的脑脊液信号增加，这在做 MRI 的全身麻醉（general anesthesia, GA）患者中经常发生，可能会导致 FLAIR 上 CSF 信号的弥漫性增加，这与脑膜炎或弥漫性 SAH 引起的难以鉴别。软脑膜或硬脑膜的灶性强化区域和（或）局限性 CSF 聚集、皮质水肿以及占位效应均明显提示感染性病因，尽管没有的话也不能排除这一点。必须进行临床相关研究。

- 正常的搏动性 CSF 运动导致 FLAIR 图像上对其抑制的缺失，并导致 CSF 内的高信号区。受影响的典型区域包括邻近孟氏孔的侧脑室和第三脑室、桥前池和环池，以及第四脑室。

44.1.5 关于 FLAIR 成像的基本事实

- FLAIR 序列为重 T2WI，具有初始反转恢复脉冲以抑制 CSF 信号[1]。
- 抑制 CSF 信号会提高对脑水肿或脑含水量增加的敏感度，特别是 CSF 界面如脑室周围或皮质。
- 然而，FLAIR 不用于脊柱成像，是由于过多的 CSF 搏动伪影。
- 反转时间（inversion time, TI）定义为初始 180° 反转脉冲和 90° RF 脉冲之间的时间，其将任何出现的纵向磁化转换为横向磁化。
- 在反转恢复序列中，TI 以此种方式进行选择，即在 90° RF 脉冲时纵向磁化处于零点的任何组织都不会产生任何信号，因此 FLAIR 序列中的液体信号抑制或 STIR 序列中的脂肪信号抑制。
- 改变 CSF T1 恢复时间的因素导致对其抑制的缺失：
  - SAH 或脑膜炎引起的 CSF 蛋白质含量增加，无论是癌性还是感染性，都可缩短 T1 恢复时间并导致 FLAIR 上信号增高。
  - 短 T1 的物质在 FLAIR 上显得高亮，即脂肪和钆增强。
  - Gd 导致受其存在所影响的水质子 T1 恢复曲线左移，因此在 FLAIR 图像上产生更高的信号。
  - 与传统的增强后 T1WI 相比，钆增强 FLAIR 成像在检测脑膜炎方面更具优势，因为 FLAIR 成像上正常的皮质静脉强化很少（如果有的话），这提高了对软脑膜强化为异常的信心。
  - 氧是弱顺磁性的，因此，当蛛网膜下腔中氧浓度较高时，可能导致 CSF T1 恢复曲线缩短。
- 初始反转脉冲是层面选择性的，因此是频率特异性的：
  - 在反转脉冲和回波采集时间之间的患者运动或 CSF 搏动可导致不完全的 CSF 抑制。
  - 产生局部磁场不均匀性的磁敏感伪影导致频率差异，这往往导致 CSF 抑制缺失。

44.1.6 相关病例

44.1.6.1 相关病例 1

FLAIR 成像序列上脑膜炎异常表现的确诊病例（ ▶ 图 44.3 ）。

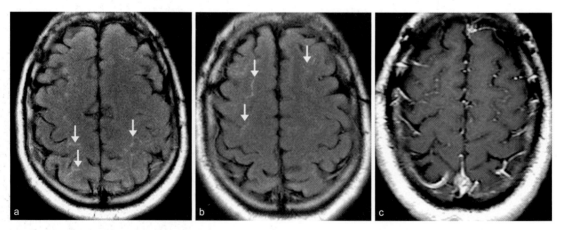

图 44.3 脑部高位皮质（a，b）横断位 FLAIR 图像显示近期葡萄球菌败血症和脑膜炎患者脑沟内非常局限的信号增高区域。常规增强后 T1WI（c）显示非常细微的强化，很容易被忽视且被归于正常皮质静脉的强化。与 FLAIR 高信号更明显的位置密切相关，增强了此强化是病理的且由脑膜炎引起的信心。

44.1.6.2 相关病例 2

在 FLAIR 成像序列上进一步确诊（▶ 图 44.4）。

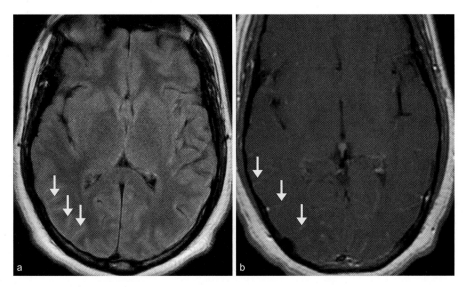

图44.4 脑部横断位 FLAIR 图像（a）显示新近诊断为肺炎球菌脑膜炎患者位于枕区脑沟内高信号，在增强后的 T1WI（b）上也可见轻微的软脑膜强化，受累区不在颅底、邻近充气窦腔或金属异物，这些都可能产生磁敏感伪影。

44.1.6.3 相关病例 3

100% 氧气吸入的脑膜炎病例（▶ 图 44.5）。

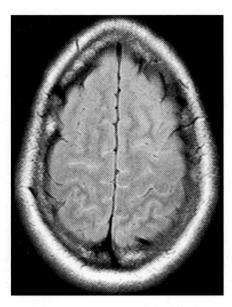

图44.5 幽闭恐惧症患者深度镇静状态下 MRI 横断位 FLAIR 图像。患者有几年的丛集性头痛病史，但目前没有症状，也没有脑膜炎的临床证据。FLAIR 图像显示 CSF 信号呈弥漫性增高，但在凸面尤其明显，而不是在基底节区。

44.1.6.4 相关病例 4

FLAIR 上 CSF 搏动导致颅后窝蛛网膜下间隙病变或出血的假象（▶ 图 44.6）。

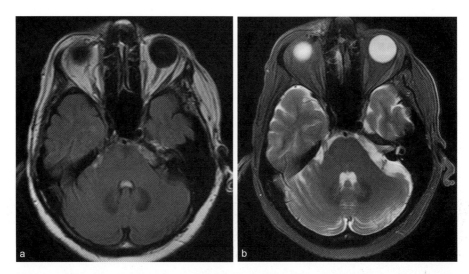

图44.6 横断位 FLAIR 图像，桥前池内信号升高区，围绕第五脑神经的脑池段并向下延伸（a）。横断位 FSE-T2WI（b）显示未见右侧第五脑神经的占位效应或对侧脑池肿块。应注意 FLAIR 上 CSF 流动伪影的典型位置。此外，缺乏对周围结构的任何占位效应有助于证实这一发现的伪影性质。DWI 也可以确认该部位没有潜在的病变（表皮样囊肿）。

44.1.6.5 相关病例 5

FLAIR 上侧脑室内 CSF 运动导致孟氏孔附近额角肿块的假象（▶ 图 44.7）。

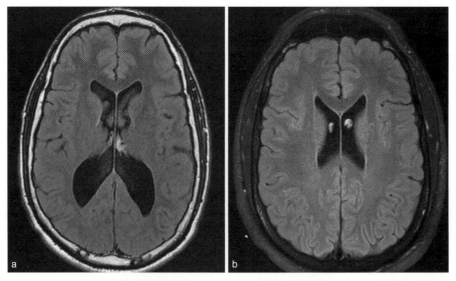

图44.7 横断位 FLAIR 图像显示典型的信号增高区，似乎漂浮在侧脑室内，出现在与孟氏孔相邻的区域，此处 CSF 运动更突出（a、b）。

44.1.7 病例2介绍

FLAIR：类似于浅表 CNS 铁质沉着症的"弹跳点伪影"。

44.1.8 影像学表现

FLAIR T1 图像（▶图 44.8a～c）都显示在脑与 CSF 边界以及水-脂肪交界处有一条单像素的细黑线。如果这一发现存在于 T2WI，特别是梯度回波（GRE）T2WI（▶图 44.9b、c），就要对浅表 CNS 铁质沉着症的可能性表示关注。然而，T2WI（▶图 44.9a～c）是正常的。此外，无反转恢复 T1WI 完全正常（▶图 44.9d）。请注意，与常规 T1WI（▶图 44.9d）相比，FLAIR T1 序列（▶图 44.8c）的灰白质对比度有所改善。

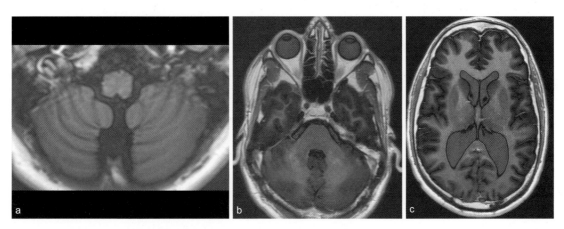

图44.8 用 3T 磁体对一位头痛且有脑池周围非动脉瘤性蛛网膜下腔出血远期病史的患者进行了脑部 MRI 检查。横断位 T1WI 显示通过颅后窝（a、b）和侧脑室水平（c）。

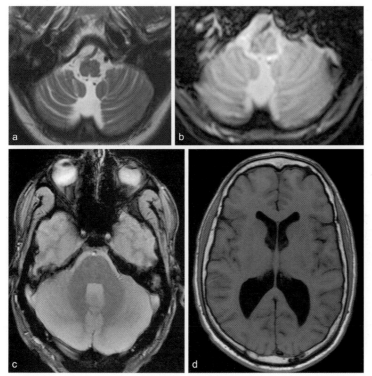

图44.9 显示用于比较的进一步脑 MR 图像，包括横断位 FSE-T2WI（a）、GRE T2WI（b、c）和横断位常规 T1WI（d）。

印象：CSF 和脑交界处的明显低信号仅出现在 FLAIR T1WI 上，因此被证明是这种反转恢复、幅度重建型序列的伪影[1]。

44.1.9 鉴别诊断

- 弹跳点型伪影
  - 一种细小的黑线伪影，仅存在于 T1 差异很大的组织界面（即脑与 CSF）。
  - 仅出现在反转恢复序列。
  - T2WI 上不出现，特别是 GRE 类型的序列，证实了这一发现是伪影。
- 浅表 CNS 含铁血黄素沉着症——慢性、复发性 SAH
  - 发现软脑膜中含铁血黄素沉积。
  - 在 T2WI 上最为明显，尤其是 GRE 或 SWI 序列，其突出了继发于磁敏感伪影的信号丢失。
  - 经典的临床表现是听力损失和共济失调的病史。
- 软脑膜钙化
  - 更分散的受累区，在 T2WI 上显示更好。

44.1.10 关于 T1W-FLAIR 序列的重要信息

- 反转恢复序列以 180° RF 脉冲开始，而不是常规传统 T1WI 中通常使用的 90° RF 脉冲。
- 当纵向磁化通过 T1 弛豫恢复时，不同组织将在不同时间通过零点。如果在组织通过零点或空点（弹跳点）时采集到回波，则不会产生信号[1]。
- 在幅度重建图像中，如果体素包含具有 T1 差异极大的组织，则信号可能抵消并产生一条黑线。
- FLAIR T1 成像序列通常用于高场 3T 磁体系统，因为组织的 T1 在高场强下延长。这导致 CSF 信号在 T1WI 上不像 1.5T 及更低场磁体系统上通常所见的那样黑。
- FLAIR T1 成像正在成为脊柱成像的常规序列，甚至是在 1.5T 和低场强系统，因为与 TSE-T1 图像相比，其在 CSF、脊髓和颈椎间盘突出之间已经显示出更高的显著性[4]。
- FLAIR T1 成像还在 3T 磁体上提供正常灰质与白质之间更强的组织对比度。
- 据报道，在旨在抑制 CSF 和灰质信号（GM-DIR）的双重反转恢复序列上，FLAIR T1WI 的"黑边"效应对多发性硬化症脱髓鞘病变的诊断具有很高的敏感性和特异性[5]。

44.1.11 相关病例

55 岁女性患者出现感音神经性听力丧失、幻听和眩晕，并有就诊前 10 年外伤性臂丛神经损伤的既往病史。

进行全脊柱 MRI 检查并排除了室管膜瘤或其他出血性肿瘤（► 图 44.10）。做了 CT 血管造影，没有发现动脉瘤或其他血管畸形。她过去确实有外伤性臂丛神经损伤的病史，这被认为是出血的来源，因为没有发现其他原因。据既往报道，臂丛神经损伤和创伤性假性脊膜膨出是导致这种情况的原因[6]。

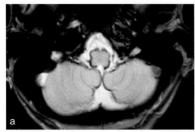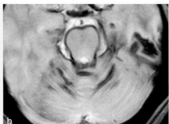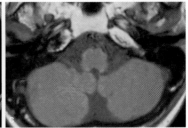

图44.10 横断位 GRE T2WI 在颅后窝区（a、b）显示软脑膜表面信号弥漫性降低，与含铁血黄素软脑膜染色一致。然而，横断位 T1WI（c）是正常的。

44.2 硬件/机房相关MR伪影

44.2.1 病例1介绍

影像学表现

矢状位T1WI（▶图44.11a）和快速自旋回波（FSE）T2WI（▶图44.11b）显示高、低信号带交替的线性区域，涉及下颈椎和上胸椎（箭）。这一发现出现在多个序列以及序列内所有图像的相同位置。

值得注意的是，此异常延伸到患者之外的前方，并跨越正常的解剖边界，这是典型的伪影。这一发现没有鉴别诊断，因为其与病变不同。这是一种需要识别并确定原因的伪影，以便纠正问题，因为拉链伪影会降低图像质量，并可能模糊重要的解剖细节。

印象

拉链伪影。

原因

与技术设备相关的伪影可能是由于磁体间的开口允许外部无处不在的射频（RF）范围内电磁能量穿透而造成的。磁体间是用铜板、穿透密封件与密闭的密封门特别建造的，因此它就像一个法拉第笼子。如果密封完全，其最重要的功能是将不需要的RF传导挡在房间外，这些信号会被极其敏感的RF接收器所接收。伪影在相位编码方向上运行，因为它出现在受干扰RFs的狭窄范围内。有故障的灯泡或未屏蔽的麻醉设备也可能产生电磁信号，其表现是一样的。

解决方案

应检查磁体间的门是否密封正确。如果有新设备进入房间，如新的照明设备或血氧饱和仪，应进行检查以确保不会产生未屏蔽的电磁信号（▶图44.12）。

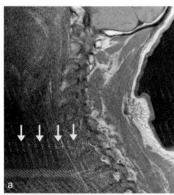
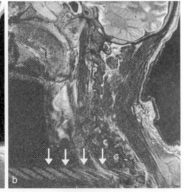

图44.11　（a、b）颈椎MRI检查颈部疼痛。

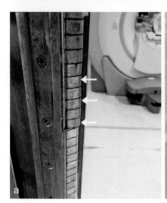
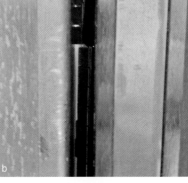

图44.12　（a）检查磁铁间的门，发现铜夹已损坏并弯曲（箭），无法完全关闭。（b）"手电筒测试"显示铜夹损坏区有漏光。

44.2.3 相关病例1

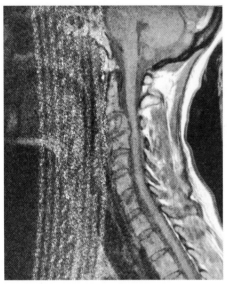

图44.13 不同患者颈椎矢状位T1WI显示广泛的拉链状伪影，遮盖颅底和椎前软组织。此伪影被发现是由于一扇门损坏，该门没有完全密封。

44.2.4 相关病例2

影像学表现

矢状位T2WI（▶图44.14a、b）显示一条高、低信号交替的条带自上向下延伸，在这些检查中为相位编码方向。与前面显示的"拉链"伪影不同，此伪影穿过图像的表现并不一致，而是以羽毛状的方式逐渐变细。然而，与拉链伪影类似，其并非病变，因为它不遵守正常的解剖边界。注意伪影是如何掩盖了部分颅后窝的显示（▶图44.14a），并限制了对棘旁软组织的评估（▶图44.14b）。

印象

外周信号伪影，或尖角伪影。这种伪影在C、T、L（颈-胸-腰）相控阵线圈上进行的脊柱矢状位成像中尤其常见（▶图44.15）。

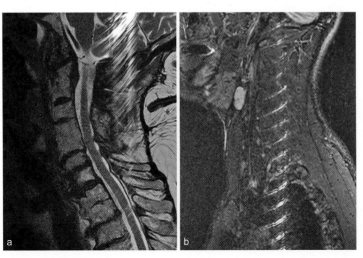

图44.14 （a、b）两个具有相似技术伪影的不同患者颈椎MR图像。

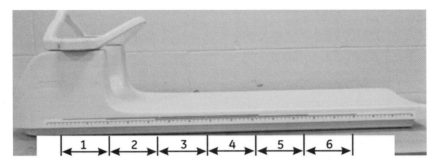

图44.15　标准 C、T、L（颈–胸–腰）相控阵线圈的图像。患者躺在这个接收线圈上进行常规脊柱成像。该线圈每部分有两个元件，分为 6 个部分。根据激活的线圈元件不同，感兴趣区可以改变。

原因

这是由于相邻的、不需要的线圈元件在技术上激活不当而导致的，这些线圈元件正在检测来自预期感兴趣区（field of view, FOV）之外激励回波的信号。

解决方案

这是一个技术错误，应该通过正确选择与被成像区域相对应的线圈元件来纠正。

44.3　非特异性脉冲序列技术伪影：使用和不使用并行成像技术的卷褶伪影

44.3.1　病例1介绍

影像学表现

横断位 FSE-T2WI（▶ 图 44.16）显示胼胝体膝部和压部高、低信号交替的弧形条带。仔细检查发现，这些曲线带不仅横向延伸到相邻的额叶和枕叶，而且延伸至额部、颅骨以及患者头部之外。这种异常的形态与头部的额部和枕部区域精确匹配，这些区域由于 FOV 小而被排除在图像之外。

再次用相同的小 FOV，但选择了"去相位卷褶"选项获得的图像显示，这些区域现在是正常的（▶ 图 44.17）。

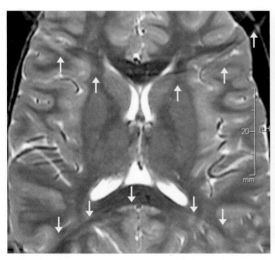

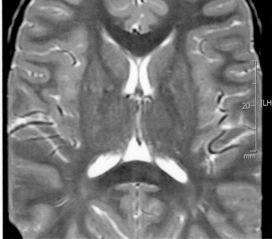

图44.16　一位因晕厥进行评估的患者脑部横断位 FSE-T2WI。

图44.17

印象

卷褶伪影（即相位编码方向的折叠）。

原因

对于正在成像的身体部位 FOV 太小且在相位编码方向无过采样来解决此问题。

解决方案

有许多可能的解决方案：使用更大的 FOV，在相位编码方向上过采样，然后简单地消除发生于图像外围的相位折叠，使用饱和带来消除由身体无关部分所产生的信号，转换相位和频率编码的方向以便相位编码在身体部分的短轴上运行，以及使用表面线圈进行信号检测以便来自感兴趣区域之外身体部分的信号不被检测到。

关于卷褶伪影的重要信息

- 2D MR 图像的空间定位依赖于一个方向的频率与另一个方向的相位差之间的线性关系，这是由磁体的梯度线圈产生的。
- 由于患者发出的复杂回波或信号正在从连续的模拟信号转换为数字信号，因此必须确定 FOV 的特定采样率对其进行采样。
- 该采样率必须是信号最高频成分速率的两倍，以便将其与最低频成分正确区分。
- 如果不满足该条件，并且采样率太低，则信号的最高频成分或最高相位变化度将被错误地解释为极低频或低相位变化度，并且将被错误地放置在图像的相反一侧。这称为锯齿或卷褶伪影（▶ 图 44.18）。

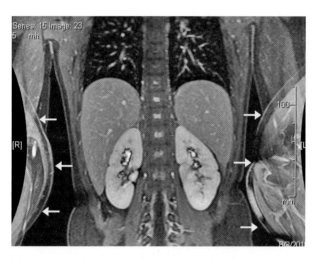

图44.18 上腹部的体线圈图像，双臂放在患者的身侧，正好在预设的 FOV 之外，显示出卷褶伪影。

44.3.2 病例2介绍

影像学表现

FLAIR 图像（▶ 图 44.19）显示桥髓交界中线处的线样高信号区，在 FSE-T2WI 上未被证实，也没有相关占位效应的证据。重要的是，在 ▶ 图 44.19a 中，异常信号区延伸至中脑背侧的后方。注意左耳耳郭与该异常位于同一前后平面，并具有相同的形态。

当异常不遵从正常解剖边界，没有在其他平面或另一序列上确认，并且没有预期的相关占位效应时，应怀疑为伪影，并在可能的情况下重复序列以进行确认。

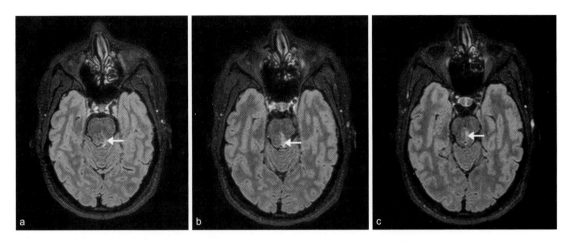

图44.19　一位女性的经上脑桥和桥髓交界处的脑部连续横断位 FLAIR 图像，诊断为多发性硬化（a~c）。

印象

SENSE（敏感度编码）重建伪影。

原因

此脑部 MRI 的 FOV 排除了左耳的耳郭，由于耳郭较小，体线圈在确定单个线圈敏感性的预校准扫描中不会检测到。来自耳朵的信号仍然被头线圈最靠近耳朵的单个线圈元件检测到，但无法正确放置信号，因为校准扫描确定来自该区域的信号应该被设置为零。因此，耳朵出现在图像的中心。图像中心对应于成像线圈缩小 FOV 的中间部分。

解决方案

当使用 SENSE 时不要使用小 FOV，因为卷褶或锯齿类型的伪影更容易发生且更难分类，在没有并行成像技术的图像上，卷褶伪影不具备典型的表现。

关于并行成像和重建伪影的重要信息

- 并行 MR 成像技术通过减少相位编码步骤的总数，极大地减少了获取图像所需的时间。
- 成像时间的减少称为加速因子。
- 通过让多个线圈并行工作，每个线圈只获取完整图像所需的一部分数据，然后重新组合多个线圈的数据以创建一个"去卷积图像"，从而缩短了时间。
- 在扫描之前，执行校准扫描，使用由体线圈获得的全 FOV 图像来确定构成头部成像线圈的每个单独线圈的敏感性。
- 在常规 MR 成像中，在不使用并行成像技术的情况下，K 空间的不完全填充（由于仅收集相位编码步骤的每隔一行）会导致"卷褶"型伪影，其中恰好在 FOV 之外的物体将出现在图像的反向（或右侧）。
- 伴随并行成像的锯齿更容易发生，并且通常具有不寻常的表现。
- 通常，锯齿的解剖结构出现在图像的中心。
- 如果物体位于预设的 FOV 之外并且很小，当然在体线圈校准步骤中不被检测到，则从这个小的"明亮物体"产生的信号可能误置于最终的"去卷积图像"之内。

44.3.3　相关病例1

影像学表现

出现在右侧颞叶内侧的高信号管状区，穿过天幕延伸至右侧小脑（▶ 图 44.20）。没有证据表明存在占位效应。这一发现没有出现在其他序列上的其他成像平面。注意这个高信号区的形态如何精确地对应于患者左耳的最外侧，因为正好在预设 FOV 之外，所以信号减弱。

印象

SENSE 重建伪影。

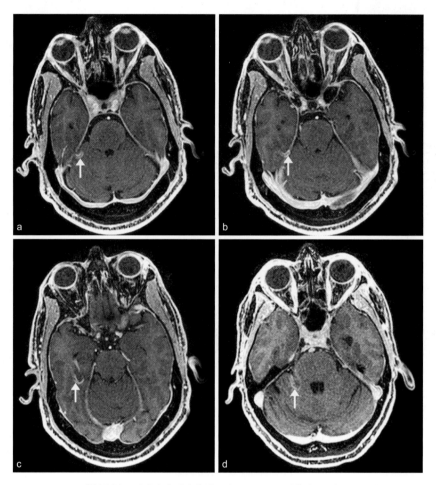

图44.20　头疼患者的连续增强后 T1W SPGR 图像（a～d）。

44.3.4　相关病例2

影像学表现

此例患者在 T1 增强后图像上可见像是强化的高信号曲线区（▶ 图 44.21），位于脑干上部，向后延伸至小脑，向前延伸至环池，伴有侧脑室颞角的明显扩张。事实上，这些结构跨越了正常的解剖学边界，没有任何相关的占位效应，这应该引起其为伪影的怀疑。这些不寻常表现"病变"的形态与对侧耳垂精确匹配，后者几乎被排除在 FOV 之外，但仍产生高信号（▶ 图 44.22 中的箭）。位于 FOV 之外或几乎位于 FOV 之外的小而明亮的物体会产生不寻常的卷褶伪影，通常表现出向图像中心的移位。

印象

SEBSE 卷褶伪影。

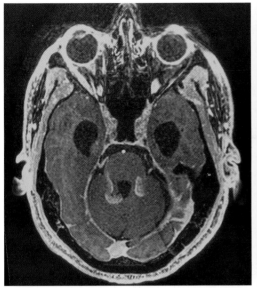 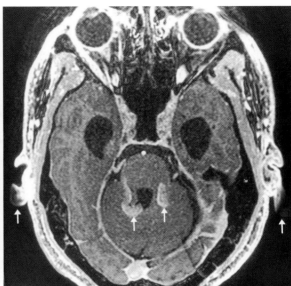

图44.21 脑积水患者的横断位增强后 T1WI 显示颅后窝
不寻常表现的强化区，引发与可能的血管畸形
相关的大引流静脉的担忧。

图44.22

参考文献

[1] Questions and Answers in MRI. Available at: https://mriquestions.com/index. html

[2] Frigon C, Shaw DW, Heckbert SR, Weinberger E, Jardine DS. Supplemental oxygen causes increased signal intensity in subarachnoid cerebrospinal fluid on brain FLAIR MR images obtained in children during general anesthesia. Radiology. 2004; 233(1): 51−55

[3] Mori N, Mugikura S, Higano S, et al. The leptomeningeal "ivy sign" on fluidattenuated inversion recovery MR imaging in moyamoya disease: a sign of decreased cerebral vascular reserve? AJNR Am J Neuroradiol. 2009; 30(5): 930−935

[4] Ganesan K, Bydder GM. A prospective comparison study of fast T1 weighted fluid attenuation inversion recovery and T1 weighted turbo spin echo sequence at 3 T in degenerative disease of the cervical spine. Br J Radiol. 2014; 87(1041): 20140091

[5] Tillema JM, Weigand SD, Dayan M, et al. Dark rims: novel sequence enhances diagnostic specificity in multiple sclerosis. AJNR Am J Neuroradiol. 2018; 39(6): 1052−1058

[6] Bonito V, Agostinis C, Ferraresi S, Defanti CA. Superficial siderosis of the central nervous system after brachial plexus injury. Case report. J Neurosurg. 1994; 80(5): 931−934

索 引

（按首字汉语拼音排序）